4주 완성
글루코스 레시피북
The Glucose Goddess Method

THE GLUCOSE GODDESS METHOD

4주 완성
글루코스 레시피북

The Glucose Goddess Method

제시 인차우스페 지음 **닥터다이어리(글루어트)** 옮김

아침사과

이 책에 쏟아진 찬사들

"제한적인 다이어트를 끝내고 싶지만 여전히 식단 선택에
도움이 필요한 사람들은 글루코스 여신 제시 인차우스페를 찾는다."

_Bustle

"제시의 핵심 팁의 가장 좋은 점은 제한적인 다이어트나 비싼 보충제가 필요 없다는 것이다…
그녀의 새 책에는 건강하고 혈당을 안정시키는 레시피가 가득하다."

_Maria Shriver's Sunday Paper

"생화학자 제시 인차우스페의 팁은 전 세계적으로 큰 반향을 일으킬 만큼 강력하다."

_First for Women

"《4주 완성 글루코스 레시피북》은 건강한 생활에 관한 제시의 값진 교훈을 담고 있다…
그녀의 첫 번째 책은 글루코스의 기본을 설명하고,
두 번째 책은 할머니의 '아토믹 바나나 디저트' 레시피 같은 실제적인 방법을 제시한다."

_Women's Health

"모두에게 이 책을 추천한다. 제시는 많은 경험을 담아 이 책을 썼다…
이 책을 읽으면 며칠 만에 수십 년의 지혜를 얻을 수 있다."

_Kiwk Brain Podcast

"이것은 매우 중요한 작업이며, 제시는 이를 아주
간단하고 명확하게 설명한다… 정말 아름다운 일이다."

_마크 하이먼, 베스트셀러 《영 포에버》 저자

"당신의 친구가 건강과 웰니스에 관심이 있다면, 그들은 《4주 완성 글루코스 레시피북》을
좋아할 것이다… 4주간의 단계별 가이드는 쉽고 접근하기 쉬우며, 이해하기 쉬운 과학으로
가득 차 있다. 엄격한 규칙이 없어도 놀라운 효과를 볼 수 있다."

_Refinery 29

"큰 반향을 일으킨 작품"

_Glamour

"생화학자 인차우스페의 기발한 가이드는 '더 많은 에너지, 줄어든 갈망, 더 나은 기분'을 위한 식사법을 제안한다… 지혜가 가득한 훌륭한 책이다."

_Publishers Weekly

"제시는 소통에 타고난 사람으로, 건강과 장수를 위해 혈당을 관리하는 최고의 실용 가이드를 작성했다."

_데이비드 싱클레어, Ph.D, 하버드대 교수,
TIME **선정 '세계에서 가장 영향력 있는 인물 100인', 베스트셀러 《노화의 종말》 저자**

"나는 이 책을 읽으며 많은 즐거움을 느꼈다. 제시는 많은 사람들이 직면한 문제, 즉 혈당을 균형 있게 유지하는 방법에 대한 이해를 심도 있게 제공하며, 단순하고 과학에 기반한 접근법을 제시해 건강을 변화시키는 데 도움이 된다."

_마이클 모슬리, M.D., 뉴욕 타임스 베스트셀러 《간헐적 단식법》 저자

"여신이 되는 것은 생각보다 어렵다. 하지만 글루코스의 여신(신)이 되는 것은 쉽다. 제시는 새로운 영양 과학을 모든 사람이 쉽게 실천할 수 있도록 바꾸어 놓았다."

_로버트 H. 러스티그, MD, MSL, 베스트셀러 《단맛의 저주》 및 《Metabolical》 저자

"체중 감량, 혈압 감소 등 건강 개선의 가장 쉬운 방법은 단 한 가지, '혈당 곡선을 평탄하게 하는 것'이라고 생화학자 인차우스페는 말한다. 그녀의 날카로운 신간은 몸속에서 일어나는 일을 명확히 설명해주는 새로운 기술을 소개한다. 이 혁신적인 책은 지속 가능한 체중 감량과 더 나은 건강을 위한 현명한 원스톱 솔루션이다."

_니나 타이숄스, 과학 저널리스트, 베스트셀러 《지방의 역설》 저자

"제시는 음식이 혈당과 건강에 미치는 영향을 이해하기 쉽게 설명하는 유쾌하고 유익한 여행을 안내한다. 이 실용 가이드는 무엇을, 어떻게 먹어야 하는지에 대한 멋진 팁과 요령들로 가득하며, 자신의 몸을 이해하고 건강을 개선하고자 하는 모든 사람에게 필수적이다."

_팀 스펙터, OBE, 런던 킹스 칼리지 유전 역학 교수,
《다이어트 신화》 및 《Spoon Fed》 저자, ***ZOE*** **공동 창립자**

《글루코스 혁명》을 실천한 사람들의 후기

"음식에 대한 과도한 갈망이 없어진 것은 인생의 거대한 전환점이다. 하루 종일 음식에 대해 생각하지 않는다. 마치 족쇄가 풀린 것 같은 느낌이다."

"기존의 다이어트 프로그램을 따라 하기 어려웠던 사람들은 이 다이어트 방식을 따라 해야한다. 쉬운 방식 덕분에 실행이 쉽다. 대부분의 다이어트 방식은 너무 엄격하고 실수하게 되면 끔찍한 기분을 느끼고 폭식하거나 그만두게 된다. 그런데 이 다이어트 방법은 먹는 방식을 천천히 맞추어 나가면서 필요한 목표를 달성할 수 있게 된다."

"정말 놀라운 기분이다. 더 많이 먹고 심지어 디저트를 먹으면서도 뱃살이 몇 킬로나 빠졌다."

"여러 해 동안 생리를 하지 않았는데, 생리를 다시 시작했다!"

"이 프로그램이 내 인생을 완전히 바꿨다! 정말 감사하게 생각한다!"

"모든 면에서 훨씬 더 좋아진 느낌이다. 마치 다른 사람이 된 것 같고, 이보다 더 행복할 수 없다! 체중이 줄었고, 우울증이 많이 감소했다. 기분이 놀랍고, 게다가 브레인 포그가 완전히 사라졌다."

"다낭성 난소 증후군으로 인해 5개월 넘게 배란이 없었는데, 이 방법을 따르면서 배란을 하게 되었고 그 후 임신할 수 있었다. 배란 유도제(clomid)를 시작하려던 참이었는데, 이 방법 덕분에 자연스럽게 임신이 되었다. 남편과 나는 너무나 기뻐했다."

"전에는 오후 2시까지 일상적인 집안일과 심부름을 마치도록 계획했었다. 그 이후에는 기운이 빠져서 거의 움직일 수 없었고 자주 낮잠을 잤다. 이제는 하루 종일 에너지가 넘친다! 믿을 수 없을 정도로 놀랍고, 지금은 얼마나 많은 일을 해낼 수 있는지 믿기 힘들다."

"나는 2형 당뇨병이었다. 전에 영양사가 나에게 만성 소화 장애와 당뇨병이 있기 때문에 대사를 조절하기가 정말 어려울 것이라고 이야기했다. 그러나 이 방법을 실행한지 단 4일 만에 놀라운 결과를 얻었다. 4주를 넘어 계속 진행했고, 4개월 만에 당화혈색소 수치가 9.6에서 4.7로 떨어졌다. 이제 더 이상 당뇨병이 전혀 없다. 그리고 25kg을 감량했다. 이 방법은 당뇨병 전단계나 당뇨병이 있는 모든 사람들에게 정부에서 제공해야 한다."

"놀랍게도, 내가 가장 크게 느낀 변화 중 하나는 피부이다! 여드름이 극적으로 줄어들었다. 예상치 못한 부작용이지만 기분 좋은 변화였다."

"나는 습진과 히스타민 불내증을 가지고 있어서 얼굴과 몸에 붉은 발진을 일으키는데,
일주일 만에 증상이 크게 개선되었다."

"이 다이어트를 시작하고 가장 기분이 좋았던 점은
55세인 내 나이에도 식단을 변경해서 기분을 좋게 만들 수 있다는 것을 깨달은 것이다.
그 과정이 힘들거나 부담스럽지 않다는 점이 좋다."

"혈압이 낮아지고, 탈모가 감소하고, 특히 복부 지방이 줄었다.
삶을 바꿀 수 있도록 도와준 이 다이어트 방법에 감사하다!
이 방법이 많은 사람들에게 도움을 줄 수 있다는 것을 믿는다."

"나의 전문의가 내 건강이 어떻게 개선되었는지 물어보았다.
건강이 얼마나 좋아졌는지 결과를 믿을 수가 없다고 했다!"

"내 몸이 이상하지만 이유를 모르겠을 때 이 다이어트를 실행해 보아라. 해답을 찾을 수 있을 것이다."

"이 다이어트 방법은 '4단계로 인생을 바꾸는 방법'이라고 불려야 한다."

"4주 동안 2.8kg을 감량했고, 가장 놀라운 변화는 허리와 복부 지방 감량 효과였다.
건강을 위해 빼고 싶은 6kg의 감량 목표가 있었는데 벌써 반을 감량했다.
이 모든 변화가 완전히 내 것이 될 때까지 이 다이어트 방법을 지속할 것이다. 정말 감사하다."

"지구상의 모든 사람이 이 방법을 실행하게 되면 다이어트에 성공할 것이다."

"식습관이 완전히 변화했다. 어떤 음식이나 식욕도 비난하지 않게 되었고,
나 자신을 제한할 필요가 없어졌다."

"몸이 정말 훌륭해졌다. 관절이 아프지 않고 갈망은 훨씬 줄어들었다."

"갱년기를 겪으면서 느낀 피로감, 무기력감과 정신이 흐릿해지고
항상 허기짐이 느껴지는 증상이 줄어들었다고 느낀다."

"이 다이어트 방법에 너무 감사하다. 오랫동안 답답함을 느꼈는데,
이제야 드디어 무언가가 해결된 듯하고 결과가 보이기 시작한다!"

추천사

우리는 행복하게 살고 싶습니다. 또 동시에 건강하게 살고 싶습니다.

우리는 매일 스스로 묻습니다. "오늘은 또 뭘 먹을까?"

모든 사람에게 행복을 주는 가장 근본적인 즐거움을 꼽을 때 빠지지 않는 게 있습니다. 바로 맛있는 음식을 즐기는 기쁨입니다. 사람들은 생존을 위해서만이 아니라 먹는 즐거움 자체를 위해 매일 음식을 섭취합니다.

현대 사회에서는 음식 섭취가 단순히 생존 활동을 넘어, 잘 먹고 맛있는 음식을 즐기는 행위로 변화하고 있습니다. 많은 사람들이 매일 무엇을 먹을지 고민하며, 맛있는 음식을 찾고, 그 경험을 만끽합니다. 이러한 식사의 즐거움은 자연스럽고 건강한 현상으로 여겨지기도 합니다.

그러나 이 평범한 일상 이면에는 우리의 소비를 유도하려는 수십 년간의 치밀한 전략이 숨어 있습니다. 수렵과 채집으로 생계를 이어가던 시대는 오래전에 끝났습니다. 이제 자본은 행동경제학과 심리학 연구를 활용해 우리의 일상적 결정을 조작하고, 이익을 극대화하고 있습니다. 마약, 담배, 도박처럼 탐욕적인 자본이 인간의 취약성을 악용해 중독을 유발하는 사례는 잘 알려져 있습니다. 그중 음식 중독과 이로 인한 음식 갈망은 우리 삶에서 가장 널리 퍼져 있는 문제 중 하나입니다.

저는 대학병원의 내분비내과에서 근무하며 식습관으로 인한 질병으로 고통받거나 생명을 위협받는 환자들을 많이 만나봤습니다. 당뇨병이나 심근경색으로 위기를 가까스로 넘긴 분들조차 간식의 유혹을 떨쳐내지 못하는 경우가 많았습니다. 많은 분이 건강에 해롭다는 것을 알면서도 음식 중독과 갈망, 반복된 습관에서 벗어나지 못하는 전형적인 행동을 보였습니다.

이러한 경험을 통해 저는 당뇨병, 고혈압, 고지혈증 같은 대사 질환과 심혈관 질환을 근본적으로 해결하려면 음식 중독의 메커니즘을 이해해야 한다는 확신을 가지게 되었습니다. 그래서 2015년부터는 임상 진료를 중단하고 연구에 전념하고 있습니다. 지난 10년간의 연구를 통해 음식 중독이 사회와 우리의 삶에 점점 더 깊이 자리 잡고 있음을 깨달았습니다. 음식 중독과 갈망이 뇌에 강력하게 형성되어 있어, 의지력만으로는 이 늪에서 벗어나기가 매우 어렵다는 점도 알게 되었습니다. 이 늪에서 벗어나려면 도움이 필요합니다. 무엇보다 음식 중독에 대해 잘 알아야 합니다.

음식 중독의 본질을 알게 되면, 이론만으로 이 늪에서 쉽게 빠져나올 수 있을까요? 아무리 이론을 잘 알아도 실제 실천하는 일은 쉽지 않습니다. 이론만으로는 어떤 음식을 어떻게 먹어야 할지 알 수 없습니다. 아무리 잘 알고 있어도 강력한 갈망과 반복된 습관은 이론대로 행동하지 못하게 만듭니다. 갈망과 습관을 이겨내려면 구체적인 실무서가 꼭 필요합니다.

《글루코스 혁명》의 후속작이자 실천 편인 《4주 완성 글루코스 레시피북》은 이론과 실천 양쪽에 큰 도움이 될 것으로 기대합니다. 《글루코스 혁명》이 음식 갈망 등 음식 관련 과학적 원리와 이론을 잘 설명했다면, 《4주 완성 글루코스 레시피북》은 구체적인 해결법을 제공합니다. 예를 들어 친구들과 케이크를 먹는 순간, 음식 갈망과 습관이 우리 일상에서 어떻게 작용하는지 생생히 설명하고, 이를 바탕으로 이론을 실제 생활에 직관적으로 적용할 방법을 알려줍니다. 나아가 구체적인 실천 방법과 다양한 음식 목록도 제공합니다. 예를 들어, 풍미 있는 단백질 중심의 아침 식사가 포만감을 지속시키는 데 어떻게 도움을 주는지, 두부나 고기, 단백질 파우더 같은 음식을 섭취하면 좋은 이유 등을 소개합니다.

추가로 음식의 재료와 요리법, 다양한 의문에 대한 질문과 답변도 풍성하게 제공하며, 4주 동안 그대로 따라 할 수 있는 워크북을 제공합니다. 워크북에 매일 기록하며 따라가면 누구나 쉽게 행동 변화를 시작할 수 있습니다.

이 책은 건강한 식습관을 근본적으로 만들고 싶은 분들에게 추천합니다. 특히 식습관을 개선하고 싶다는 강한 의지와 어느정도 이론은 있지만, 구체적인 실천 방법을 몰라 실패했던 분들에게 추천합니다. 또한, 식습관의 변화를 시작해보지만 3일을 지속하지 못하고 중단하게 되는 분들에게 매일매일 워크북에 기록하며 실천하는 방식을 권장합니다.

최형진 (서울대학교 뇌인지과학과/의과학과 교수)

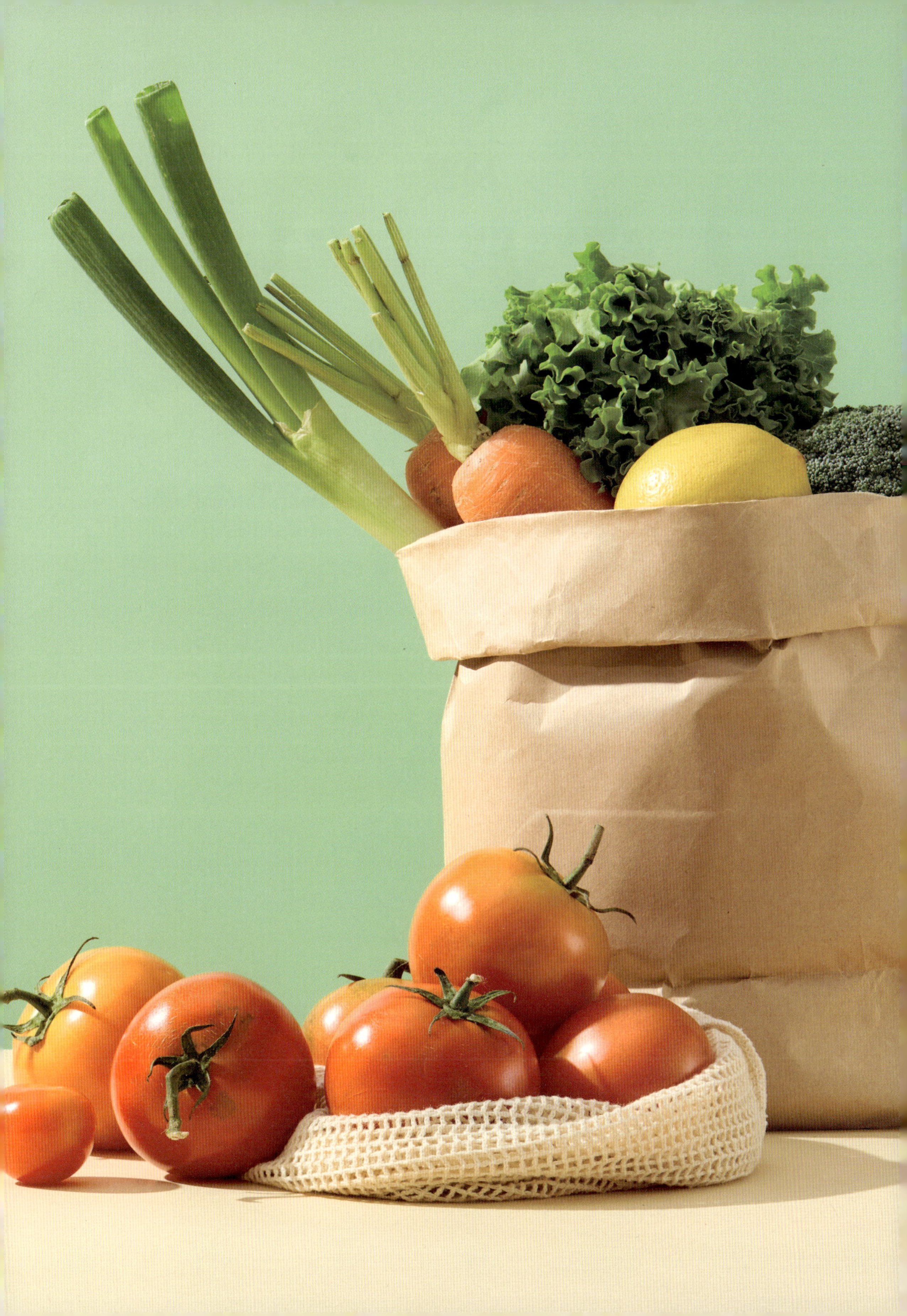

서평

데이터로 관찰한 혈당 관리의 새로운 가능성

10년간 디지털 헬스케어 분야에서 수많은 사용자들의 건강 데이터를 분석하고 연구해 오며, 이 책이 제시하는 방법론을 깊이 검토했습니다. 특히 연속혈당측정기(CGM)를 통해 사용자들의 혈당 변화를 관찰하고 분석해 온 경험을 바탕으로, 이 책의 접근법에서 발견한 가능성과 고려 사항들을 발견할 수 있었습니다.

제가 분석한 CGM 데이터는 이 책의 핵심 주장과 흥미로운 연관성을 보여줍니다. 예를 들어, 아침 식사의 구성이 하루 전체의 혈당 패턴에 영향을 미치는 현상을 자주 관찰했습니다. 특히 단백질과 지방이 균형 잡힌 아침 식사 후의 혈당 그래프는 탄수화물 위주의 식사와 비교했을 때 더 안정적인 경향을 보였습니다.

식전 식초 섭취와 채소 우선 섭취의 효과에도 주목했습니다. 책에서 강조한 대로, 채소를 먼저 섭취하고 식초를 활용할 경우 식사 후 혈당 반응이 완만해지는 것을 CGM 데이터를 통해 확인했습니다. 특히 채소 섭취 스타터 식사법은 식후 혈당 스파이크를 효과적으로 줄이는 것으로 관찰됩니다.

이 책의 큰 장점은 이러한 과학적 원리를 누구나 쉽게 실천할 수 있도록 구체적인 레시피로 풀어냈다는 점입니다. 풍미 있는 아침 식사부터 채소 스타터와 식초를 활용한 다양한 요리까지, 일상적인 재료로 손쉽게 만들 수 있는 실용적인 레시피들이 풍부하게 수록되어 있습니다. 이러한 실천적 가이드는 복잡한 건강관리 원칙을 일상 속에서 자연스럽게 구현할 수 있도록 돕습니다.

CGM 데이터 분석을 통해 우리는 개인별 혈당 반응의 차이와 다양한 건강 지표 간의 연관성을 관찰해 왔습니다. 같은 음식을 섭취해도 개인마다 혈당 반응이 다르게 나타났으며, 혈당 패턴은 에너지 수준, 수면의 질, 집중력 등과도 밀접한 관련이 있었습니다. 특히 직장인 사용자들의 경우, 오후 시간대의 혈당 변동이 업무 효율성과 흥미롭게 연결되는 패턴을 보였습니다

이런 데이터를 바탕으로 볼 때, 건강은 혈당만으로 설명될 수 없는 복잡한 현상

입니다. 스트레스, 수면, 운동, 생활 리듬 등 다양한 요인들이 서로 영향을 주고받기 때문입니다. 예를 들어, 수면이 부족한 날은 동일한 식사에도 더 큰 혈당 변동이 나타나는 경향이 있습니다. 따라서 이 책의 4주 프로그램은 개인의 생활 환경과 건강 상태에 따라 유연하게 적용될 필요가 있습니다.

특히 주목할 만한 점은 이 책이 제시하는 방법들의 실용성입니다. 눔(Noom)과 닥터다이어리에서의 경험을 통해 지나치게 엄격한 제한이나 복잡한 규칙이 오히려 건강관리를 중도 포기하게 만드는 주요 원인임을 확인했습니다. 이 책은 실행 가능한 단계별 접근법을 제시하며, 이는 수년간의 현장 경험을 통해 검증된 지속 가능한 건강관리 원칙과 일치합니다.

현재 분석 중인 데이터에서 특히 흥미로운 점은 식사 시간과 순서가 혈당 반응에 미치는 영향입니다. 같은 음식이라도 섭취 시간과 순서에 따라 혈당 반응이 달라지는 것을 확인했으며, 이는 이 책이 제시하는 '타이밍과 순서의 중요성'을 뒷받침합니다.

이 책의 방법론은 기존의 엄격한 식단 제한이나 복잡한 칼로리 계산 방식과는 차별화됩니다. 수천 명의 사용자 데이터를 분석한 결과, 식사 순서 조정이나 간단한 습관 변화만으로도 혈당 패턴을 유의미하게 개선할 수 있음이 확인되었습니다. 이는 일상에서 실천 가능한 접근법이라는 점에서 매우 고무적입니다.

물론 이 분야에서는 추가 연구가 필요합니다. 특히 개인의 생활 패턴, 유전적 요인, 장기적 효과 등에 대한 체계적인 연구가 진행돼야 할 것입니다. CGM 데이터 분석과 사용자 관찰을 통해 이러한 방법론의 효과를 깊이 검증하고 발전시켜 더 많은 사람들이 과학적이고 실천 가능한 방식으로 건강을 관리할 수 있기를 희망합니다.

닥터다이어리 헬스케어연구소
연구소장 이산인군

역자 서문

혈당 관리의 새로운 지평을 여는 실용적 지침서

《글루코스 혁명》(Glucose Revolution)의 후속작 《4주 완성 글루코스 레시피북》(The Glucose Goddess Method)을 한국어로 번역하면서, 이 책이 지닌 특별한 가치를 다시금 확인할 수 있었습니다. 첫 번째 책이 혈당 관리의 과학적 원리와 중요성을 다뤘다면, 이번 책은 그 원리를 일상에서 실천할 수 있는 구체적인 방법을 제시합니다.

이 책의 가장 큰 특징은 이론과 실천의 균형입니다. 2,700명의 참가자와 함께한 파일럿 실험을 통해 검증된 방법론은 과학적 신뢰성을 제공하며, 누구나 쉽게 따라할 수 있는 실용적인 가이드를 제시합니다. 4주 프로그램은 단계적 접근 방식을 통해 무리 없이 새로운 습관을 형성할 수 있도록 세심하게 설계되었습니다.

번역 과정에서 가장 중점을 둔 것은 원서의 과학적 정확성과 실용적 가치를 한국어로 온전히 전달하는 것이었습니다. 특히 '혈당 스파이크'(glucose spike), '미토콘드리아 기능'(mitochondrial function), '인슐린 저항성'(insulin resistance) 등 전문 용어는 의학적 정확성을 유지하면서도 일반 독자들이 이해하기 쉽도록 신중하게 번역했습니다.

이 책을 번역하며 특히 인상 깊었던 점은 저자가 제시하는 방법론의 보편성이었습니다. 글로벌화로 인해 한국인의 식생활도 많이 변화했지만, 여전히 우리만의 고유한 식재료와 조리법이 있습니다. 이 책을 번역하면서 혈당 관리의 과학적 원리를 우리의 일상적인 식재료와 식사 패턴에도 적용할 수 있는 가능성을 발견했습니다.

이 책에는 100여 가지의 실용적인 레시피가 수록되어 있습니다. 이 레시피들은 혈당 관리와 전반적인 건강 증진에 효과적이라는 평가를 받고 있으며, 식사 순서 조절, 식초 섭취, 식이섬유 추가, 식후 운동 등 실천하기 쉬운 팁을 통해 혈당 스파이크를 완화하는 데 중점을 둡니다. 특히, 식사 순서를 식이섬유 풍부한 채소, 단백질과 지방, 탄수화물 순으로 섭취하는 방법이 상세히 설명되어 있어 누구나 쉽게 따라 할 수 있습니다.

원서의 가치를 한국어로 정확히 전달하는 데 주력했지만, 이러한 과학적 원리들을 한국인의 실정에 맞게 재해석해야 할 필요성도 느꼈습니다. 앞으로는 이 책에서 제시하는 기본 원칙들을 바탕으로, 한국인의 식습관과 생활 패턴에 최적화된 혈당 관리 가이드를 연구하고 개발하는 것이 닥터다이어리의 새로운 과제가 될 것입니다.

이 번역서가 한국 독자들에게 혈당 관리의 중요성과 실천 방법을 전달하는 첫걸음이 되기를 바랍니다. 더 나아가 이 책의 과학적 원리를 기반으로, 한국인의 특성을 고려한 실용적인 혈당 관리 방안을 발전시키는 것이 닥터다이어리의 다음 목표입니다.

contents

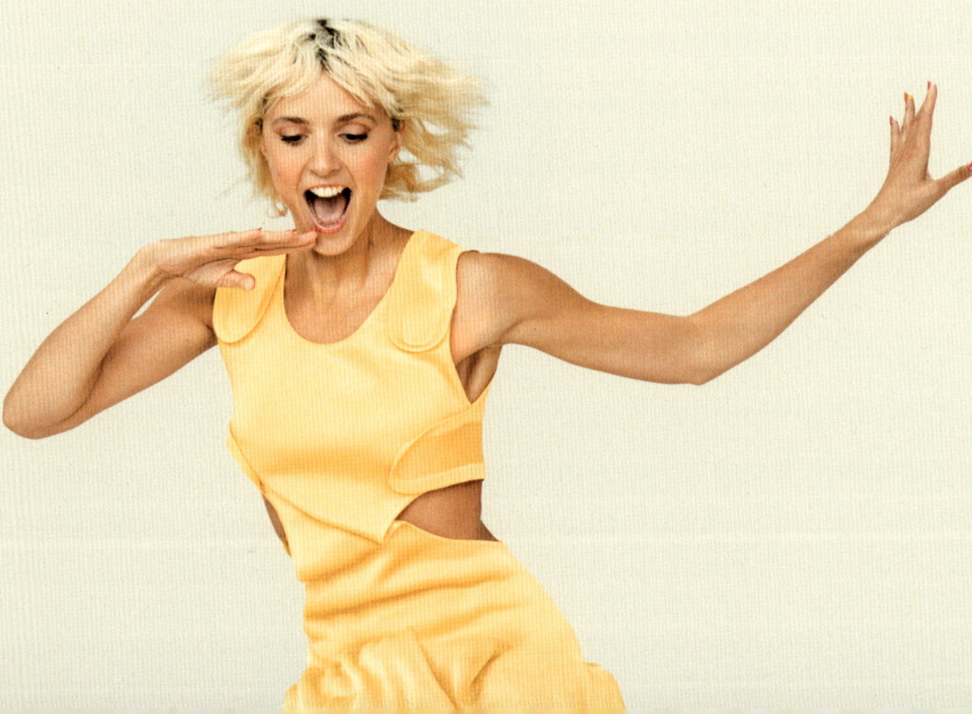

모든 것을 시작하게 한 질문

"제시, 나랑 같이 살면 안 될까요?"라는 질문을 처음 받은 것은 2022년 5월 인스타그램 메시지를 통해서였다 ― 내 첫 책인 《글루코스 혁명》이 출간된 지 며칠 후였다. 그 책에서 나는 혈당(일명 글루코스)이 우리 삶의 모든 측면에 어떤 영향을 미치는지에 대한 과학을 공유하고, 우리의 몸을 치유하고 행복과 에너지, 건강을 되찾기 위해 혈당을 관리하는 10가지 쉬운 방법을 제시했다.

그런데 왜 갑자기 모든 사람들이 나를 룸메이트로 원했을까? 많은 이들이 내 첫 번째 책이 제공한 것보다 더 많은 것을 원했기 때문이다. 독자들은 내가 연구한 내용을 받아들였다. 그 연구는 우리 대부분이 혈당 스파이크 ― 식사 후 급격한 혈당 상승 ― 를 경험하지만 대부분 그 사실을 모른다는 것을 보여줬다. 독자들은 자신에게서 혈당 스파이크의 징후(갈망, 만성 피로, 설탕 중독, 불면증, 염증, 두뇌 흐림, 다낭성 난소 증후군, 당뇨병 등)를 인식했다. 그리고 이 방법들을 이해하고 얼마나 쉬운지 열광했지만, 시작하기 위한 계획을 원했다.

그들은 내가 옆에서 과학을 실천에 옮기는 것을 도와주길 원했다. 하루하루, 식사마다. 그들은 워크북, 레시피, 격려와 영감을 원했다. 다른 사람들이 어떻게 치유되었는지 알고 싶어 했다. 혈당 관리법을 평생의 습관으로 만드는 데 도움을 원했다.

나는 이 훌륭한 아이디어에 뛰어들어, 자리에 앉아 일을 시작했다. 4년 전 내 글루코스 여정이 시작되었을 때 어떻게 이 방법들을 내 삶에 적용하기 시작했는지 생각해 봤다. 첫 번째 방법을 어떻게 결정했는지, 그 다음은… 장을 보며 무엇을 살지 고민했던 순간들과 처음으로 요리했던 새로운 음식들도 떠올렸다. 요즘 친구들이 혈당 관리 여정을 시작하기 위한 단계별 계획을 물어올 때 내가 하는 말들을 되새겨보았다.

나는 가족 중 한 명이 영감을 달라고 전화했을 때 어떤 레시피를 추천할지 고민했다. 스스로에게 어떤 말을 하며 동기를 부여했는지 떠올려 보고, 첫 책의 독자들에게 손을 내밀어 그들이 해법을 성공적으로 습관으로 전환할 수 있었던 비결에 대해 물었다. 또한, 이 방법을 지속하기 어려워했던 사람들에게 그들이 필요로 했던 것이 무엇인지 물어보았다.

이 연구에서 두 가지 결과가 나왔다. 첫째, 나의 엄청난 흥분. 둘째, 지금 여러분이 손에 들고 있는 이 책이다. 여러분께 소개한다… (두구두구두구) 바로 《4주 완성 글루코스 레시피북》!!

《글루코스 혁명》의 실용적인 동반자인 이 책은 가장 중요한 혈당 관리법을 일상 생활에 적용하는 데 도움을 주는 4주 가이드로 구성되어 있다. 여기에는 직접 작성할 수 있는 단계별 워크북, 내가 가장 좋아하는 100가지의 쉽고 맛있는 레시피, 그리고 당신이 궁금한 질문에 대한 답변이 포함되어 있다.

이건 마치 내가 4주 동안 여러분과 함께 살면서, 혈당을 안정시키고 이전보다 더 건강하게 느낄 수 있도록 돕는 것과 같다. 혈당 스파이크를 줄이는 법을 배우는 것은 내 삶을 완전히 바꿔놓았다. 이제 여러분이 내면부터 건강을 개선해 최상의 자신이 되어 최고의 삶을 살 수 있도록 도울 것이다.

이 여정을 시작한 것을 축하하며, 나를 초대해 줘서 감사하다. 내가 꽤 좋은 룸메이트가 될 것을 약속한다.

2,700명 참여자의 파일럿 실험

2019년 '글루코스 여신' 운동이 시작될 때부터 커뮤니티의 참여는 놀라울 정도였다. 이 책을 위해 나는 사람들이 이 방법을 따라가며 질문하고 결과를 공유하는 파일럿 실험을 진행하고 싶었다. 모집 양식을 작성하면서 100명이 참여해도 좋겠다고 생각했지만, 놀랍게도 수천 명이 자원해 주었다.

2,700명의 멋진 사람들이 '글루코스 여신'의 방법을 시도하고 테스트했으며, 이 방법을 최고의 수준으로 끌어올리는 데 도움을 주었다. 먼저 그들에게 감사드리고 싶다. 그들의 이름은 284-288페이지에서 확인할 수 있으며, 이 책 전반에 걸쳐 그들의 인용문과 팁이 많이 담겨 있다. 그들은 110개국에서 온 20세에서 70세 사이의 사람들이었다.

이 파일럿 실험이 진행되는 동안, 더 이상 생리를 하지 않던 수십 명의 여성들이 (혈당 스파이크의 흔한 증상) 다시 생리를 시작했고, 몇 달 동안 임신을 시도하던 세 명의 여성들이 임신에 성공했다! 관계 개선, 당뇨 수치의 개선, 삶의 변화에 대한 수많은 메시지를 받았다. 연구에 대한 자세한 내용은 www.glucosegoddess.com/method-whitepaper에서 확인할 수 있다.

4주간 '글루코스 여신'의 방법을 따른 후:

- 90% 배고픔이 줄어들었다.
- 89% 식욕이 감소되었다.
- 77% 더 많은 에너지를 갖게 되었다.
- 67% 행복감이 커졌다.
- 58% 수면이 개선되었다.
- 58% 정신 건강이 개선되었다.
- 46% 피부가 개선되었다.
- 41% 당뇨병이 개선되었다.
- 35% 호르몬 건강이 개선되었다.

체중 감량에 대한 주의사항

'글루코스 여신'의 방법은 다이어트가 아니다. 이 방법의 목표는 체중 감량이 아니며, 제한적인 방식도 아니고 칼로리를 계산하라고 요구하지 않는다. 오히려 평소보다 더 많이 먹으라고 권장한다. 이는 건강과 내면에서부터 몸을 치유하는 데 중점을 둔 접근법이며, 어떤 체형이라도 놀라운 활력을 느낄 수 있도록 돕는 것이 목표다. 놀랍게도, 많은 사람들이 평소보다 더 많이 먹고 칼로리를 계산하지 않아도 체중이 줄어드는 결과를 경험한다. 이는 혈당 곡선을 안정시키면 식욕이 억제되고, 호르몬이 균형을 찾으며, 몸이 더 자주 그리고 더 오래 지방 연소 모드에 들어가기 때문이다. 체중 감소는 혈당 수치를 안정적으로 유지하면 흔히 나타나는 부작용이다. 2,700명의 참가자 중 **체중 감량을 원했던 사람들의 38%가 실제로 4주 동안 체중이 감소했다**.

마지막으로, 프로그램에 참여한 사람들의 99%가 4주간의 연구가 끝났을 때 이 방법들을 계속 실천할 것이라고 말했다. 그들은 인생을 변화시키는 새로운 습관을 만들었다. 당신도 그렇게 될 것이다.

본격적으로 시작하기 전에, 알아야 할 기본 사항들을 소개한다.

글루코스 여신의 비결, 당신에게 적합한가요?

나는 예전에 당뇨병 환자들만 혈당 수치에 신경 써야 한다고 믿었다. 사실, 모든 사람들이 그렇게 믿었다. 하지만 최신의 진보된 과학적 내용을 검토하면서 그렇지 않다는 것을 알게 되었다(참고 문헌은 289페이지에서 확인 가능하다). 대다수의 사람들이 혈당 스파이크를 경험하며, 이는 다양한 증상과 질환으로 이어질 수 있다. 나는 이러한 증상들이 우리 몸이 우리에게 보내는 신호라고 생각한다. 우리 몸 안에서 일어나는 혈당의 롤러코스터에 대해 경고하려는 몸의 메시지인 것이다.

당신이 혈당 스파이크를 경험하고 있는지, '글루코스 여신'의 비결이 당신에게 도움이 될 수 있는지 알아보기 위해 다음 질문들에 답해보라.

- **달콤한 음식**이 자꾸 당기나요?
- **설탕**에 "중독"되었다고 느끼나요?
- 하루 종일 **피곤함**을 느끼나요?
- 하고 싶은 일을 할 **에너지**를 찾기 어려운가요?
- 하루를 버티기 위해 **카페인**이 필요하나요?
- **브레인 포그**(머리가 멍해지는 현상)를 경험하나요?
- 식사 후 "**식곤증**"을 느끼나요?
- **몇 시간마다** 음식을 먹어야 하나요?
- 배고프면 **짜증**이 나거나 **화**가 나나요(일명 행그리(hangry))?
- 하루 중 **극심한 배고픔**을 느끼나요?
- 식사가 늦어지면 떨림, **어지러움** 또는 **현기증**을 느끼나요?
- **여드름**이 있나요?
- **습진**이 있나요?
- **건선**이 있나요?

- **염증**으로 고통받고 있나요?
- **자궁내막증**을 겪고 있나요?
- **다낭성 난소 증후군(PCOS)**이 있거나 **생리**가 불규칙한가요?
- **생리전 증후군(PMS)**이나 **생리통**으로 고생하나요?
- 여성이라면 **머리카락이 빠지거나 얼굴에 털**이 자고 있나요?
- **임신**에 어려움을 겪고 있나요?
- **체중**을 줄이려고 하지만 잘 되지 않나요?
- **잠을 자는 데 어려움**이 있거나 심장이 두근거려 깨어나나요?
- 갑작스러운 **땀**이나 **메스꺼움**과 함께 에너지가 급격히 떨어지나요?
- **불안**을 경험하나요?
- **우울감**을 느끼나요?
- 다른 **정신 건강 증상**을 겪고 있나요?
- **별다른 이유 없이** 친구나 가족에게 **짜증**을 자주 내나요?
- **기분 변화**가 심한 편인가요?
- **감기**에 자주 걸리나요?
- **역류성 식도염**이나 **위염**을 경험하나요?
- **혈당 수치**가 높다는 말을 들어본 적이 있나요?
- **반응성 저혈당증**이 있나요?
- **인슐린 저항성**이 있나요?
- **당뇨병 전단계**나 **제2형 당뇨병**이 있나요?
- **임신성 당뇨병** 관리가 어려운가요?
- **제1형 당뇨병** 관리에 어려움이 있나요?
- **비알코올성 지방간**이 있나요?
- **심장 질환**이 있나요?

그리고 마지막으로 (아마도 가장 중요한 질문일 수도 있다)…

- 지금보다 **더 나은 기분**을 느낄 수 있다고 생각하나요?

이 질문들 중 하나라도 "예"라고 답했다면, 앞으로 소개하는 방법들은 당신을 위한 것이다. 환영합니다!

혈당(글루코스)이란 무엇인가요?

혈당은 우리 몸의 주요 에너지원이다. 우리 몸의 모든 세포는 역할을 수행하기 위해 포도당을 사용한다. 폐 세포는 숨을 쉬기 위해, 뇌 세포는 생각하기 위해, 심장 세포는 혈액을 전달하기 위해, 눈 세포는 보기 위해서 포도당이 필요하다. 포도당은 우리 몸에서 중요한 역할을 하며, 우리가 몸에 포도당을 공급하는 주요 방법은 음식을 섭취하는 것이다. 포도당은 주로 탄수화물이 주요 영양소로 구성 되어 있는 음식(빵, 파스타, 쌀, 감자 등)과 당이 많은 음식(과일, 과자, 디저트 등)을 통해 섭취 가능하다.

우리가 에너지를 내기 위해 포도당이 필요할 경우, 더 많은 포도당 섭취가 더 많은 에너지 발생으로 이어질 수 있다고 생각한다. 그래서 과일이나 탄수화물이 많은 음식을 최대한 많이 먹어야 한다고 생각할 수 있지만, 실제로는 그렇지 않다. 식물이 살기 위해서는 물이 필요하지만, 과량의 물을 주게 되면 오히려 죽는 것과 같다. 마찬가지로 너무 많은 포도당을 섭취하는 것은 우리 몸에 나쁜 영향을 줄 수 있다.

식사 중에 너무 많은 포도당을 섭취하면 혈당 스파이크가 발생한다. 이것은 당뇨 환자에게만 해당하는 부분이 아니다. **대부분의 사람들이 혈당 스파이크를 경험**하고 있으며(미국의 몇몇 추정에 따르면 약 80%의 인구), 불행하게도 이러한 혈당 스파이크는 신체 및 정신적인 건강을 해칠 수 있다.

하루 동안 많은 혈당 스파이크가 발생하면 혈당 곡선도 비례적으로 높아진다.

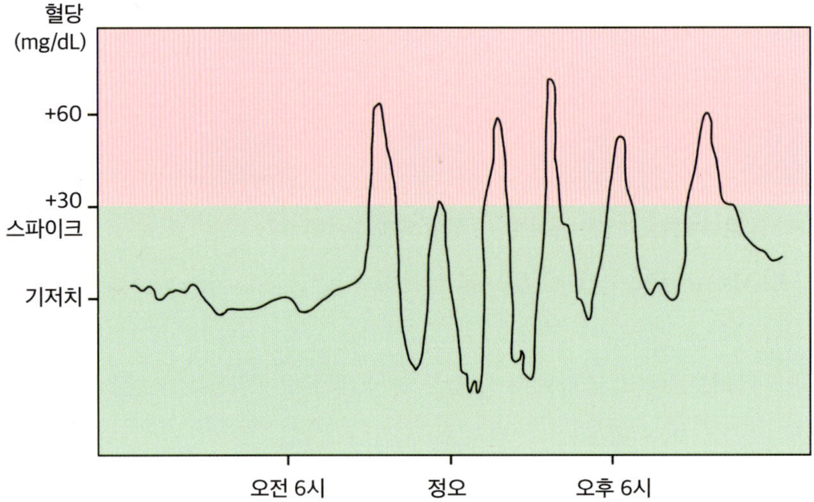

이러한 혈당 스파이크의 발생은 우리의 하루를 피곤하게 만들고 두 시간마다 강한 허기를 느끼게 하며 염증, 노화(주름 포함!), 저혈압, 갱년기 증상으로 이어질 수 있는 호르몬 불균형, 다낭성 난소 증후군(PCOS), 브레인 포그, 그리고 장기적으로는 제2형 당뇨병 및 알츠하이머 증상과 같은 심각한 질환으로 이어질 수 있다. 무섭게 들리겠지만, 좋은 소식은 우리가 이런 문제들을 안고 살아갈 필요는 없다는 것이다.

어떻게 이 롤러코스터에서 벗어날 수 있을까? 우리는 혈당 곡선을 평탄하게 만들면 된다. 그리고 여기서 이 책에 소개된 방법들이 도움이 된다.

이 방법을 실행하면 우리의 혈당 곡선은 다음과 같이 보인다.

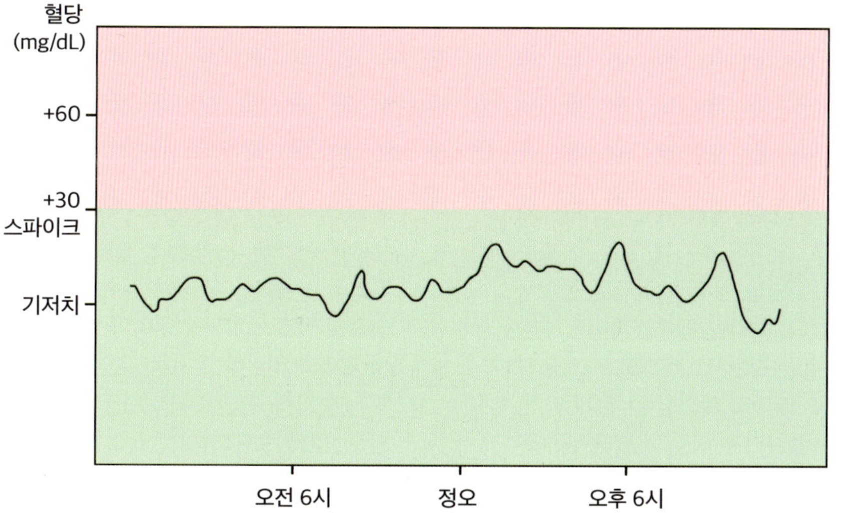

이 방법의 매력적인 점은 이렇게 훌륭한 결과를 얻을 수 있으면서도 과정이 매우 쉽다는 것이다. 별도로 다이어트를 진행하거나 음식을 거를 필요가 없다. 쉽게 이해하고 실행할 수 있으며, 습관이 되면 기분이 너무 좋아져서 다른 방식으로 하루를 보내고 싶지 않을 것이다.

중요한 과학적 사실

방법들을 알아보기 전에, 혈당 스파이크가 발생할 때 우리 몸에서 정확히 어떤 일이 일어나는지 알아두었으면 한다(더 깊이 알고 싶다면 내 첫 번째 책《글루코스 혁명》을 참고하길 바란다).

우리가 혈당 스파이크를 경험할 때, 그 현상은 단순히 혈류에서만 일어나는 것이 아니다. 우리 몸의 모든 세포, 장기, 그리고 신체 부위들이 이를 느낀다. 글루코스는 우리 몸 구석구석으로 퍼져나가며, 세 가지 주요 과정이 우리 몸 안에서 시작된다.

미토콘드리아

Mitochondria

첫째, 우리의 미토콘드리아(세포의 에너지원)가 과부하 상태에 빠지게 된다. 미토콘드리아는 포도당을 몸의 에너지로 변환하는 역할을 한다. 하지만 혈당 스파이크가 발생하면, 미토콘드리아로 유입되는 포도당의 양이 너무 많아져 처리할 수 없게 된다. 이로 인해 미토콘드리아는 스트레스를 받아 기능을 멈추게 되고, 염증이 생기며 에너지를 제대로 생성할 수 없게 된다. 결과적으로 나타나는 것이 바로 만성 피로다.

당화반응

Glycation

둘째, 우리가 더 많은 혈당 스파이크를 경험할수록 더 빨리 노화한다. 혈당 스파이크는 당화라고 불리는 과정을 가속화하는데, 이 과정이 바로 노화의 원인이다. 이 과정은 사실 요리와 비슷하다. 마치 오븐에서 치킨이 익는 것처럼, 인간도 태어나는 순간부터 천천히 '요리'가 된다(미친 이야기 같지만 사실이다!). 그리고 완전히 익으면 죽음을 맞이하게 된다. 각 혈당 스파이크(특히 단 음식에서 오는 스파이크)는 당화를 가속화한다. 이 과정은 주름과 같은 피부 외부의 변화로 나타나며, 내부에서는 장기들이 서서히 퇴화하게 된다. 당화는 또한 미토콘드리아 관련 과정과 마찬가지로 염증을 증가시킨다.

인슐린

Insulin

셋째, 인슐린에 대해 이야기해 보자. 우리 몸은 높은 혈당 수치로 인한 일부 손상을 막기 위한 영리한 보호 메커니즘을 가지고 있다. 혈당 스파이크가 발생할 때, 췌장은 인슐린이라는 호르몬을 분비하여 혈액에서 글루코스를 제거하고, 미토콘드리아 손상과 당화를 줄이려 한다. 그럼 이 인슐린은 과도한 포도당을 어떻게 처리할까? 인슐린은 그 포도당을 간, 근육, 그리고 지방 세포에 저장한다. 이것이 우리가 체내에 지방을 축적하게 되는 방법 중 하나다. 인슐린 덕분에 우리 몸은 위기 상태에 빠지지 않으니 감사해야 한다. 하지만 단점도 있다. 인슐린이 활성화되면 지방 연소가 비활성화된다. 게다가 시간이 지나면, 과도한 인슐린은 호르몬 문제나 제2형 당뇨병과 같은 문제를 초래할 수 있다.

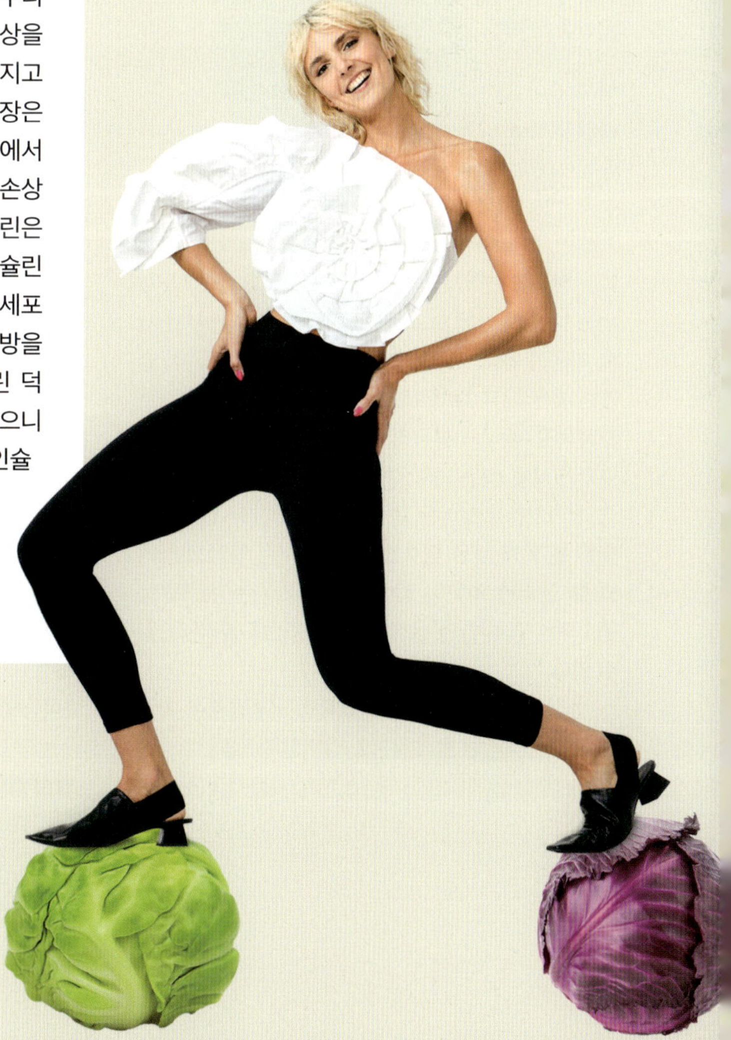

혈당 스파이크와 관련된 증상 및 질환

포도당은 우리 몸의 기능에 매우 중요한 역할을 하기 때문에 과잉 섭취하게 되면 거의 우리의 신체 및 정신 건강 모든 측면에 영향을 미친다. 여러분의 삶에서 이 중 몇 가지 증상을 발견할 수 있을 것이다.

음식 갈망

"제 갈망이 얼마나 줄어들었는지 놀랐어요.
매일 엄청난 양의 초콜릿을 먹어야 한다고
항상 느꼈는데, 이제는 그렇지 않아요."

2011년, 예일대학교의 연구팀은 우리가 갈망을 이해하는 방식을 변화시켰다. 그들은 사람들을 fMRI 스캐너에 두고, 화면에 먹고 싶은 음식을 보여주면서 동시에 이들의 혈당 수치를 모니터링했다. 연구자들이 발견한 것은 매우 흥미로웠다. 참가자들의 혈당 수치가 안정적일 때는 뇌 활동이 정상적이었다. 그러나 혈당 수치가 낮을 때는 뇌의 갈망 중추가 활발하게 반응했고, 참가자들은 보이는 음식을 '먹고 싶다'는 점수에서 훨씬 높게 더 높은 점수를 매겼다. 이는 혈당 스파이크 후 급격한 하락이 일어날 때 나타나는 현상으로, 평소에는 관심 없던 음식에 대한 갈망을 불러일으킬 수 있다.

혈당 곡선을 안정시키고, 스파이크와 급격한 하락을 피하면 이러한 음식 갈망을 억제할 수 있다.

만성 피로

"저는 만성 피로로 고생해 왔는데,
이 방법을 시작한 이후 몇 달 만에
처음으로 회복되기 시작했어요.
이 방법들을 저는 평생 지속할 거예요."

미토콘드리아로 돌아가 보자. 미토콘드리아는 우리 세포에서 에너지를 생산하는 소기관이다. 너무 많은 포도당은 미토콘드리아의 기능을 멈추게 하여 에너지 생산을 방해하고, 결국 피로감을 느끼게 한다. 연구에 따르면, 혈당이 급격히 변동하는 식단은 혈당 곡선을 안정시키는 식단보다 더 큰 피로를 유발한다. 미토콘드리아가 손상되면, 아이를 들어 올리는 것도 더 어렵고, 장을 보는 것도 힘들어지며, 예전만큼 스트레스를 잘 다루지 못하게 된다. 미토콘드리아가 생성하는 에너지는 신체적이든 정신적이든 어려운 상황을 극복하는 데 필수적이다.

지속적인 배고픔

"이제 항상 배고프지 않고, 더 빨리 포만감을
느껴요. 음식도 더 맛있게 느껴져요.
이런 게 가능한가요?"

항상 배고픔을 느끼는가? 당신에게만 해당하는 것이 아니다. 그리고 여기서도 역시 혈당이 중요한 역할을 한다.

단기적 영향: 동일한 칼로리를 포함한 두 끼 식사를 비교했을 때, 혈당 스파이크가 작은 식사는 더 오래 포만감을 유지하게 해준다. 즉, 칼로리 섭취량을 바꾸지 않더라도 혈당 수치에 집중하는 것만으로도 지속적인 허기짐에서 벗어날 수 있다.

장기적 영향: 혼란을 일으킨다. 렙틴은 우리가 배부르고 식사를 멈춰야 한다는 신호를 보내는 호르몬인데, 혈당 스파이크로 인해 그 신호가 차단된다. 반면, 배고프다는 신호를 보내는 그렐린이 더 활발해진다. 비록 충분한 에너지와 지방을 저장하고 있어도, 몸은 더 많은 음식을 필요로 한다고 말하게 된다. 그래서 더 먹게 되고, 그 결과 더 많은 혈당 스파이크를 경험하게 된다. 그러면 인슐린이 급격히 분비되어 과도한 포도당을 지방으로 저장하고, 그 과정에서 그렐린이 더 많이 작용해 배고픔이 증가한다. 이는 불행하게도 악순환이다. 체중이 늘어날수록 더 배고프게 된다.

답은 음식을 적게 먹는 것이 아니라, 혈당 곡선을 평탄하게 만들어 인슐린 수치를 줄이는 것이다. 여기서 힌트를 주자면, 종종 더 많은 음식을 먹는 것을 의미한다. 이는 풍미 있는 아침 식사와 채소 스타터 주간 계획에서 확인할 수 있을 것이다.

체중 증가

"지금까지 약 5kg을 감량했고,
훨씬 더 에너지가 넘쳐요. 이 방법을
평생 지속할 것이고, 이제는 내 새로운 생활
방식이 되었어요."

우리 중 많은 사람들이 지방에 대해 복잡한 감정을 가지고 있지만, 사실 지방은 매우 유용하다. 우리 몸은 혈액에 떠도는 과도한 포도당을 저장하기 위해 지방을 사용한다. 이것이 우리가 체중이 늘어나는 이유 중 하나다. 따라서 앞서 언급했듯이, 몸이 지방을 축적한다고 해서 화를 내기보다는, 당화반응와 염증으로부터 우리를 보호하려고 하는 몸에 감사해야 한다.

그렇다고 해서 체지방을 줄이고 싶다면, 혈당 수치에 집중하는 것이 좋은 방법이다. 혈당 곡선을 평탄하게 하면 두 가지 중요한 일이 일어난다. 첫째, 갈망과 배고픔이 줄어든다. 둘째, 몸에 순환하는 인슐린이 줄어들어 지방 연소 모드에 더 자주 들어가게 된다.

혈당을 균형 있게 유지하는 주된 목표는 체중 감량이 아니지만, 체중 감량은 종종 그 결과로 나타나는 현상이다.

수면 장애

"저는 원래 잠드는 데 한 시간이 걸렸는데,
이제는 바로 잠들어요."

수면과 혈당은 매우 밀접하게 연결되어 있다. 혈당 스파이크가 많을수록 수면의 질이 나빠지며, 혈당이 롤러코스터처럼 오르락내리락하면 회복을 돕는 깊은 수면을 충분히 취하지 못하게 된다. 높은 혈당 수치를 가진 상태에서 잠자리에 들거나 큰 혈당 스파이크 직후에 잠자리에 들면, 폐경 후 여성에게는 불면증이, 남성 중 일부에게는 수면 무호흡증이 나타날 수 있다는 연구 결과도 있다. 또한, 혈당 조절이 잘되지 않을 때 흔히 나타나는 증상 중 하나가, 한밤중에 갑자기 심장이 두근거리며 깨어나는 것이다. 이는 수면 중 혈당이 급격히 떨어진 결과일 수 있다.

이뿐만 아니라, 밤에 제대로 잠을 자지 못하면 다음 날 아침 식사 후 더 큰 혈당 스파이크를 경험할 가능성이 높아진다. 이것은 악순환이다. 악순환을 끊기 위해서는 먼저 혈당 곡선을 평탄하게 만드는 것부터 시작해야 한다.

정신 건강

"더 행복해졌고, 우울증과 불안이 더 잘 통제
되는 것 같아요. 여전히 기복은 있지만,
더 나은 통제력이 생긴 것 같아요."

뇌는 감각 신경이 없기 때문에, 다른 장기들처럼 문제

가 생겼을 때 통증으로 경고하지 않는다. 대신, 불안이나 기분 저하 같은 정신적 혼란으로 나타난다. 혈당 수치가 불안정해지는 식단을 섭취하는 사람들은, 혈당이 안정적인 식단을 섭취하는 사람들보다 더 많은 우울 증상을 보고한다. 그리고 혈당 스파이크가 더 극심해질수록 증상도 더 악화된다. 따라서 혈당 곡선을 완만하게 하려는 노력이, 심지어 약간의 노력만으로도, 기분을 더 나아지게 하는 데 도움이 될 수 있다.

기분

"이제 우울감과 좌절감을 훨씬 덜 느껴요.
그 차이가 정말 놀라워요. 남편과의 관계도
개선되었어요."

혈당 수치가 당신의 성격과 다른 사람들과의 상호작용에 영향을 미칠 수 있다는 사실을 알고 있는가? 최근 연구에서 과학자들은 흥미로운 연관성을 발견하고 있다. 혈당 수치가 불규칙할 때, 우리는 파트너에게 더 짜증을 내고, 주변 사람들이 실수를 할 때 더 벌을 주려는 경향이 있다. 이는 혈당의 급격한 변동이 뇌에서 기분에 영향을 미치는 특정 분자에 영향을 미치기 때문이다. 큰 혈당 스파이크는 타이로신 수치를 낮춘다. 타이로신은 기분을 개선하는 것으로 알려진 신경전달물질이다. 그리고 배고플 때 화를 내는 "행그리"를 경험한 적이 있다면, 이것 역시 혈당이 급격히 상승했다가 하락하는 변동을 겪는 사람들에게 특히 더 자주 나타나는 현상이다.

브레인 포그

"브레인 포그가 줄어든 것이 가장 큰 변화였어요.
이 덕분에 정말 행복해졌습니다. 이 방법은 이제
제 새로운 생활 방식이 되었어요.
다이어트가 아니에요."

포도당은 뇌에 필수적인 에너지원이지만, 너무 많은 포도당은 오히려 해롭다. 첫째, 여러 연구에 따르면, 수십 년 동안 혈당이 급격히 변동하면 뇌의 혈관과 뇌세포(뉴런)가 손상된다는 결과가 나왔다. 이는 뇌 기능 저하와 뇌졸중 위험 증가로 이어진다. 둘째, 혈당 변동은 뉴런 간 신호 전달 속도를 늦춘다. 우리는 이를 집중력 저하, 어지러움, 혼란 등 브레인 포그로 느끼게 되고, 기억력 문제와 인지 기능 저하로 이어진다. 혈당 곡선을 안정시키면, 뇌는 당신에게 감사할 것이다.

장 건강

"이 방법을 시작한 이후로 소화 문제나
복부 팽만감이 사라졌어요.
그리고 배도 더 납작해졌어요."

장은 우리가 섭취한 음식을 처리하는 곳이다. 따라서 장 문제, 예를 들어 장 누수 증후군, 과민성 대장 증후군, 장 운동 저하 등이 식단과 관련이 있다는 것은 놀라운 일이 아니다. 혈당 스파이크는 우리 몸 전체에 염증을 증가시킨다고 말한 것을 기억하는가? 염증은 장 내벽에 구멍을 만들 수 있는데, 통과해서는 안 될 독소들이 장을 통과하게 된다는 것을 의미한다. 결과적으로, 장 누수 증후군, 가스, 복부 팽만감 뿐만 아니라, 음식 알레르기와 크론병, 류마티스 관절염 같은 자가면역 질환을 유발할 수 있다.

또한 연구에 따르면, 혈당 스파이크를 많이 유발하는 식사를 하면 장 내 "나쁜" 박테리아가 번성하고 "좋은" 박테리아는 감소하는 것으로 나타났다. 이는 다양한 증상과 전반적인 장 불편감을 초래할 수 있다. 만약 장 건강에 문제가 있다면, 혈당 곡선을 평탄하게 만드는 것이 큰 도움이 될 수 있다!

주름과 노화

"저는 예상보다 빠르게 나이 들어가고 있다는 것을 느끼고 미래에 대해 걱정했어요. 제가 겪던 모든 문제들이 사라졌거나 크게 완화되었고, 의사들도 놀라워 합니다."

당신의 식단에 따라, 80세에 이르렀을 때 당신은 이웃보다 훨씬 더 많은 혈당 스파이크를 경험했을 수 있다. 이는 외적으로 보이는 피부 처짐과 주름뿐만 아니라 내부적으로도 나이 든 몸 상태를 만들어낼 수 있다. 혈당 스파이크가 많을수록 우리는 더 빨리 늙는다.

혈당 스파이크는 당화와 염증을 유발하여 우리 세포를 천천히 퇴화시키는데, 이를 우리는 노화라고 부른다. 이러한 과정은 콜라겐을 손상시켜 주름과 처진 피부를 유발할 수 있으며, 관절의 염증, 류마티스 관절염, 연골의 퇴화, 그리고 골관절염 같은 문제로 이어질 수 있다. 혈당이 급격히 오르는 빈도가 많을수록 노화는 더 빨라진다.

여드름, 홍반, 피부 질환

"저는 습진이 있어요. 얼굴과 몸에 붉은 발진이 생기곤 했죠. 이 방법을 시작하고 첫 주부터 큰 개선이 보였어요. 피부가 훨씬 빨리 회복되고, 수분 장벽도 더 강해졌어요."

많은 피부 질환(여드름, 장미증, 습진, 건선 등)은 염증에 의해 유발된다. 그리고 이미 배운 것처럼, 염증은 혈당 스파이크의 결과이다. 우리가 혈당 곡선을 평탄하게 만드는 식단을 섭취하면 염증이 줄어들어 여드름이 개선되고, 뾰루지가 줄어든다. 15세에서 25세 남성을 대상으로 한 연구에 따르면, 혈당 곡선을 가장 안정적으로 유지한 식단이 여드름을 크게 감소시켰다는 결과를 보였다. 혈당 스파이크를 조절하는 것이 피부 건강과 외모를 개선하는 데 도움이 될 수 있다.

임신, 다낭성 난소 증후군(PCOS), 호르몬 문제

"프로그램 기간 동안 생리전 증후군(PMS), 자궁내막증, 자궁선근증 증상이 놀라울 정도로 줄어들었어요. 그리고 올해 초부터 PCOS와 싸우며 생리 주기를 조절하려고 노력했는데… 드디어 임신에 성공했어요!!"

다낭성 난소 증후군(PCOS), 자궁근종, 자궁내막증, 갱년기 증상, 생리전 증후군(PMS), 불규칙한 생리 등 모두 호르몬 시스템이 제대로 작동하지 않기 때문에 발생한다. 호르몬이 제대로 기능하도록 돕기 위해 가장 먼저 해야 할 일은 혈당 수치를 균형 있게 유지하는 것이다. 특히, PCOS는 점점 더 흔해지고 있다.

PCOS는 대부분의 경우 너무 많은 인슐린 때문에 발생하는 질환이다. 왜냐하면 인슐린은 난소에 더 많은 테스토스테론(남성 호르몬)을 생산하라고 지시하기 때문이다. 게다가 인슐린이 과다하면 남성 호르몬이 여성 호르몬으로 자연스럽게 전환되는 과정이 방해되어 테스토스테론 수치가 더 높아진다. 과도한 테스토스테론 때문에 PCOS를 겪는 여성들은 남성적인 특징을 보일 수 있다. 예를 들어, 턱에 불필요한 털이 자라거나, 탈모, 불규칙한 생리 또는 생리 중단, 여드름 등이 나타날 수 있다. 또한, PCOS를 앓는 많은 여성들은 체중 감량이 어려운데, 인슐린이 너무 많으면 지방을 태우는 데 어려움을 겪기 때문이다.

좋은 소식은? 많은 경우, 인슐린 수치가 낮아지면 테스토스테론도 감소하고, PCOS 증상이 사라진다는 것이다.

폐경기

"폐경 전 증상들(수면 문제, 집중력 부족, 안면 홍조)이 사라졌어요. 또한 오랫동안 빼고 싶었던 2kg을 감량했어요 — 이 방법들 외에는 추가적인 노력을 전혀 하지 않았죠."

폐경기에 호르몬 수치가 급격히 떨어지면서 발생하는 변화는 마치 지진과 같아서, 모든 것이 균형을 잃은 듯한 느낌을 줄 수 있다. 이 과정에서 성욕 감소, 야간 발한, 불면증, 안면 홍조 등의 증상이 나타난다. 혈당 수치가 높거나 불안정하고 인슐린 수치가 높으면 폐경 증상이 더 심해진다. 연구에 따르면, 폐경기의 흔한 증상인 안면 홍조와 야간 발한은 혈당과 인슐린 수치가 높은 여성에게서 더 많이 발생하는 경향이 있다.

하지만 희망이 있다. 2020년 컬럼비아 대학교의 연구에 따르면, 혈당 곡선을 안정시키면 폐경 증상이 줄어드는 것으로 나타났다.

임신성 당뇨병

"임신 29주 차에 임신성 당뇨병 진단을 받았어요.
그 이후로 큰 변화가 있었어요.
예전보다 훨씬 기분이 좋고, 부종이 없으며,
혈당이 안정적이에요."

모든 임신 기간 동안 체내 인슐린 수치가 증가한다. 인슐린이 아기의 성장과 엄마의 유방 조직 성장(수유 준비를 위해)을 촉진하는 역할을 하기 때문이다. 하지만 때때로 이러한 인슐린 증가가 임신성 당뇨병으로 이어질 수 있다. 혈당 곡선을 안정시키면 임산부는 약물 필요성을 줄이고, 아기가 자궁 내에서 과도한 체중 증가를 막을 수 있다(출산을 더 쉽게 하고 아기에게도 더 건강하다). 또한, 임신 중 체중 증가를 제한하고 제왕절개 수술의 위험을 줄일 수 있다.

임신 중이라면 항상 의사와 상의하여 이 방법이 안전한지 확인해야 한다. 특히 2주 차인 '식초 주간' 동안에는 살균된 식초를 선택해야 한다. 대부분의 식초는 살균 처리되어 있지만, 사과 식초는 그렇지 않은 경우가 많다.

때때로 임신성 당뇨병은 임신 전부터 엄마의 혈당 수치가 높았다는 것을 의미하며, 임신성 당뇨병 검사에서야 이를 발견하는 경우가 있다. 이 때문에 일부 엄마들은 출산 후에도 혈당 수치가 여전히 높은 상태를 유지하는데, 이러한 경우 근본적인 문제를 해결하기 위해 글루코스 해법을 습관화하는 것이 더욱 중요하다.

제1형 당뇨병

"저는 제1형 당뇨병을 앓고 있는데,
최근 제 수치가 정말 좋아졌어요!
감사합니다!"

제1형 당뇨병은 자가면역 질환으로, 이 질환을 앓고 있는 사람들은 인슐린을 생성할 수 없다. 췌장에서 인슐린 생산을 조절하는 세포가 제대로 작동하지 않기 때문이다. 제1형 당뇨병 환자가 혈당 스파이크를 경험하면, 인슐린이 없어서 과잉 포도당을 정상적으로 저장할 수 없다. 그래서 이들은 하루에 여러 번 인슐린을 주사해야 한다. 하지만 큰 혈당 스파이크와 급격한 하락은 매일 경험하는 스트레스가 된다.

혈당 곡선을 완만하게 유지하면 제1형 당뇨병 환자들은 이러한 문제를 줄일 수 있다. 제1형 당뇨병을 앓고 있다면, 이 방법을 시작하기 전에 의사와 상담하고 필요한 경우 인슐린 용량을 조정하는 것이 중요하다.

인슐린 저항성, 당뇨병 전단계, 제2형 당뇨병

"4주 동안 제 당화혈색소 수치가
6.3(당뇨병 전단계)에서 5.7(거의 정상)으로
내려갔어요. 드디어 제 몸을 통제할 수 있다는
느낌이 들어요."

제2형 당뇨병은 가장 흔한 당뇨병으로, 그 근본 원인은 인슐린 저항성(너무 오랫동안 체내에 과다한 인슐린이 순환)이다. 수년에 걸쳐 우리가 겪는 모든 혈당 스파이크는 인슐린 저항성을 증가시키고, 우리 몸의 혈당 기준선을 점차 높인다. 이 기준선이 너무 높아지면 당뇨병 전단계로 진단되고, 이어서 제2형 당뇨병으로 이어질 수 있다.

따라서 혈당 섭취를 줄이고 그에 따라 인슐린 생산을 감소시키는 식단이 제2형 당뇨병을 역전시키는 데 도움이 된다는 것은 합리적이다. 2021년에 발표된 23개의 임상 시험 리뷰에 따르면, 제2형 당뇨병을 역전시키는 가장 효과적인 방법은 혈당 곡선을 완만하게 만드는 것이다. 이것은 저칼로리 또는 저지방 식단보다 더 효과적이라는 결론이 나왔다(물론 이들도 효과가 있긴 하지만).

2019년, 미국 당뇨병 협회는 이러한 확실한 증거에 따라 제2형 당뇨병의 결과를 개선하기 위해 혈당 곡선을 안정시키는 식단을 권장하기 시작했다. 만약 제2형 당뇨병을 개선하고자 한다면, 이 방법은 좋아하는 음식을 포기하지 않고도 인슐린 수치를 줄이는 데 도움을 줄 수 있다. 시작하기 전에 반드시 의사와 상의하라.

암

"유방암과의 싸움에서 힘을 얻었어요.
이 새로운 식사 방법으로
도움이 되고 있다고 느껴요."

흡연과 더불어 나쁜 식습관은 암의 50%에 이르는 원인이 된다. 우선, 연구에 따르면 암은 스트레스를 받은 미토콘드리아와 당화 반응으로 인해 생성된 자유 라디칼에 의해 촉발된 DNA 변이에서 시작될 수 있다. 두 번째로, 염증은 암의 증식을 촉진한다. 마지막으로, 인슐린 수치가 높을수록 암은 더 빠르게 퍼진다.

혈당 스파이크를 줄이면 이 세 가지 과정을 늦출 수 있다. 암과 과도한 인슐린의 연관성은 데이터에서 분명하게 드러난다. 당뇨병이 없는 사람은 당뇨병 전단계인 사람보다 암으로 사망할 가능성이 절반으로 줄어든다.

암과 싸우고 있는 중이라면, 이 방법을 사용하기 전에 반드시 의사와 상의하라.

알츠하이머와 치매

"머리가 더 맑아지고, 브레인 포그가 줄었어요. 이제는 업무에 더 집중할 수 있게 되었어요."

모든 장기 중에서 뇌는 가장 많은 에너지를 사용한다. 뇌에는 많은 미토콘드리아가 있다. 이것은 몸에 과도한 포도당이 있을 때 뇌가 그로 인한 영향을 가장 많이 받는다는 것을 의미한다. 뇌의 뉴런은 잦은 혈당 스파이크로 인해 발생하는 염증, 당화 반응, 그리고 인슐린 저항성의 영향을 받는다. 시간이 지남에 따라 뇌의 혈관도 손상된다.

알츠하이머와 혈당 수치의 연관성은 매우 밀접해서, 알츠하이머를 가리켜 '제3형 당뇨병' 또는 '뇌의 당뇨병'이라고 부르기도 한다. 예를 들어, 제2형 당뇨병 환자는 당뇨병이 없는 사람보다 알츠하이머에 걸릴 확률이 4배 더 높다. 그리고 그 징후는 일찍부터 나타난다. 제2형 당뇨병 환자 중 혈당 관리가 잘되지 않는 사람들은 기억력과 학습 능력에서 결핍을 보이는 경우가 많다. 또한, 새로운 연구에 따르면 중년(35세 정도)부터 인슐린 저항성이 있는 경우, 향후 인지 기능 저하를 예측하는 지표가 될 수 있다. 따라서 초기 성인기에 혈당 기준선을 낮게 유지하면 알츠하이머 발병 위험을 낮출 수 있다.

여기 언급된 다른 증상과 질환들처럼, 인지 기능 저하조차도 되돌릴 수 있을 가능성이 있다. 점점 더 많은 연구들이, 혈당을 안정시키는 식단을 따를 때 단기 및 장기적인 기억력과 인지 기능이 개선된다는 결과를 보여주고 있다.

이 책에서 소개하는 4가지 핵심 방법

첫 번째 책《글루코스 혁명》에서 나는 혈당 스파이크를 억제하는 데 도움이 되는 10가지 과학적 근거가 있는 방법을 소개했다(아래 상자 참고). 이번 4주 계획에서는 그 중 가장 중요한 네 가지 해법에 집중한다.

왜 이 네 가지가 가장 중요한 시작점일까? 이 해법들이 혈당 수치와 건강에 가장 강력한 영향을 미치기 때문이다. 이후에 나머지 해법들도 설명하겠지만, 이 네 가지는 기본이 된다. 이 해법들은 즉각적으로 당신의 혈당을 개선할 것이며, 식습관을 급격히 바꾸거나 칼로리를 계산하거나, 어떤 음식을 완전히 끊지 않아도 된다. 이 해법들은 우리가 반드시 지니고 있어야 할 온화한 거인들로, 적은 노력으로도 우리를 건강한 상태로 이끌어 줄 것이다.

《글루코스 혁명》에서 소개한 10가지 혈당 관리 방법

이 해법에서 중점적으로 다루는 부분은 굵게 표시했다.

- 음식을 올바른 순서대로 먹어라 (식이섬유, 그 다음 단백질과 지방, 그 다음 전분과 당)
- **모든 식사를 녹색으로 시작하라**
- 칼로리 계산을 멈춰라
- **풍미 있는 아침 식사를 하라**
- 원하는 종류의 설탕을 먹어라. 다 같은 설탕이다
- 달달한 간식보다 디저트를 먹어라
- 식사를 하기 전에 디저트를 먹어라
- **식사를 하기 전에 식초를 먹어라**
- **식사가 끝나면 움직여라**
- 간식을 먹어야 하겠다면, 덜 달게 먹어라
- 당신의 탄수화물에 옷을 입혀라(전분이나 단 음식만 단독으로 먹지 말고, 단백질, 지방 또는 식이섬유와 함께 먹어 포도당 흡수를 늦추기. 예를 들어, 브라우니와 함께 그릭 요거트를 먹거나, 빵과 함께 햄을 먹기)

THE FOUR-WEEK PROGRAM

4주 프로그램

1주 차에는 풍미 있는 아침 식사를 시작한다. 2주 차에는 새로운 아침 식사를 이어가면서 식초를 추가한다. 3주 차에는 첫 두 가지 방법을 지속하면서 채소 스타터를 더한다. 마지막으로 4주 차에는 네 번째 방법인 식사 후 운동을 추가한다.

이러한 순서로 방법을 구성한 데는 이유가 있다. 이렇게 진행하는 것이 혈당 스파이크를 효과적으로 억제하고 빠르게 변화를 느낄 수 있는 가장 좋은 방법이기 때문이다.

각 주차마다 방법을 하나씩 소개하며, 방법을 일상에 적용할 수 있도록 수십 가지 레시피를 제공할 것이다. 하지만 이 방법들을 추가하는 것 외에는, 당신이 원하는 대로 먹고 행동할 수 있다. 다시 말하자면, 평소 즐겨 먹는 음식을 먹고, 설탕을 섭취하고, 술을 마셔도 된다.

4주가 끝나면, 이 방법들을 계속할지 말지는 당신의 선택이다. 하지만 내가 예상하기로는, 이것들이 너무 쉽고 효과적이어서 일상 속 필수 습관이 될 것이다. 그럼 이제 제대로 만나볼까?

주차	기간	방법
1 주차	DAY 1 – DAY 7	풍미 있는 아침 식사
2 주차	DAY 8 – DAY 14	풍미 있는 아침 식사 하루 한 번 식초
3 주차	DAY 15 – DAY 21	풍미 있는 아침 식사 하루 한 번 식초 하루 한 번 채소 스타터
4 주차	DAY 22 – DAY 28	풍미 있는 아침 식사 하루 한 번 식초 하루 한 번 채소 스타터 식사 후 10분 운동

1주 차.

풍미 있는 아침 식사

Savoury breakfast

아침에 단 음식을 먹으면 에너지가 생길 거라는 것은 흔한 오해다. 사실 그렇지 않다. 아침에 설탕을 섭취하면 즐거움을 줄 수는 있지만, 에너지를 제공하는 최선의 방법은 아니다. 달콤한 아침 식사로 인한 혈당 스파이크는 미토콘드리아를 손상시키고(피로의 원인), 인슐린이 혈당을 저장하려고 급히 작동하면서, 같은 칼로리라도 단 음식은 짭짤한 음식보다 우리 몸에 더 적은 에너지를 제공한다.

불행히도, 전형적인 서양식 식단은 시리얼, 토스트와 잼, 크루아상, 그래놀라, 페이스트리, 달콤한 오트밀, 비스킷, 과일 주스, 팝타르트, 과일 스무디, 아사이볼 등과 같은 혈당 스파이크를 일으키는 음식을 아침 식사로 먹는 경향이 있다. 이 모든 음식은 대부분 전분과 설탕으로 구성되어 있어 큰 혈당 스파이크를 일으키고, 그로 인한 영향은 하루 종일 지속된다.

글루코스 여신의 방법 1주 차에서는 아침 식사의 혈당 스파이크와 작별을 고하고, 이를 통해 당신의 하루가 완전히 다르게 느껴지게 할 것이다. 즉, 갈망이 사라지고 에너지가 안정적으로 유지된다.

어떻게 할 수 있을까? 1주 차에는 매일 풍미 있는 아침 식사를 한다. 모든 질문에 대한 답변, 레시피, 풍미 있는 아침 식사를 만드는 방법에 대한 조언은 48페이지부터 확인할 수 있다.

2주 차.

식초

Vinegar

2주 차에는 풍미 있는 아침 식사를 계속 이어가면서 또 다른 방법을 추가한다. 이번 방법은 당신이 먹는 음식을 바꾸지 않아도 된다. 그저 하루 습관에 식초 한 스푼을 더하는 것만으로 충분하다.

식초는 건강에 좋은 재료로 여러 세대에 걸쳐 사용되어 왔으며, 특히 이란 같은 나라에서는 집에서 직접 만들어 매일 먹는 것이 일반적이다. 18세기에는 당뇨병 환자에게 차처럼 식초를 처방하기도 했다. 그 이후로 과학자들은 식초가 우리 몸에 좋은 이유를 정확히 밝혀냈다. 정말 놀라운 사실이다.

연구에 따르면, 식초 한 스푼은 식사 후 혈당 스파이크를 최대 30%까지, 혈당 스파이크를 최대 20%까지 줄일 수 있다. 그 결과, 갈망이 억제되고 배고픔이 줄어들며 더 많은 지방이 연소된다. 이 방법은 비용도 거의 들지 않는다. 보통 식초 한 병은 5파운드(국내 일반식초 2,000~5,000원) 미만으로 구매할 수 있으며, 한 병에 60회분 이상의 식초가 들어 있다. 정말 유용한 방법이다.

2주 차부터 목표는 매일 식초 한 스푼을 섭취하는 것이다. 책에서는 간단한 방법부터 영감을 줄 수 있는 다양한 레시피 아이디어를 제공한다. 가장 간단한 방법은 'GG 클래식'으로, 물에 식초를 타서 마시는 것이다(치아 보호를 위해 빨대 사용). 나의 따뜻한 차 레시피와 파티용 무알콜 칵테일도 추천한다.

임신 중에 식초를 마셔도 되는지 등 더 많은 세부 사항과 질문에 대한 답변은 106페이지에서 확인할 수 있다.

3주 차.

채소 스타터

Veggie starter

3주 차에는 풍미 있는 아침 식사와 식초 섭취를 계속하면서 이제 멋진 채소 스타터를 추가할 것이다. 이것은 점심이나 저녁 식사 시작 전에 채소로 만든 요리를 추가하는 것을 의미한다.

왜 채소 스타터가 중요할까? 채소에는 식이섬유라는 강력한 성분이 들어있다. 식이섬유를 식사의 시작에 먹으면 이후에 먹는 음식의 혈당 스파이크를 크게 줄일 수 있다. 식이섬유가 작용하는 메커니즘은 놀랍다. 식이섬유가 장에 도착하면 장벽에 보호막을 형성한다. 이 보호막은 이후에 들어오는 글루코스가 혈류로 흡수되는 속도를 늦추고 그 양도 줄여준다.

채소 스타터를 먹고 나면 평소 먹던 음식을 그대로 먹어도 된다. 왜냐하면 식이섬유 보호막 덕분에 그 식사로 인한 혈당 스파이크가 줄어들기 때문이다.

채소 스타터는 냉장고에서 바로 꺼낸 생채소처럼(162페이지) 간단할 수도 있고, 느긋하게 볶는 대파처럼(198페이지) 근사한 요리일 수도 있다. 이상적으로는 채소 스타터가 전체 식사의 약 30%를 차지하도록 해보자. 3주 차에는 30가지가 넘는 간단하면서도 맛있는 채소 스타터 레시피가 준비되어 있다. 또한, 식초를 포함한 채소 스타터 레시피도 준비되어 있어서, 이를 선택하거나 직접 식초 드레싱을 더한다면 한 끼에 두 가지 해법을 동시에 실천할 수 있다.

4주 차.

식후 운동

Moving after eating

마지막이지만 결코 무시할 수 없는 것은…바로 4주 차이다. 4주 차에서는 혈당을 안정시키기 위한 여정에서 가장 강력한 동맹인 근육을 활용한다! 이제 근육을 깨워서 새로운 역할을 부여할 시간이다.

근육이 더 많이, 더 강하게 수축할수록 더 많은 에너지가 필요하다. 에너지가 더 많이 필요할수록 더 많은 포도당이 소모된다. 포도당 연소율은 우리가 얼마나 열심히 움직이느냐에 따라 크게 달라진다. 휴식 중일 때(소파에 앉아 TV를 볼 때)와 격렬한 운동 중일 때(공원에서 도망가는 개를 쫓아 전력 질주할 때) 포도당 소모량이 최대 1,000배까지 차이날 수 있다. 근육이 한 번 수축할 때마다 포도당 분자를 소모하므로, 이 간단한 원리를 활용해 혈당 곡선을 완만하게 만들 수 있다.

4주 차에는 매일 풍미 있는 아침 식사, 식초 섭취, 채소 스타터를 계속하면서, 하루 한 끼 식사 후 90분 이내에 10분 동안 근육을 사용하는 활동을 추가한다.

모든 질문에 대한 답변은 228페이지부터 확인할 수 있다.

YOU may be WONDERING…

당신이 궁금할 수 있는 것

이 방법을 실천하는 그룹에 참여할 수 있나요? 물론 가능하다. 그리고 아마도 매우 유익할 것이다. 2,700명이 참여한 파일럿 실험 동안, 많은 사람들이 그룹에서 이 방법을 실천하는 것을 좋아했다는 피드백을 받았다. 그룹에서는 서로 책임감을 느끼고 어려움을 공유하며 서로를 격려할 수 있었기 때문이다.

그래서 온라인에서도 이런 경험을 할 수 있도록 준비했다. 내 웹사이트 www.glucosegoddess.com/method-group에서 '글루코스 여신'의 방법을 실천하는 다른 사람들과 함께 할 수 있다. 또는 오른쪽 QR 코드를 스캔해도 된다. 전 세계 사람들과 연결되고 동기 부여를 받으며 즐거운 경험이 될 것이다.

지원과 격려를 받을 수 있는 커뮤니티를 제공하며, 4주 계획의 각 단계를 직접 안내하는 동영상도 포함되어 있다.

연속혈당측정기를 착용해야 하나요? 아니다. 착용할 필요는 없다. 나는 과학적 개념을 설명하기 위해 연속혈당측정기 데이터를 사용한다(이 책과 내 인스타그램 @glucosegoddess에서 볼 수 있는 그래프들이 모두 여기에서 나온 것이다). 하지만 직접 착용할 필요는 없다. 물론, 만약 연속 혈당 측정기를 가지고 있다면 착용해도 괜찮고, 이 방법을 진행하면서 실시간으로 혈당이 어떻게 안정되는지 관찰하는 것도 흥미로울 수 있다.

당신의 레시피를 꼭 따라야 하나요? 아니다. 레시피는 그저 아이디어일 뿐, 도움을 주고 영감을 줄 수 있는 자료다. 내가 제시한 레시피를 참고해서 당신만의 요리를 창조했다면 정말 기쁠 것이다. 각 주차의 시작 부분에서 기본 원칙들을 제공하니 이를 참고하면 된다.

채식주의자, 비건, 글루텐 프리 옵션이 있나요? 그렇다! 레시피 페이지에서 채식주의, 비건, 또는 글루텐 프리 인지 여부를 표기해 두었다.

외식도 가능한가요? 가능하다. 각 주차의 시작 부분에서 외식 시에도 방법을 적용할 수 있는 몇 가지 팁을 제공한다.

만약 하루 동안 이 방법을 따르지 못한다면 어떻게 하나요? 매일 실천해야 하나요? 이상적으로는, 그렇다. 방법을 자주 실천할수록 더 많은 결과를 볼 수 있다. 하지만 80% 정도만 해도 효과는 나타난다. 하루 정도 놓치는 것은 큰 문제가 아니다. 이 방법은 평생의 습관을 만드는 것이고, 어떤 날은 실천하기 어려운 날도 있을 것이다.

제한된 음식이 있나요? 제한된 음식은 없다. 그냥 이 해법들을 따르면 된다. 그 외의 시간에는 무엇이든지 마음껏 먹을 수 있으며, 디저트와 피자도 포함된다. 단, 아침 식사만큼은 껍질째 먹는 과일을 제외하고는 단 음식을 피해야 한다. 그러나 나머지 껍질째 먹는 과일은 하루 중 언제든지 먹을 수 있다.

술을 계속 마셔도 되나요? 그렇다. 평소에 먹고 마시던 것을 그대로 먹고 마셔도 된다. 이 질문을 자주 받기 때문에, 여기 술에 대한 추가 정보를 제공한다. 탄산수와 섞은 증류주나 와인(어떤 색이든)은 혈당을 안정적으로 유지하는 데 가장 좋은 선택이다. 반면, 칵테일과 맥주는 혈당 스파이크를 유발할 가능성이 더 높다. 그렇지만 내 철학은 술을 마시기로 했다면, 그것은 건강을 위한 결정이 아니라 즐거움을 위한 결정이라는 것이다(알코올에는 건강상의 이점은 없다). 그러니 자신이 좋아하는 술을 선택하면 된다.

레시피에 포함된 성분에 알레르기 반응이 있는 것을 제거하거나 대체해도 되나요? 그렇다, 물론이다.

레시피를 추가하거나 수정해도 되나요? 그렇다, 다만 레시피에 설탕을 추가하지 말아라.

약을 중단해야 할까요? 중단하면 안 된다. 의사와 상의하지 않은 채로 결코 중단하지 말아라. 실제로 어떠한 종류의 약을 복용하고 있다면, 이 방법을 시작하기 전에 의사에게 설명하고 무엇을 하려고 하는지 알려야 한다.

이미 이 방법들을 실천하고 있다면 어떻게 하나요?
멋지다! 걱정하지 않아도 된다. 계속 해도 되고, 처음부터 다시 시작해도 된다. 1주 차에는 풍미 있는 아침을 시작하고, 2주 차에는 식초를 추가하는 식으로 진행하면 된다. 선택은 당신에게 달려 있다.

칼로리를 계산하거나 무언가를 끊어야 하나요?
아니다! 그저 이 방법들을 일상에 추가하기만 하면 된다. 나머지 시간에는 자유롭게 생활하라.

더 많은 해법을 더 빨리 추가해도 되나요? 물론이다! 하지만 꼭 그럴 필요는 없다.

어느 요일에 시작해야 하나요? 아무 날이나 좋다. 내일부터 시작하는 건 어떨까?

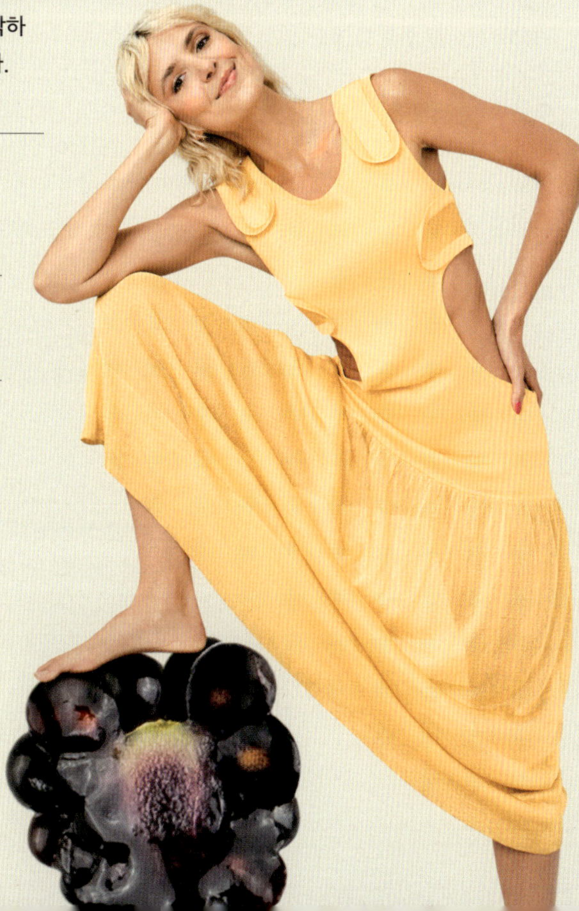

레시피에 대한 참고 사항 그리고 보너스 콘텐츠

각 주차에는 재미있고 간단한 레시피들로 가득하다. 그날의 해법을 완성하기 위해 마음에 드는 레시피를 자유롭게 선택하면 된다. 재료도 많지 않고, 시간도 많이 걸리지 않도록 최대한 간단하게 구성되어 있다. 그리고 맛도 아주 훌륭하다. 여기에 도움이 될 몇 가지 추가 정보를 제공한다.

여러분의 주방에 있어야 할 기본적인 것들 소금, 후추, 올리브유, 그리고 수돗물 접근의 용이함

장보기

각 주차별 장보기 목록을 따로 제공하지는 않았다. 왜냐하면 레시피를 선택하는 데 있어 많은 자유가 있기 때문이다. 성공적으로 이 방법을 실천하려면 미리 계획을 세우고 본인만의 장보기 목록을 만드는 것이 가장 좋다. 첫 주에는 풍미 있는 아침 식사를 위한 재료가 필요하다. 어떤 것을 시도할지 확인하거나 자신만의 아침 식사 아이디어를 생각해보고, 그에 맞는 재료를 구매하면 된다.

일부 사람들에게 도움이 될 것이라고 생각하여 내가 현재 좋아하는 몇 가지 레시피를 선택하여 샘플 장보기 목록을 만들었다. 해당 목록은 www.glucosegoddess.com/method-grocery에서 확인하거나 위의 QR 코드를 스캔하여 접속할 수 있다.

글루텐 프리, 채식 및 비건 레시피

책에는 글루텐 프리, 채식, 비건 레시피가 많이 포함되어 있다. 이는 특정 식단이 더 우월하다는 의미가 아니라, 이러한 식단을 따르는 사람들의 생활을 더 편리하게 하기 위함이다. 모든 치즈를 채식주의로 처리했지만, 일부 치즈는 동물 효소로 만들어져 엄격하게는 채식주의가 아닐 수 있다. 단순화를 위해 그렇게 처리했다.

아보카도

레시피에 아보카도 반 개가 필요하다면, 사용하지 않은 반쪽은 씨를 남겨둔 채로 호일로 감싸라. 이렇게 하면 신선함을 유지하는 데 도움이 된다. 냉장고에 보관하면 최대 24시간 동안 신선하게 보관할 수 있으며, 다음 날 다른 레시피에 사용할 수 있다.

책 끝의 보너스 콘텐츠

책 마지막에는 언제든지 활용할 수 있는 보너스 레시피가 있다. 메인 요리와 디저트(맞다, 디저트도 가능하다!)를 포함했다. 이 레시피들은 혈당 수치를 안정적으로 유지할 수 있도록 구성했다. 언제든지 즐길 수 있는 메인 요리와 디저트에는 한 가지 공통점이 있다. 당분과 전분만 단독으로 포함된 레시피는 없다. 항상 그것들을 "옷"으로 감싼다. 즉, 레시피에 당분과 전분이 포함되어 있을 때는 반드시 지방, 단백질 또는 식이섬유(혹은 세 가지 모두)가 함께 포함된다. 이는 혈당을 안정적으로 유지하는 데 필수적이다.

마지막으로, 음식 갈망이 찾아올 때 대처하는 요령과 이 방법의 근거가 된 모든 과학 논문 목록도 포함했다.

THE WORKBOOK

워크북

다음 페이지부터 시작됩니다.

우리는 4주 동안 매주 새로운 혈당 관리 해법을 생활에 추가할 것이다. 이는 많은 새로운 시도를 의미하므로 모든 것을 기록할 수 있는 공간이 있으면 도움이 될 수 있다(나는 확실히 그렇다). 이것이 내가 워크북을 만든 이유이다(다음 페이지 참조).

이 워크북은 여러분이 실천하는 방법들을 추적하고 컨디션과 기분을 기록하는 데 도움이 될 것이다. 이를 통해 혈당 수치의 안정화와 증상의 변화, 그리고 개선점들을 연결 지어 볼 수 있다. 워크북은 주중이든 주말이든 상관없이 원하는 날에 시작할 수 있다. 먼저 워크북을 간단히 훑어보고 앞으로 해야 할 일을 미리 확인해 보기를 권장한다.

시작할 날짜를 정했다면, 해당 날짜를 표시된 부분에 적어 넣으면 된다. 이후 매일 이 워크북에 돌아와 자신의 진행 상황을 기록하라. 책 페이지에 직접 펜으로 작성해도 좋고, 워크북을 출력하거나 추가 버전을 다운로드하고 싶다면(같이 참여하는 사람을 위해서도 가능), www.glucosegoddess.com/method-workbook에서 무료로 받을 수 있다. 또는 아래의 QR 코드를 스캔할 수 있다.

1주 차.

풍미 있는 아침 식사

DAY 1 | 날짜:

풍미 있는 아침 식사

오늘 기분은 어땠나요? 😀 🙂 😐 ☹️ 😞

식용이 얼마나 강했나요? ....
(1-5점 척도)

에너지가 얼마나 많았나요? ....
(1-5점 척도)

메모: ....

DAY 2 | 날짜:

풍미 있는 아침 식사

오늘 기분은 어땠나요? 😀 🙂 😐 ☹️ 😞

식욕이 얼마나 강했나요? ....
(1-5점 척도)

에너지가 얼마나 많았나요? ....
(1-5점 척도)

메모: ....

DAY 3 | 날짜:

풍미 있는 아침 식사

오늘 기분은 어땠나요? 😀 🙂 😐 ☹️ 😞

식욕이 얼마나 강했나요? ....
(1-5점 척도)

에너지가 얼마나 많았나요? ....
(1-5점 척도)

메모: ....

DAY 4 | 날짜:

풍미 있는 아침 식사

오늘 기분은 어땠나요? 😀 🙂 😐 ☹️ 😞

식욕이 얼마나 강했나요? ....
(1-5점 척도)

에너지가 얼마나 많았나요? ....
(1-5점 척도)

메모: ....

DAY 5 | 날짜:

풍미 있는 아침 식사

오늘 기분은 어땠나요?

식욕이 얼마나 강했나요? ....
(1-5점 척도)

에너지가 얼마나 많았나요? ....
(1-5점 척도)

메모: ....

DAY 6 | 날짜:

풍미 있는 아침 식사

오늘 기분은 어땠나요?

식욕이 얼마나 강했나요? ....
(1-5점 척도)

에너지가 얼마나 많았나요? ....
(1-5점 척도)

메모: ....

DAY 7 | 날짜:

풍미 있는 아침 식사

오늘 기분은 어땠나요?

식욕이 얼마나 강했나요? ....
(1-5점 척도)

에너지가 얼마나 많았나요? ....
(1-5점 척도)

메모: ....

요약

이 방법을 시작한 이후 다음 중 어떤 점이 개선되었나요?

기분 | 에너지 | 배고픔 | 식욕 | 수면 | 피부

신체적 또는 정신적 건강에서 눈에 띈 변화는?

....

이번 주 가장 어려웠던 점은?

....

가장 좋았던 풍미 있는 아침 식사는?

....

2주 차.

식초

DAY 8 | 날짜:

풍미 있는 아침 식사 + 하루 한 번 식초

오늘 기분은 어땠나요? ☺ ☺ 😐 ☹ ☹

식욕이 얼마나 강했나요? ....
(1-5점 척도)

에너지가 얼마나 많았나요? ....
(1-5점 척도)

메모: ....

DAY 9 | 날짜:

풍미 있는 아침 식사 + 하루 한 번 식초

오늘 기분은 어땠나요? ☺ ☺ 😐 ☹ ☹

식욕이 얼마나 강했나요? ....
(1-5점 척도)

에너지가 얼마나 많았나요? ....
(1-5점 척도)

메모: ....

DAY 10 | 날짜:

풍미 있는 아침 식사 + 하루 한 번 식초

오늘 기분은 어땠나요? ☺ ☺ 😐 ☹ ☹

식욕이 얼마나 강했나요? ....
(1-5점 척도)

에너지가 얼마나 많았나요? ....
(1-5점 척도)

메모: ....

DAY 11 | 날짜:

풍미 있는 아침 식사 + 하루 한 번 식초

오늘 기분은 어땠나요? ☺ ☺ 😐 ☹ ☹

식욕이 얼마나 강했나요? ....
(1-5점 척도)

에너지가 얼마나 많았나요? ....
(1-5점 척도)

메모: ....

DAY 12 | 날짜:

풍미 있는 아침 식사 + 하루 한 번 식초

오늘 기분은 어땠나요? ☺ ☺ ☹ ☹ ☹

식욕이 얼마나 강했나요? ....
(1-5점 척도)

에너지가 얼마나 많았나요? ....
(1-5점 척도)

메모: ....

DAY 13 | 날짜:

풍미 있는 아침 식사 + 하루 한 번 식초

오늘 기분은 어땠나요? ☺ ☺ ☹ ☹ ☹

식욕이 얼마나 강했나요? ....
(1-5점 척도)

에너지가 얼마나 많았나요? ....
(1-5점 척도)

메모: ....

DAY 14 | 날짜:

풍미 있는 아침 식사 + 하루 한 번 식초

오늘 기분은 어땠나요? ☺ ☺ ☹ ☹ ☹

식욕이 얼마나 강했나요? ....
(1-5점 척도)

에너지가 얼마나 많았나요? ....
(1-5점 척도)

메모: ....

요약

이 방법을 시작한 이후 다음 중 어떤 점이 개선되었나요?

기분 | 에너지 | 배고픔 | 식욕 | 수면 | 피부

신체적 또는 정신적 건강에서 눈에 띈 변화는?

이번 주 가장 어려웠던 점은?

가장 좋았던 식초 섭취 방법은?

3주 차.

채소 스타터

DAY 15 | 날짜:

풍미 있는 아침 식사 + 하루 한 번 식초 + 채소 스타터

오늘 기분은 어땠나요?

식욕이 얼마나 강했나요? ....
(1-5점 척도)

에너지가 얼마나 많았나요? ....
(1-5점 척도)

메모: ....

DAY 16 | 날짜:

풍미 있는 아침 식사 + 하루 한 번 식초 + 채소 스타터

오늘 기분은 어땠나요?

식욕이 얼마나 강했나요? ....
(1-5점 척도)

에너지가 얼마나 많았나요? ....
(1-5점 척도)

메모: ....

DAY 17 | 날짜:

풍미 있는 아침 식사 + 하루 한 번 식초 + 채소 스타터

오늘 기분은 어땠나요?

식욕이 얼마나 강했나요? ....
(1-5점 척도)

에너지가 얼마나 많았나요? ....
(1-5점 척도)

메모: ....

DAY 18 | 날짜:

풍미 있는 아침 식사 + 하루 한 번 식초 + 채소 스타터

오늘 기분은 어땠나요?

식욕이 얼마나 강했나요? ....
(1-5점 척도)

에너지가 얼마나 많았나요? ....
(1-5점 척도)

메모: ....

DAY
19
날짜:

풍미 있는 아침 식사 + 하루 한 번 식초 + 채소 스타터

오늘 기분은 어땠나요? ☺ ☺ ☺ ☹ ☹

식욕이 얼마나 강했나요? ....
(1-5점 척도)

에너지가 얼마나 많았나요? ....
(1-5점 척도)

메모: ....

DAY
20
날짜:

풍미 있는 아침 식사 + 하루 한 번 식초 + 채소 스타터

오늘 기분은 어땠나요? ☺ ☺ ☺ ☹ ☹

식욕이 얼마나 강했나요? ....
(1-5점 척도)

에너지가 얼마나 많았나요? ....
(1-5점 척도)

메모: ....

DAY
21
날짜:

풍미 있는 아침 식사 + 하루 한 번 식초 + 채소 스타터

오늘 기분은 어땠나요? ☺ ☺ ☺ ☹ ☹

식욕이 얼마나 강했나요? ....
(1-5점 척도)

에너지가 얼마나 많았나요? ....
(1-5점 척도)

메모: ....

요약

이 방법을 시작한 이후 다음 중 어떤 점이 개선되었나요?

기분 | 에너지 | 배고픔 | 식욕 | 수면 | 피부

신체적 또는 정신적 건강에서 눈에 띈 변화는?

....

이번 주 가장 어려웠던 점은?

....

가장 좋았던 채소 스타터는?

....

4주 차.

식후 운동

DAY
22
날짜:

풍미 있는 아침 식사 + 하루 한 번 식초 + 채소 스타터 + 식후 운동

오늘 기분은 어땠나요?

식욕이 얼마나 강했나요? ....
(1-5점 척도)

에너지가 얼마나 많았나요? ....
(1-5점 척도)

메모: ....

DAY
23
날짜:

풍미 있는 아침 식사 + 하루 한 번 식초 + 채소 스타터 + 식후 운동

오늘 기분은 어땠나요?

식욕이 얼마나 강했나요? ....
(1-5점 척도)

에너지가 얼마나 많았나요? ....
(1-5점 척도)

메모: ....

DAY
24
날짜:

풍미 있는 아침 식사 + 하루 한 번 식초 + 채소 스타터 + 식후 운동

오늘 기분은 어땠나요?

식욕이 얼마나 강했나요? ....
(1-5점 척도)

에너지가 얼마나 많았나요? ....
(1-5점 척도)

메모: ....

DAY
25
날짜:

풍미 있는 아침 식사 + 하루 한 번 식초 + 채소 스타터 + 식후 운동

오늘 기분은 어땠나요?

식욕이 얼마나 강했나요? ....
(1-5점 척도)

에너지가 얼마나 많았나요? ....
(1-5점 척도)

메모: ....

DAY 26 | 날짜:

풍미 있는 아침 식사 + 하루 한 번 식초 + 채소 스타터 + 식후 운동

오늘 기분은 어땠나요? ☺ ☺ 😐 ☹ ☹

식욕이 얼마나 강했나요? ....
(1-5점 척도)

에너지가 얼마나 많았나요? ....
(1-5점 척도)

메모: ....

DAY 27 | 날짜:

풍미 있는 아침 식사 + 하루 한 번 식초 + 채소 스타터 + 식후 운동

오늘 기분은 어땠나요? ☺ ☺ 😐 ☹ ☹

식욕이 얼마나 강했나요? ....
(1-5점 척도)

에너지가 얼마나 많았나요? ....
(1-5점 척도)

메모: ....

DAY 28 | 날짜:

풍미 있는 아침 식사 + 하루 한 번 식초 + 채소 스타터 + 식후 운동

오늘 기분은 어땠나요? ☺ ☺ 😐 ☹ ☹

식욕이 얼마나 강했나요? ....
(1-5점 척도)

에너지가 얼마나 많았나요? ....
(1-5점 척도)

메모: ....

요약

이 방법을 시작한 이후 다음 중 어떤 점이 개선되었나요?

기분 | 에너지 | 배고픔 | 식욕 | 수면 | 피부

신체적 또는 정신적 건강에서 눈에 띈 변화는?

....

이번 주 가장 어려웠던 점은?

....

가장 좋았던 운동 팁은?

....

Savoury

1주 차

풍미 있는 아침 식사

자, 이제 시작해요! 우선 순위가 가장 높고 하루 중
가장 강력한 식사인 아침 식사를 살펴 보도록 해요.

breakfast

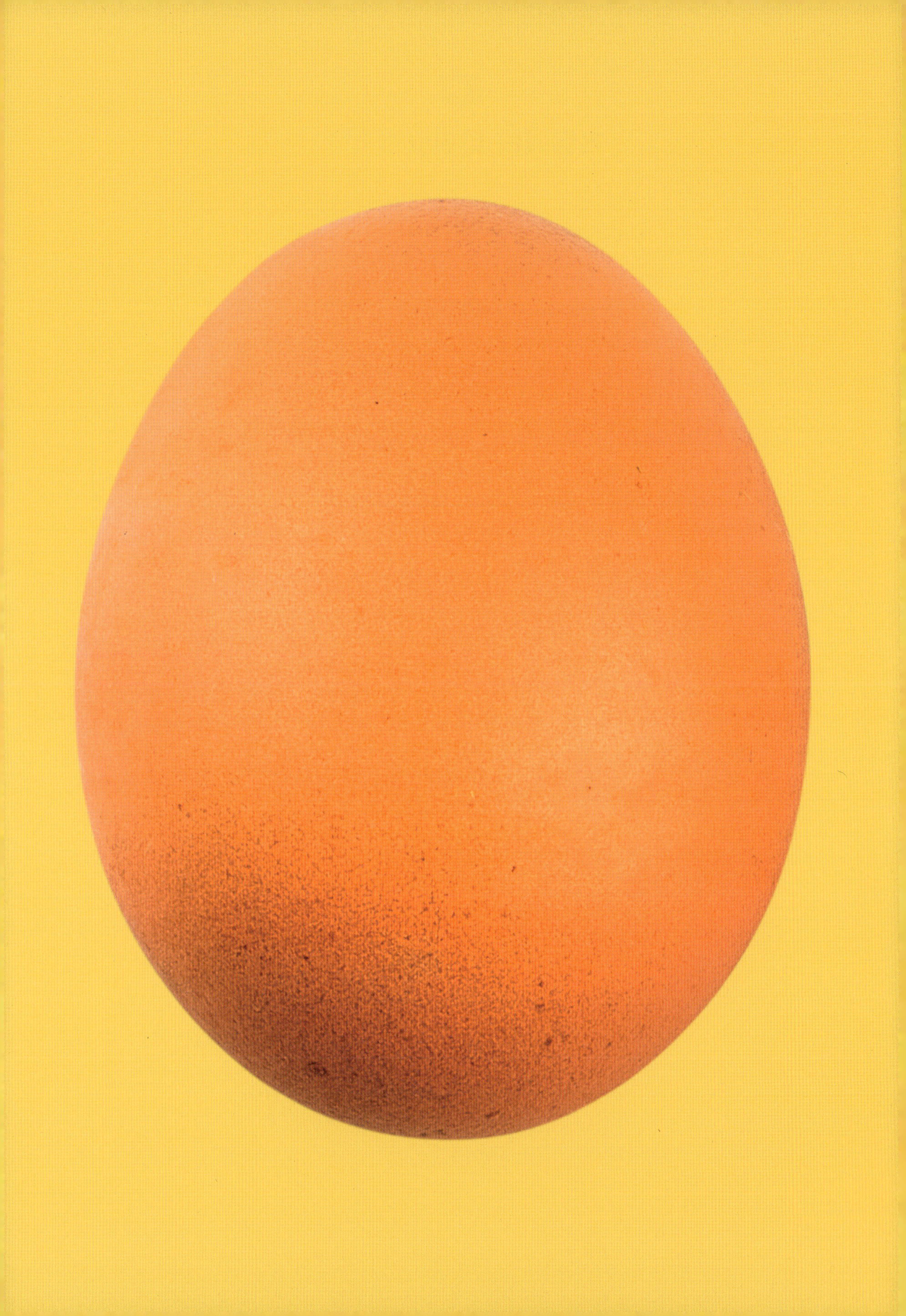

커뮤니티 회원들의 후기

"어디서부터 시작해야 할지 모르겠어요! 믿기 어려울 만큼 기분이 너무 좋아요! 일주일 만에 이런 변화를 경험하다니요! 에너지가 넘치고, 웃고 춤추게 돼요. 이제 배고파서 짜증 내는 일도 없어요."

"아침 식사를 달콤한 것에서 풍미 있는 음식으로 바꾸니, 하루가 완전히 다른 방향으로 흘러가요."

"이전에는 항상 피곤하고 당이 많은 간식을 자주 먹었는데, 그걸 제대로 끊었다니 정말 믿기지 않아요. 이제는 하루 종일 에너지가 넘치고 — 전혀 졸리지 않아요 — 그리고 무엇보다 중요한 건, 당에 대한 갈망이 많이 줄었다는 거예요. 이게 저한테는 정말 큰 문제였거든요. 이제는 의지와 에너지가 돌아왔어요! 밤중에 아이에게 밥을 먹이려고 일어나도, 예전처럼 기진맥진하지 않고 오히려 에너지가 넘쳐요!"

"가장 좋은 점은 일에 집중할 수 있게 됐다는 거예요. 아버지와 함께 일하는데, 어제(6일째 되는 날!) 아버지가 제가 잘하고 있다는 걸 눈치채셨대요! 정말 기뻤어요."

"지난 며칠 동안 제 에너지 수준에서 놀라운 변화를 많이 느끼고 있어요. 얼마나 잤는지와 상관없이, 항상 침대에서 일어나기 힘들었고, 하루 종일 몸을 질질 끌고 다녔죠. 그런데 이제는 완전히 달라요. 아침에 침대에서 벌떡 일어나곤 해요! 하루 일을 다 끝내고도 여전히 에너지가 넘쳐요. 게다가 잠도 더 편안하게 자는 걸 느끼고 있어요(이 모든 게 수면 시간이 길어지지 않았음에도 불구하고요)."

"가장 달라진 점은 배고픔을 덜 느낀다는 거예요. 이제는 충분히 기다릴 수 있고, 불안감도 없어졌어요. 그리고 문제를 터놓고 이야기할 수 있게 됐어요."

"저에게 가장 도움이 된 건 변화를 직접 보고 느끼는 거였어요. 변화를 체감하면 뭔가가 시작되고, 그게 동기부여로 이어지죠. 그러면서 내가 하고 있는 방식이 효과가 있다는 확신이 생겨요 — 이게 단순한 광고 수법이 아니라는 걸 깨닫게 되니까요. 이 방법을 통해 대부분의 경우 즉각적인 결과를 보게 될 거예요, 비록 작은 변화일지라도요. 처음으로 도움이 된 건 식사 후에 바로 졸리지 않는 거였어요. 두 번째는 복부 팽만감이 사라진 것이었죠. 그 두 가지가 저를 완전히 바꿔놓았어요."

"이번 주 이후로 아이들과의 시간이 훨씬 평온해졌어요. 스트레스도 덜 받는 것 같고요.

이제 아침을 시작할 때마다 풍미 있는 음식을 떠올리게 돼요.
이 방법이 정말 큰 동기부여가 되고, 격려를 받는 느낌이에요."

"예전에는 아침에 에너지를 얻고 더 오래 만족감을 느끼려면 많은 탄수화물이 필요하다고 생각했어요.
하지만 그게 틀렸다는 걸 알게 됐죠. 이제는 풍미 있는 아침 식사만으로도 충분히 만족하고,
하루 종일 일하며 창의적으로 활동할 수 있어서 정말 행복해요. 기운도 넘치고요!
간식 생각이 나긴 하지만 잘 조절할 수 있어요. 정말로 인생을 바꾸는 경험이었어요."

"첫 주가 지나면서, 저는 훨씬 덜 죄책감을 느끼며 식사하고, 몸이 다시 자연스러운 배고픔을 느끼고 있어요.
오랜 세월 음식과의 나쁜 관계를 겪은 후라, 이 변화에 감격해서 눈물이 날 뻔했어요."

"예전에는 식사 사이에 항상 간식이 당겼고, 대부분 참지 못했어요.
그런데 이제는 아침을 먹고 나면 점심때까지 음식 생각이 전혀 안 나요."

"예전에는 항상 오전 간식이 필요했는데, 이제는 적어도 정오나 오후 1시까지 배고프지 않아요.
아침에 단 것을 먹을 기회가 있어도 별로 필요하지 않다는 느낌이 들고, 풍미 있는 음식을 고수하는 게
정말 마음에 들어요. 이런 일이 저에게는 드문 일이거든요! 예전에는 풍미 있는 음식으로 시작한 뒤
마지막에 팬케이크나 잼과 땅콩버터를 바른 토스트를 추가로 먹곤 했는데,
이제는 그럴 필요가 없다는 생각이 들어요."

"단 일주일 만에 제 피부와 머릿결이 더 좋아졌어요. 마음이 평온해졌고 잠도 더 잘 자요."

"지난달에 의사 선생님께서 스트레스 관리를 시급히 해야 한다고 하셨어요,
그렇지 않으면 약을 복용해야 한다고요. 하지만 에너지가 전혀 없어서 아무것도 할 수 없었죠.
그런데 이 방법을 시작한 지 1주일 만에, 오직 아침 식사를 풍미 있는 음식으로 바꾼 것뿐인데도,
세상을 다 가진 것 같은 기분이에요! 스트레스 관리에 큰 도움이 되고 있어요. 정말 기분이 좋아요."

"저는 종종 스트레스 수준을 측정하는 스마트워치를 착용해요.
최근까지 제 평균 스트레스 점수는 60-70점이었어요(상당히 높은 수치죠). 그런데 오늘,
이 방법을 시작한 지 7일째 되는 날, 제 스트레스 점수가 21점으로 나왔어요!
그래프에서 엄청난 하락이 보일 정도예요! 게다가 모든 음식이 맛있고, 준비도 정말 간편해요."

1주 차 당신의 목표

첫 주 동안의 목표는 매일 풍미 있는 아침을 먹는 것이다. 왜냐하면 풍미 있는 아침이 안정된 포도당 수치를 유지하는 기반이 되기 때문이다. 아침 식사를 안정시키면 하루 종일 에너지가 일정하게 유지되어, 더 집중하고 활기차게 일상 활동을 할 수 있을 것이다.

이 장에서는 풍미 있는 아침이 무엇인지 자세히 설명하고자 한다(껍질째 먹는 과일을 제외한, 단맛이 없는 단백질과 지방을 중심으로 구성된 식사다). 또한 내가 좋아하는 다양한 레시피도 함께 공유할 예정이다. 이상적으로는 아침에 빠르게 만들 수 있는 여러 가지 레시피 중에서 본인에게 맞는 것을 찾아 즐기게 될 것이다. 이후 4주 동안 이 방법을 따라 매일 풍미 있는 아침을 유지할 것이므로, 여러분은 쉽게 반복할 수 있는 몇 가지 레시피를 찾을 때까지 실험해 보는 것이 좋다.

풍미 있는 아침 식사를 제대로 준비했다면(그 방법은 아래에서 자세히 설명하겠다), 나머지 하루는 원하는 대로 먹어도 된다. 그리고 갑작스러운 식욕이 생기면 억제하거나 저항하지 말아라. 어떤 음식도 제한할 필요가 없다. 원하는 대로 먹어도 된다. 이 **새로운 방법으로 포도당 수준이 안정되면 식욕이 자연스럽게 가라앉는 것을 느낄 것이다.** 그것이 처음에 식욕을 유발한 혈당 롤러코스터를 해결할 때 나타나는 현상이다.

과학

소개에서 언급했듯이, 아침으로 단맛이나 전분이 들어간 음식을 먹는 것(시리얼, 뮤즐리, 시리얼 바, 과일 주스, 빵, 과일 스무디, 오트밀, 페이스트리)이 우리 몸에 에너지를 공급하는 데 중요하다는 오랜 가정이 있지만, 실제로는 그 반대다. 과학적으로 단맛과 전분이 많은 아침 식사는 우리에게 즐거움을 주지만(뇌에서 도파민을 분비하기 때문에), 에너지를 공급하는 가장 좋은 방법은 아니다. 단맛과 전분이 많은 아침 식사는 혈당을 급격히 상승시켜 우리 몸이 효율적으로 에너지를 생성하는 능력을 방해하고, 피로를 유발하며 다양한 부작용을 초래한다.

그게 다가 아니다. 아침의 혈당 스파이크는 우리를 더 빨리 배고프게 만들며, 아침에 혈당 스파이크가 클수록 그 이후의 혈당 하락도 커지기 때문에 배고픔과 음식 갈망이 더욱 심해진다. 또한 아침의 혈당 스파이크는 하루 종일 혈당 조절을 어렵게 만들어, 점심과 저녁에도 더 큰 혈당 스파이크를 일으키게 된다.

게다가 아침 일찍, 금식 상태일 때 우리 몸은 포도당에 가장 민감해진다. 위가 비어 있는 상태에서 섭취한 음식은 매우 빠르게 소화되며, 아침에 설탕과 전분을 섭취하면 하루 중 가장 큰 혈당 스파이크가 발생할 수 있다. 아침은 당과 전분 위주의 음식을 섭취하기에 가장 좋지 않은 시간임에도 불구하고, 많은 사람들이 여전히 이러한 음식을 선택한다. 하루 동안의 증상을 알아차리지 못할 수도 있는 이유는, 아침 식사가 우리 몸에 미치는 영향을 즉시 느끼기 어렵기 때문이다. 만약 우리가 시리얼을 먹고 바로 극심한 피로를 느끼거나 졸음이 쏟아졌다면 그 영향을 더 쉽게 인식할 수 있었겠지만, 대사 과정은 시간이 걸리며, 여러 요소들이 복합적으로 작용해 하루의 다른 활동들과 섞이기 때문에 이를 명확히 파악하려면 조금 더 깊이 살펴볼 필요가 있다. 적어도 익숙해질 때까지는.

이번 주 동안, 여러분은 단맛과 전분 위주의 아침 식사에서 풍미 있는 아침 식사로 바꾸는 것이 완전히 새로운 사람처럼 느끼게 만든다는 것을 발견하게 될 것이다. 정말이다! 풍미 있는 아침 식사를 하면 평생 느꼈을지도 모르는 증상들이 서서히 사라지기 시작할 것이다. 세포에서 에너지가 방출되고, 뇌가 갈망의 순환에 빠지는 것을 막으며, 식욕도 조절할 수 있게 된다. 또한 점심과 저녁에 혈당 스파이크가 더 작게 발생해, 선순환을 만들어 낼 것이다.

이 방법을 습관으로 만들면 모든 것을 변화시키는 과정에 한 걸음 더 나아가게 된다. 그럼 시작해 보자.

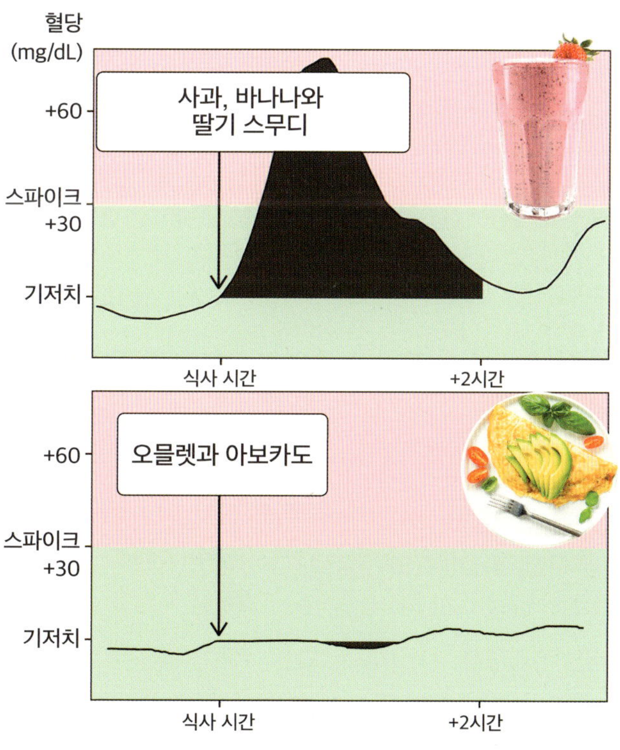

풍미 있는 아침 식사(여기서는 오믈렛과 아보카도)가
우리 몸에 만들어내는 놀라운 안정감

풍미 있는 아침 식사 만드는 방법

다음 페이지의 모든 레시피는 혈당을 안정적으로 유지시켜주는 풍미 있는 아침 식사의 기준을 통과한 것들이다. 이 중에서 마음에 드는 몇 가지를 찾길 바란다. 풍미 있는 아침 식사가 공통적으로 가진 특징은 다음과 같다.

단백질 중심의 식사

이 레시피들은 단백질을 중심으로 구성된다. 단백질은 풍미 있는 아침 식사의 핵심 요소로, 혈당을 안정적으로 유지하고 포만감을 오래 지속시킨다. 우리 몸의 혈당은 단백질을 좋아한다. 선택할 수 있는 단백질 식품으로는 그릭 요거트, 두부, 고기, 얇게 썬 가공육(햄, 살라미 등), 생선, 치즈, 크림치즈, 단백질 파우더, 견과류, 땅콩버터나 아몬드버터 같은 견과류 버터, 씨앗류, 그리고 계란(스크램블, 프라이, 수란 또는 삶은 계란) 등이 있다.

지방이 포함된 식사

이 레시피들은 지방을 포함한다. 계란을 버터나 올리브유에 스크램블하고 아보카도 슬라이스를 추가하거나, 그릭 요거트에 아몬드 5개, 치아씨드 또는 아마씨를 섞는다. 무지방 요거트는 피하고, 5% 지방이 들어간 그릭 요거트로 바꾸는 것이 좋다. 지방은 매우 중요한 영양소이며, 두려워할 필요가 없다(지방과 심장 건강에 대해 궁금하다면, 《글루코스 혁명》의 7장을 참고하라).

가능하면 식이섬유 포함하기

가능한 한 식이섬유를 포함한다. 아침 식사에 식이섬유를 포함하는 것은 어려울 수 있다. 이는 아침에 채소를 먹어야 한다는 뜻이기 때문이다. 채소를 좋아하지 않더라도 이해한다. 하지만 가능하다면 꼭 시도해보는 것이 좋다. 나는 스크램블 에그에 시금치를 섞거나, 토스트 위에 올린 아보카도 슬라이스 밑에 시금치를 넣는 것을 좋아한다. 시금치, 버섯, 토마토부터 애호박, 아티초크, 사우어크라우트, 렌틸콩, 상추까지, 어떤 채소라도 괜찮다.

껍질째 먹는 과일을 제외한 단맛 금지

선택적으로 껍질째 먹는 과일을 포함할 수 있지만(단지 맛을 위해서), 필수는 아니다. 말린 과일, 과일 주스, 꿀, 아가베 시럽, 기타 설탕은 포함되지 않는다. 어떤 재료가 괜찮은지 물어봐야 할 것 같다면, 아마도 적절하지 않을 것이다. 하지만 기억하라: 하루 중 다른 시간에는 단 음식을 먹을 수 있다. 단, 아침 식사에서는 피해야 한다.

선택적 전분 포함

기호에 따라 전분을 추가할 수 있다. 빵, 감자, 토르티야와 같은 선택적인 전분을 포함할 수 있다.

올바르게 하고 있는지 확인하는 방법

풍미 있는 아침 식사가 혈당에 긍정적인 영향을 미치고 있는지 확인할 수 있는 중요한 기준은, **그 식사가 여러분을 4시간 동안 배부르게 유지시키는지** 여부이다. 만약 오전 8시에 아침을 먹었다면, 정오까지 배고픔을 느끼지 않아야 한다. 예상보다 길게 느껴질 수 있지만, 이것이 목표이다. 만약 그 전에 배고픔을 느낀다면, 양을 늘리는 것이 좋다. 아침 레시피의 양을 두 배나 세 배로 늘리거나, 여러 아침 식사 옵션을 하나로 결합할 수 있다. 대부분의 사람들은 이 목표를 달성하기 위해 아침 식사에서 평소보다 더 많이 먹어야 한다는 것을 깨닫게 되며, 이는 좋은 신호이다. 풍미 있는 아침 식사를 습관화하면 오전 중에 더 이상 음식 갈망을 느끼지 않겠지만, 오후나 저녁에는 여전히 갈망을 느낄 수 있다. 먼저, 그 갈망을 억제하려고 하지 말고, 원하는 음식을 먹는 것이 좋다. 그리고 점심과 저녁을 다시 한 번 살펴보는 것이 필요하다. '언제든지 메인 요리' 섹션(238-263페이지)에서 영감을 얻을 수 있다. 아침 식사와 마찬가지로, 다른 식사에서도 당이나 전분으로만 이루어지지 않도록 하는 것이 갈망을 줄이는 데 도움이 된다.

TIP

커뮤니티 팁

- 4시간 동안 포만감을 유지하는 목표를 달성하기 위해 평소보다 더 많이 먹는 것을 주저하지 말아야 한다. 레시피를 결합하는 것도 좋은 방법이며 꽤 재미있다.
- 시도해 보고 싶은 레시피 몇 가지를 적어두고, 여러 끼니의 아침 식사 재료를 한꺼번에 구입한다.
- 자기 전에 다음 날 먹을 풍미 있는 아침 식사를 미리 계획하면, 아침에 일어났을 때 무엇을 먹을지 명확해져 단 음식을 선택하지 않게 된다.
- 달콤한 아침 식사가 그립더라도 걱정할 필요는 없다. 하루 중 다른 시간에 먹을 수 있다. 가장 좋은 시간은 점심이나 저녁 후 디저트로 먹는 것이며, 그때가 혈당에 미치는 영향이 가장 적다.

커뮤니티에서 자주 묻는 질문

아침을 먹지 않는다면 어떻게 해야 하나? 아침을 먹는 습관이 없다면 굳이 시작할 필요는 없다(하지만 해보고 싶다면 흥미로운 실험이 될 수 있다). 그저 하루의 첫 식사가 풍미 있는 식사인지 확인하면 된다, 그 시간이 언제든 상관없다.

커피와 차는 어떻게 해야 하나? 문제없다! 이 방법을 따르는 동안 커피와 차는 언제든 마실 수 있다. 아침 식사 전, 중간, 혹은 후에 마셔도 괜찮다. 단, 설탕이나 꿀을 첨가하지 않는 한에서 말이다. 우유와 관련해서는, 오트 밀크가 혈당에 가장 좋지 않은 선택이다. 가능하면 피하는 것이 좋다. 피할 수 없다면 괜찮다.

감미료는 어떻게 해야 하나? 감미료를 꼭 써야 한다면, 스테비아, 몽크프루트, 알룰로스 같은 감미료를 선택해야 한다. 꿀, 설탕, 메이플 시럽, 아가베는 혈당 스파이크를 유발하므로 피해야 한다.

언제 아침을 먹어야 하나? 자신에게 맞는 시간에 먹으면 된다.

이 레시피에 없는 다른 풍미 있는 아침 식사를 해도 되나? 물론이다. 레시피를 따르지 않고도 본인에게 맞는 풍미 있는 아침 식사를 만들 수 있다. 단, 54페이지에 나오는 '풍미 있는 아침 식사 만드는 방법' 가이드를 따르는 것이 좋다.

외식할 때는 무엇을 먹어야 하나? 식당이나 레스토랑에 간다면 원칙을 기억해야 한다: 단백질을 중심으로, 껍질째 먹는 과일을 제외한 단 음식은 피하고, 맛을 더하기 위해 약간의 탄수화물을 선택한다. 다음 레시피 페이지들을 살펴보면 외식할 때 주문할 수 있는 좋은 아이디어를 얻을 수 있다. 카페에서 아침을 먹어야 한다면 아보카도 토스트, 에그 머핀, 햄과 치즈 샌드위치 같은 풍미 있는 옵션을 고르는 것이 좋다. 초콜릿 크루아상이나 토스트와 잼은 피해야 한다.

매일 같은 아침 식사를 해야 하나, 아니면 바꿔가며 먹어야 하나? 당신이 선호하는 대로 하면 된다. 내 연구에서는 절반의 사람들이 좋아하는 한 가지 아침 식사를 찾아 매일 그것을 먹었고, 다른 절반은 다양하게 바꿔가며 먹었다.

아침 운동을 하는데, 이 레시피로 충분한 에너지를 얻을 수 있을까? 만약 운동에 더 많은 에너지가 필요하다고 느낀다면, 아침에 더 많은 음식을 추가할 수 있다. 전분이나 껍질째 먹는 과일을 더 추가하는 것도 좋은 방법이다.

이미 풍미 있는 아침 식사를 하고 있다면? 아주 좋다. 지금 먹고 있는 아침 식사를 계속 유지해도 되고, 새로운 레시피를 시도해 봐도 된다.

레시피를 조정할 수 있나? 예를 들어, 아몬드를 호두로 바꾸거나 다른 것을 추가해도 되나? 물론이다. 당신만의 레시피로 만들 수 있다. 설탕을 추가하거나 단백질을 모두 제거하지 않는 한, 자유롭게 변경해도 괜찮다.

레시피에 재료를 추가하거나 일부를 제거할 수 있나? 그렇다. 본인의 취향이나 선호도, 알레르기에 맞게 조정할 수 있다. 단백질(고기, 생선, 계란, 유제품, 식물성 단백질), 지방(버터, 오일, 아보카도), 식이섬유(껍질째 먹는 과일, 채소, 씨앗, 견과류), 전분(빵, 쌀, 오트밀, 감자) 등을 추가할 수 있다. 전분이나 과일을 레시피에서 제외해도 된다. 단, 설탕을 추가하지 말아야 한다. 그리고 전분과 과일은 맛을 위한 것이며, 아침 식사의 중심이 되어서는 안 된다.

왜 오트밀 레시피가 없나? 아쉽게도, 오트밀은 좋은 풍미 있는 아침 식사가 되지 않는다. 대부분이 전분으로 이루어져 있어 큰 혈당 스파이크를 유발하기 때문이다. 오트밀을 포기할 수 없다면, 맛을 위해 곁들임으로 먹되, 레시피에 나오는 풍미 있는 아침 식사와 함께 먹는 것이 좋다.

호밀빵을 다른 빵으로 바꿔도 되나? 물론이다. 호밀빵을 사워도우, 흰빵, 글루텐 프리 빵으로 바꿀 수 있다. 또는 감자나 쌀을 대신 먹어도 된다.

매일 계란을 먹어도 괜찮나? 그렇다. 오랫동안 계란을 먹는 것이 심장 건강에 나쁘다고 생각했지만, 이제는 그것이 사실이 아님을 알고 있다. 계란 섭취는 체내 콜레스테롤 수치를 높이지 않으며, 사실 콜레스테롤 수치가 심장병을 예측하는 주요 지표도 아니다. 이 주제에 대해 더 알고 싶다면, **《글루코스 혁명》** 도서 7장을 참고하라. 중요한 것은 단맛의 아침 식사에서 풍미 있는 아침 식사로 바꾸면 염증과 심장병 위험이 줄어든다는 것이다.

탄수화물이 나쁜가? 먹어도 되나? 탄수화물은 전분과 당을 가리키는 단어로, 소화 과정에서 포도당으로 변하는 음식을 의미한다. 탄수화물은 나쁜 것이 아니다. 충분히 먹을 수 있으며, 이 방법을 통해 탄수화물이 혈당에 미치는 영향을 최소화하는 방법을 배우게 될 것이다. 단, 아침 식사에서 단독으로 먹지 말아야 한다. 이번 첫 주 동안 알게 되겠지만, 여전히 탄수화물(빵, 토르티야, 껍질째 먹는 과일)을 포함하고 있지만, 식사는 주로 단백질과 지방 중심으로 구성하고 탄수화물은 곁들임으로만 먹는다. 이렇게 하면 탄수화물이 일으킬 혈당 스파이크를 줄일 수 있다. 하루의 나머지 시간에는 원하는 만큼 탄수화물을 먹을 수 있다는 점을 기억하라.

풍미 있는 아침 먹는 것을 잊었다면, 잘못되었나? 전혀 그렇지 않다. 자주 있는 일이다. 이 방법은 80%만 지켜도 여전히 효과가 있다.

아침에 페이스트리, 시리얼, 잼 등을 끊기가 어렵다면? 이 방법을 따르는 동안에도 단 음식을 먹을 수 있다는 점을 기억하라. 단, 혈당을 위해 단 음식을 먹는 가장 좋은 시간은 점심이나 저녁 후 디저트로 먹는 것이다. 아침 식사에서만 피하면 하루를 성공적으로 시작할 수 있다.

음식 갈망에 대한 이야기

파일럿 실험 참가자로부터 이런 메시지를 받았다: "기분이 정말 좋아요. 간식 생각도 사라졌는데, 제 뇌는 아직 그 변화를 따라오지 못한 것 같아요. 이게 이해되시나요? 어젯밤 친구들과 나갔을 때, 케이크가 전혀 먹고 싶지 않았는데도 그냥 먹었어요. 이런 일이 언제 없어질까요?" 이는 흔한 상황이며, 여러분도 비슷한 경험을 할 수 있다. 혈당 롤러코스터로 인한 갈망이 사라지면 더 이상 디저트를 먹고 싶은 강한 충동을 느끼지 않게 될 것이다. 그러나 그동안 형성된 습관은 여전히 남아 있을 수 있다. 이제는 케이크를 먹을지 말지를 스스로 결정할 수 있는 힘이 생긴 것이다. 내 조언은? 정말 맛있고, 당신이 좋아하는 케이크일 때만 먹는 것이 좋다. 그렇게 좋아 보이지 않거나 별로 먹고 싶지 않다면 그냥 지나쳐라. 단순히 눈앞에 있기 때문에 먹는 것이 아니라, 정말 좋아서 먹을 때 더 큰 즐거움을 느낀다는 점을 상기하라. 음식 갈망이 사라지면, 자신의 충동을 점검하는 것이 중요하다. 실제로 간절히 원하지 않는다면, 유연하게 대처하며 습관을 새롭게 바꾸는 것이 좋다. 이 말이 지금은 조금 추상적으로 느껴질 수 있지만, 걱정하지 마라. 앞으로 몇 주 동안 이 개념을 다시 다룰 것이다.

아침 식사

1

완벽한 7분 반숙 달걀

The perfect 7-min eggs

필요한 재료

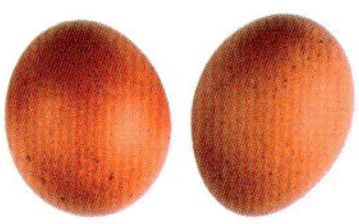

달걀 4개
소금과 후추

아주 간단한 맛있는 아침 레시피부터 시작해 볼까요? 완벽한 7분 반숙 달걀을 만들기 위한 유일한 사전 스킬은 냄비에 물을 채우는 방법을 아는 것입니다. 손잡이와 레버만 돌릴 수 있다면 문제없어요. 달걀은 미리 삶아두고, 약간의 소금과 함께 알루미늄 호일에 싸서 직장에 가져가도 좋습니다. 4시간 동안 든든함을 유지할 수 있을 만큼 원하는 개수로 조절해 보세요. 어떤 사람에게는 두 개가 적당하고, 다른 사람에게는 여섯 개가 필요할 수도 있습니다.

만드는 방법

1. 작은 냄비에 물을 담아 센 불에 올려 끓인다. 물이 끓어오르면 달걀을 조심스럽게 넣고 7분간 삶아 약간의 반숙 상태가 되도록 익힌다.
2. 물을 버리고 달걀을 찬물에 헹궈 만질 수 있을 정도로 식혀준다.
3. 달걀 껍질을 벗겨 접시에 올리고 반으로 자른다. 완벽한 반숙의 농도를 감상해 보자!
4. 소금과 후추를 뿌려 간을 맞추고, 손으로 집어 맛있게 즐기면 끝!

달걀 4개 기준

준비 시간	물이 끓을 때까지
총 조리 시간	7분

글루텐 프리 채식주의

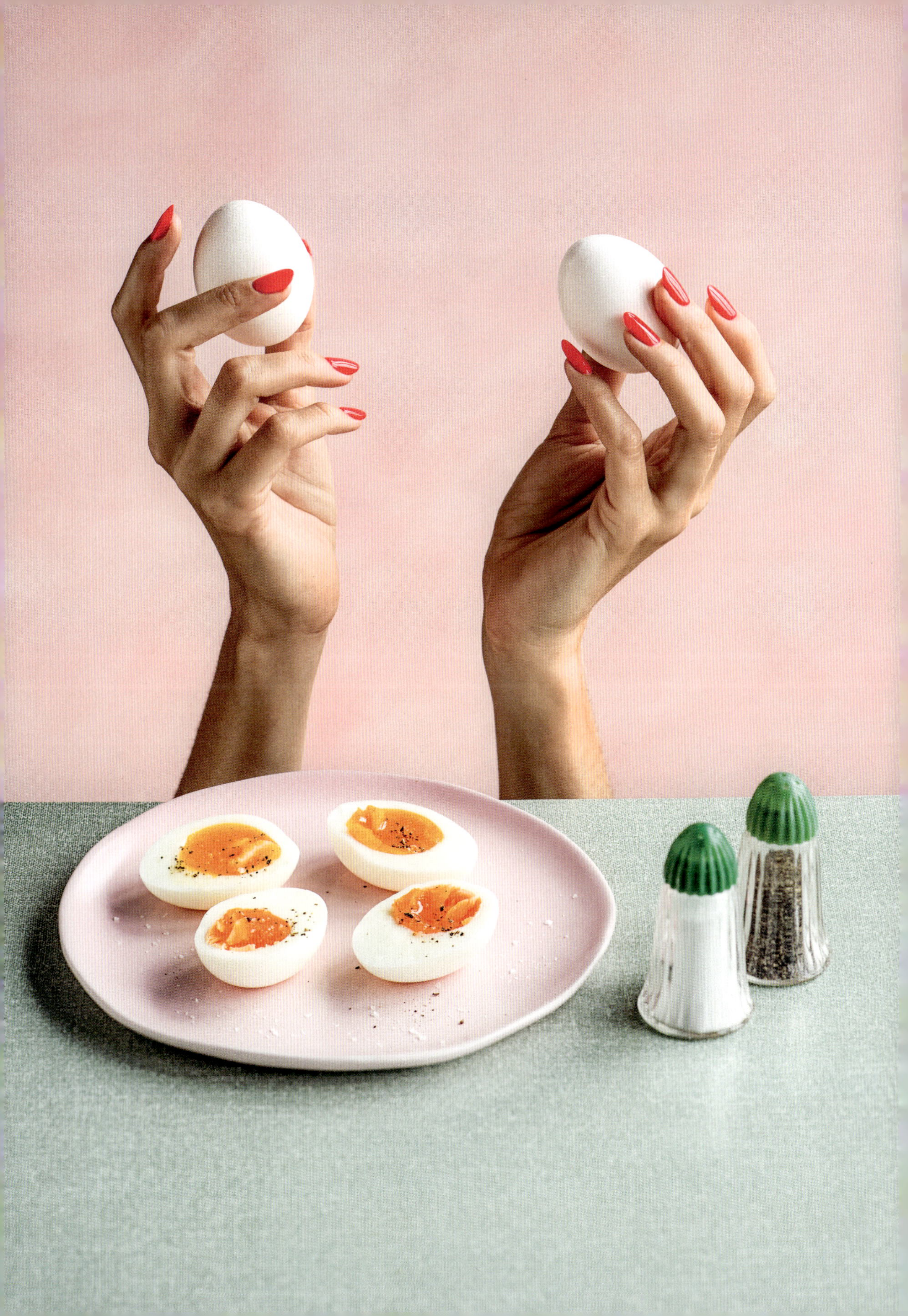

아침 식사

2

풍미 있는 페타 피망 잼 토스트

Savoury jam on toast

필요한 재료

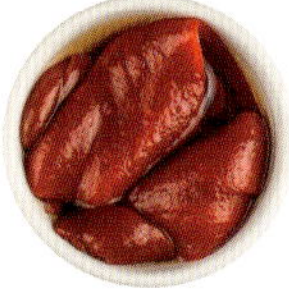

구운 빨간 피망 300g
(물기 제거 후 잘게 썬 것)

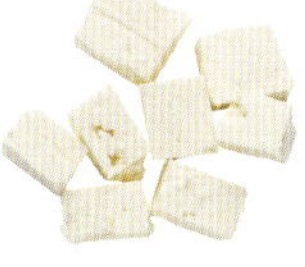

페타 치즈 200g
(잘게 부순 것)

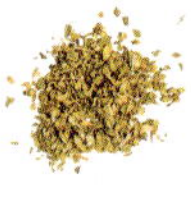

말린 오레가노 2작은술
(선택 사항)

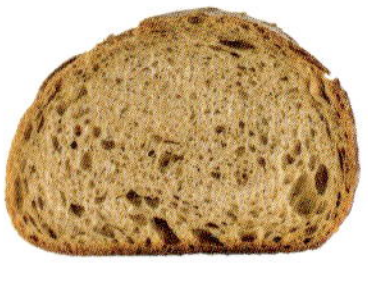

사워도우 또는 호밀빵
(토스트한 것)

+ 올리브유 4큰술
+ 소금과 후추

고전의 색다른 변주: 잼 토스트는 누구나 잘 알지만, 혈당을 안정시켜 주고 기분을 좋게 만들어주는 이 풍미 있는 사촌은 어떤가요? 꼭 한번 시도해 보시길 기대하고 있어요.

만드는 방법

1. 오븐을 200°C(팬 기능 사용 시 180°C)로 예열한다. 잘게 썬 빨간 피망, 부순 페타 치즈, 오레가노(사용 시)와 올리브유를 베이킹 접시에 넣고 잘 섞어준다. 접시를 오븐에 넣고 10분 동안 구워 페타 치즈가 녹고 피망이 충분히 데워질 때까지 익혀준다.
2. 오븐에서 접시를 꺼내 다시 한 번 재료를 섞은 후, 준비한 신선한 사워도우나 호밀빵 위에 혼합물의 1/3을 펴 발라준다.
3. 남은 잼은 병에 옮겨 담아 냉장고에 보관하며, 기호에 따라 따뜻하거나 차갑게 즐길 수 있다(따뜻하게 먹고 싶다면 전자레인지에 살짝 데운다). 기호에 따라 간을 조절한다.

TIP 풍미 있는 잼 위에 기름을 뺀 통조림 참치를 얹으면 더욱 맛있다.

450g 병 1개 분량 (사워도우 토스트 약 3개 분량)

준비 시간	6-8분
총 조리 시간	10분

채식주의

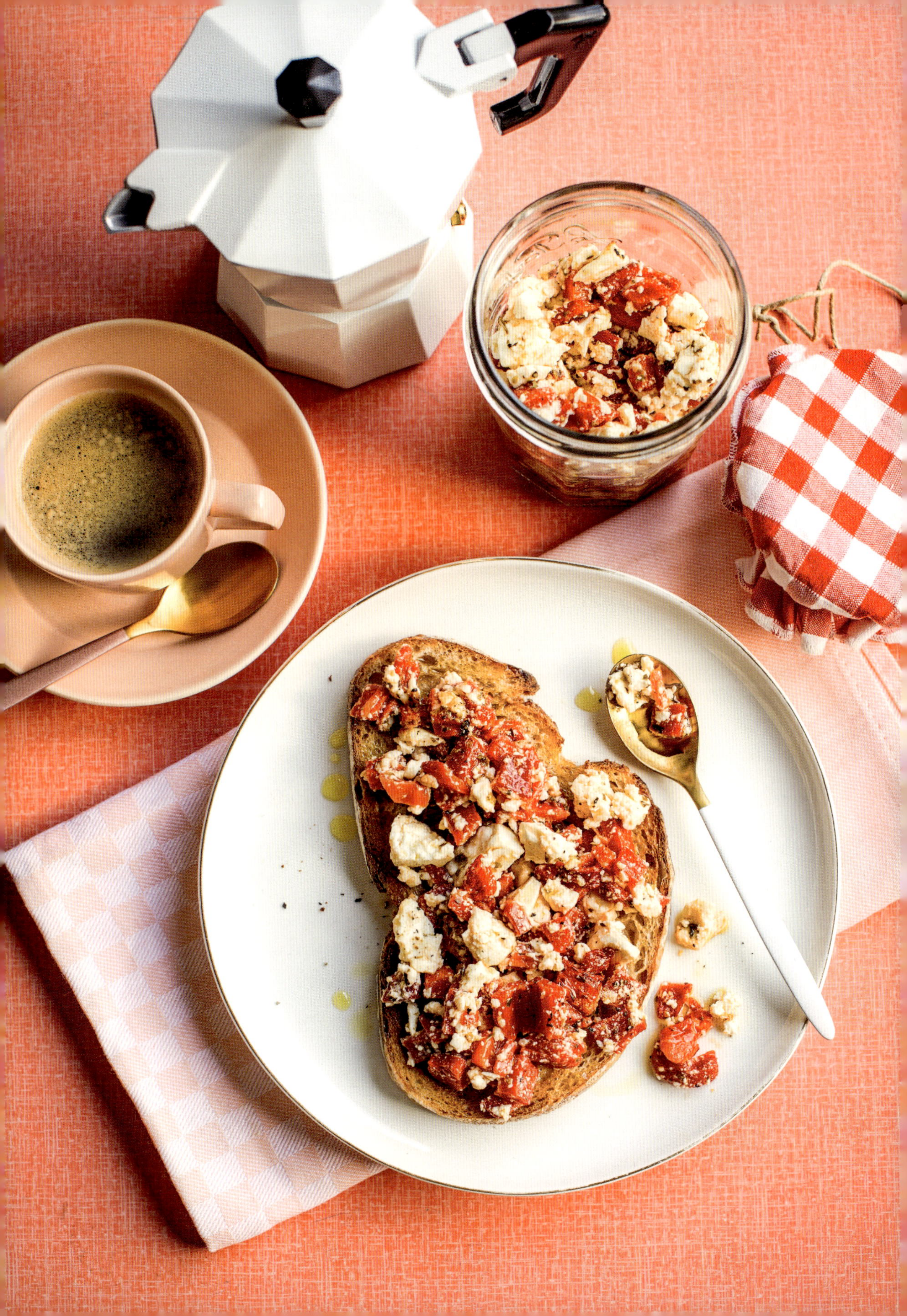

아침 식사

3

혈당 스파이크 없는 그래놀라

No-spike granola

필요한 재료

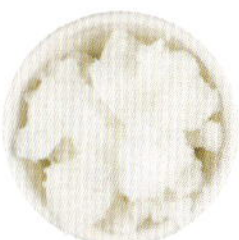

코코넛 오일 1작은술

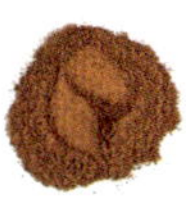

계핏가루 1½작은술

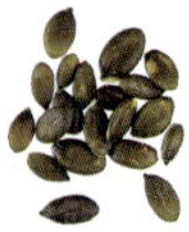

호박씨 100g

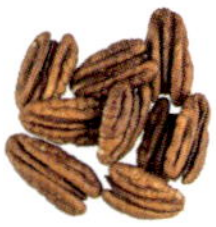

피칸 50g

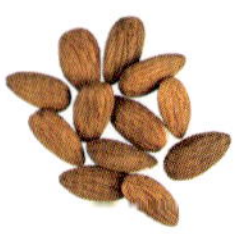

껍질을 벗기지 않은 아몬드 또는 헤이즐넛 50g
(껍질 벗긴 것을 선호하면 사용 가능)

+ 소금

그래놀라? 글쎄요, 저는 "그래NO라"라고 말하고 싶어요. 일반적인 그래놀라는 전분과 설탕이 가득해 아침 식사 후 혈당을 크게 올립니다. 그런 건 사양할게요! 그래놀라를 좋아하신다면 완전히 포기할 필요는 없지만, 원래 레시피를 조금 다듬을 필요는 있습니다. 그래서 제가 준비했습니다! 이 버전은 과일의 자연스러운 단맛을 사용하고, 그릭 요거트를 더해 단백질을 풍부하게 채웠습니다. 4인분 분량이니 친구들과 나눠 먹거나 밀폐 용기에 보관해 아침 식사로 며칠 동안 즐기세요. 맛있게 드세요!

만드는 방법

1. 오븐을 200°C(팬 기능 사용 시 180°C)로 예열한다. 중간 크기의 그릇에 코코넛 오일을 넣고 전자레인지에서 녹인다. 녹은 코코넛 오일에 계핏가루와 소금 한 꼬집을 섞어준다.
2. 호박씨, 피칸, 아몬드 또는 헤이즐넛을 계피 혼합물에 넣고 골고루 버무린다. 베이킹 페이퍼를 깐 베이킹 트레이에 혼합물을 옮겨 오븐에서 7분간 구워준다.
3. 오븐에서 꺼낸 후 견과류와 씨앗을 트레이에서 식힌다. 완전히 식으면 밀폐 용기에 옮기고 최대 2주간 보관할 수 있다.
4. 그릭 요거트를 그릇에 담고, 그래놀라 2-3큰술과 베리 한 줌을 얹어준다.

4인분

준비 시간	4분
총 조리 시간	7분

글루텐 프리　채식주의 *요거트를 제외한 경우

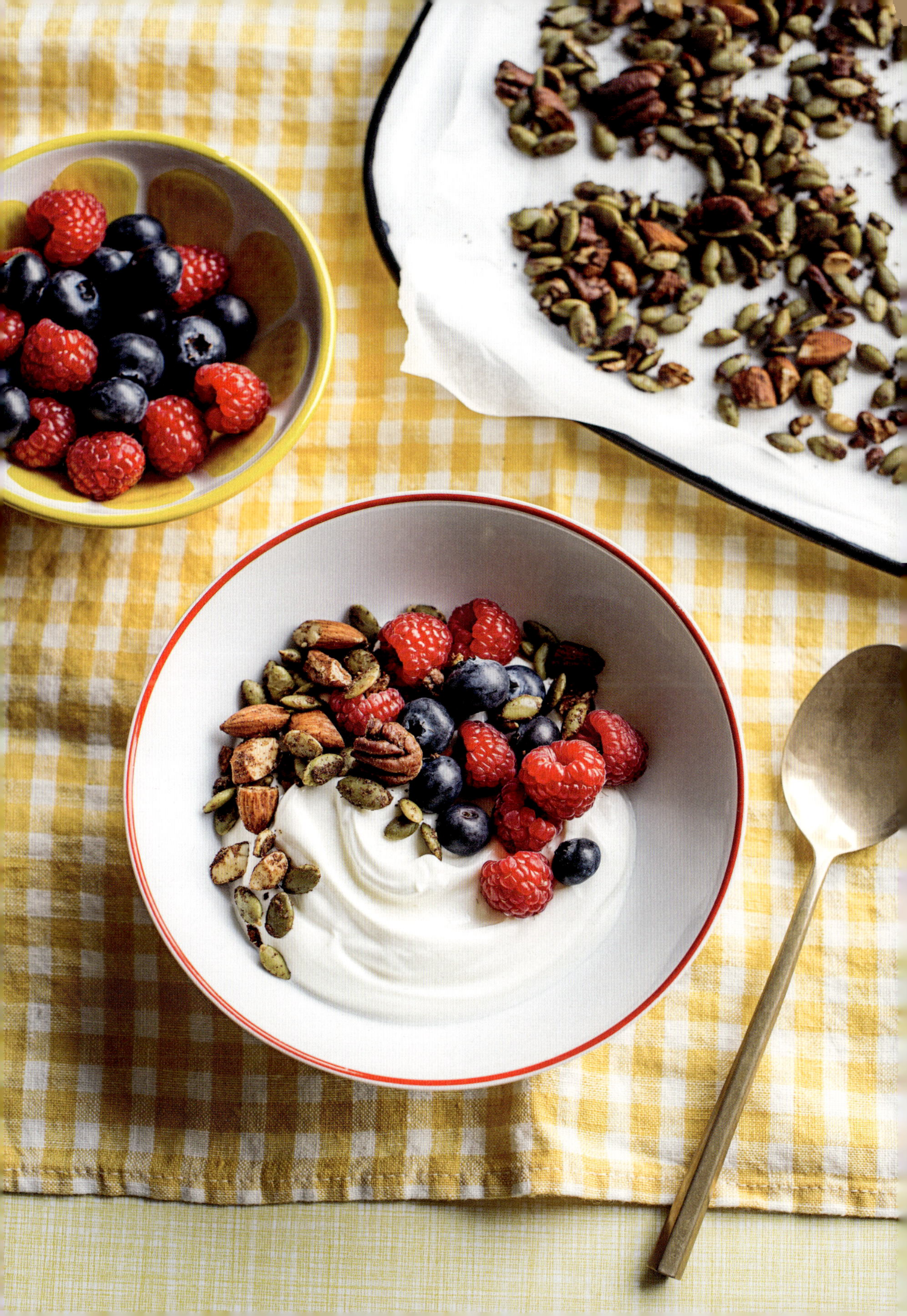

아침 식사
4

든든한 에그 오믈렛

My two-egg omelette

필요한 재료

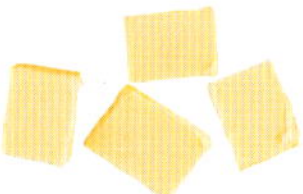

버터 약간

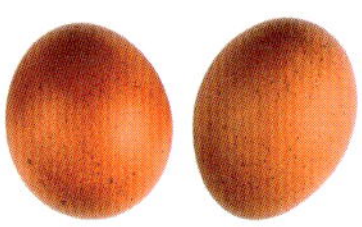

계란 2개, 풀어놓은 것

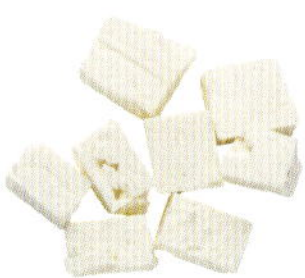

페타 치즈 약 20g

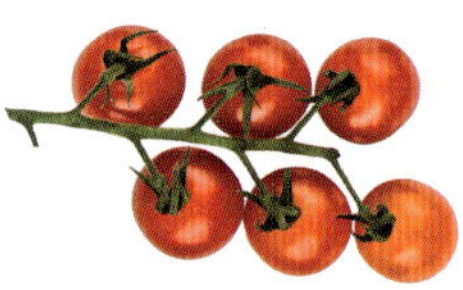

방울토마토 3개,
반으로 자른 것

+ 소금과 후추

아니면 이렇게 강렬하게 하루를 시작해 보세요. 크레페처럼 얇고 풍미가 가득한 이 오믈렛은 제가 가장 즐겨 먹는 풍미 있는 아침 식사입니다. 만들기 간단하고 정말 맛있어요. 루콜라를 더해 한 단계 업그레이드하거나, 하리사를 한 스푼 추가해 매콤하게 즐길 수도 있습니다. 빠르고 효율적인 아침 식사로 커뮤니티에서도 인기가 많아요. 4시간 동안 든든함을 유지할 수 있도록 필요하다면 계란을 더 추가하세요.

만드는 방법

1. 중간 크기의 논스틱 프라이팬을 약한 불에 올리고 버터를 녹인다.
2. 버터가 녹는 동안, 계란물에 소금과 후추로 간을 한다.
3. 버터가 녹아 거품이 일기 시작하면 계란물을 프라이팬에 부어 팬을 기울이며 얇게 펼쳐 팬 바닥을 고루 덮도록 한다. 오믈렛 한쪽에 부순 페타 치즈와 반으로 자른 토마토를 올리고, 색이 나지 않도록 주의하면서 약 1분 30초간, 또는 계란이 완전히 익을 때까지 조리한다.
4. 오믈렛의 빈 쪽을 채소와 치즈가 올려진 쪽으로 접은 후 접시에 옮겨 담는다. 하루를 완벽하게 시작하는 맛있는 한 끼를 즐겨보자.

1인분

준비 시간	3분
총 조리 시간	2분

글루텐 프리 채식주의

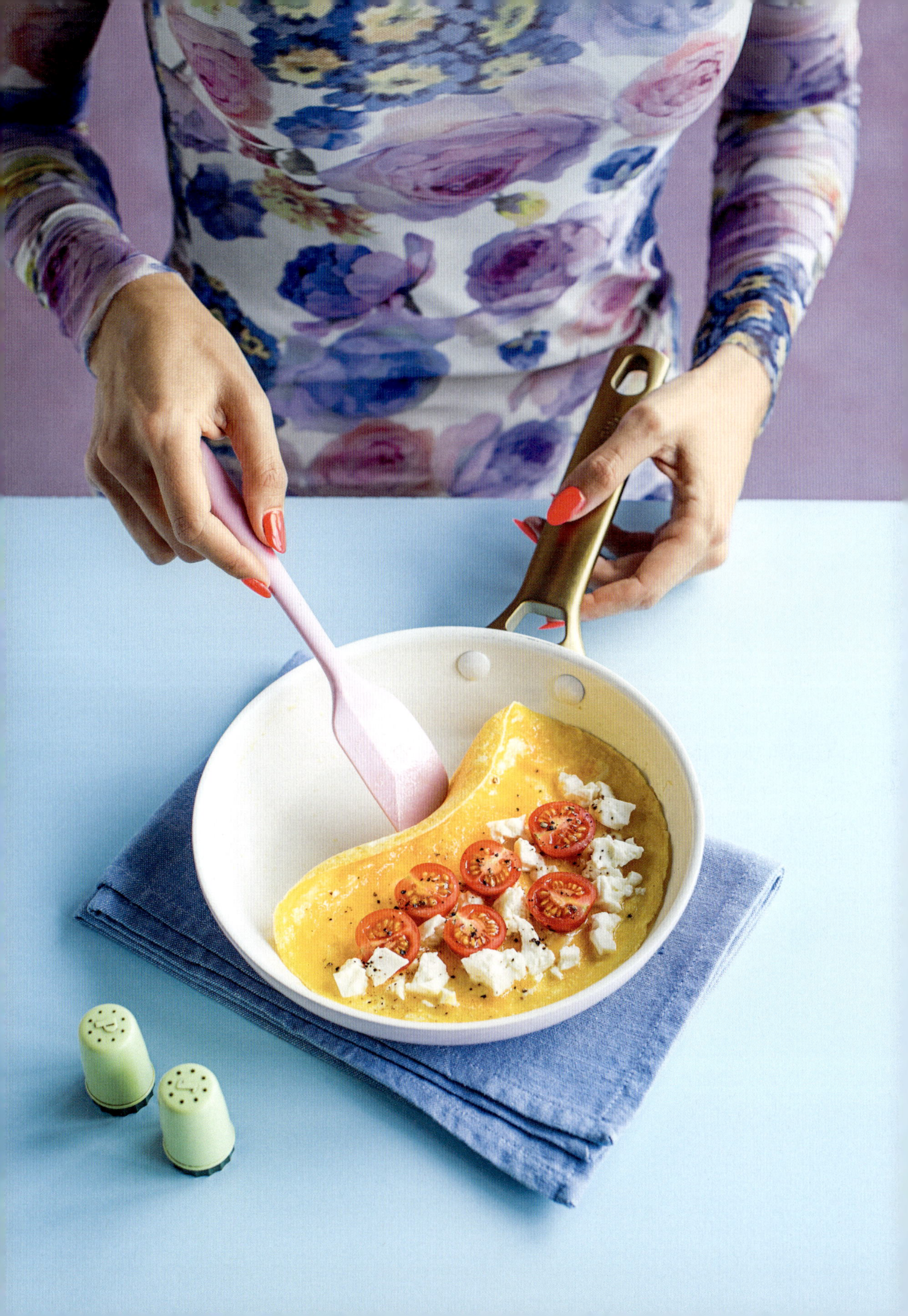

아침 식사

5

해피 할루미

Happy halloumi

필요한 재료

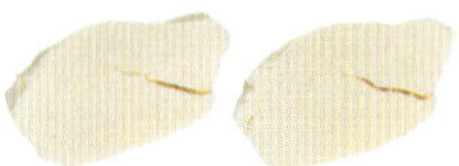

할루미 치즈 70g,
2등분

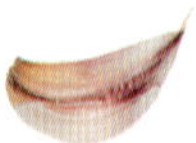

마늘 1쪽,
껍질을 벗기고
굵게 다진 것

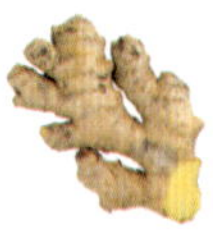

생강 2.5cm,
껍질을 벗기고
굵게 다진 것

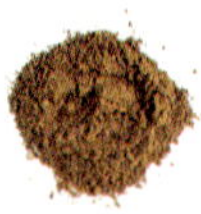

가람 마살라
또는 커리 가루
1작은술

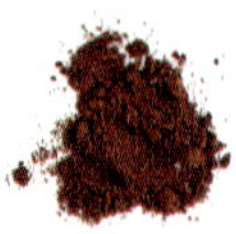

칠리 파우더
¼작은술
(기호에 맞게,
선택 사항)

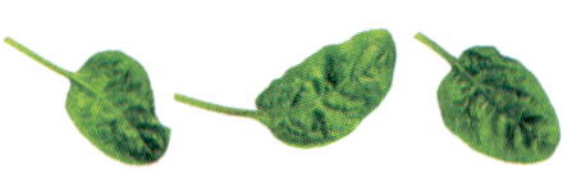

시금치 잎 200g

+ 올리브유
+ 소금과 후추

이 할루미가 당신을 행복하게 만든다면… 박수를 쳐보세요! 이 레시피는 아침에 꼭 필요한 요소들인 단백질, 지방, 그리고 식이섬유가 가득합니다. 안정적인 에너지로 하루를 시작하고 간식 생각이 사라지면, 여러분의 혈당도 분명 감사할 거예요.

만드는 방법

1. 중불로 예열한 큰 프라이팬에 올리브유를 두르고, 슬라이스한 할루미를 넣어 각 면을 1분씩 노릇하게 구워준다. 구워진 할루미를 팬 한쪽으로 밀고, 불을 약간 줄인다.
2. 팬의 빈 공간에 올리브유를 한 번 더 두르고, 다진 마늘과 생강을 넣어 30초 정도 살짝 바삭해질 때까지 볶는다.
3. 불을 조금 더 줄이고, 가람 마살라나 커리 가루, 칠리 파우더(사용 시)를 넣는다. 나무 숟가락이나 스패출라로 잘 섞어준다.
4. 시금치를 마늘과 향신료 혼합물에 넣고 30초 동안 살짝 숨이 죽을 때까지 볶아준다.
5. 시금치를 접시에 담고 할루미 치즈를 올린 후, 기호에 따라 간을 맞춘다.

1인분

준비 시간	4분
총 조리 시간	4분

글루텐 프리 채식주의

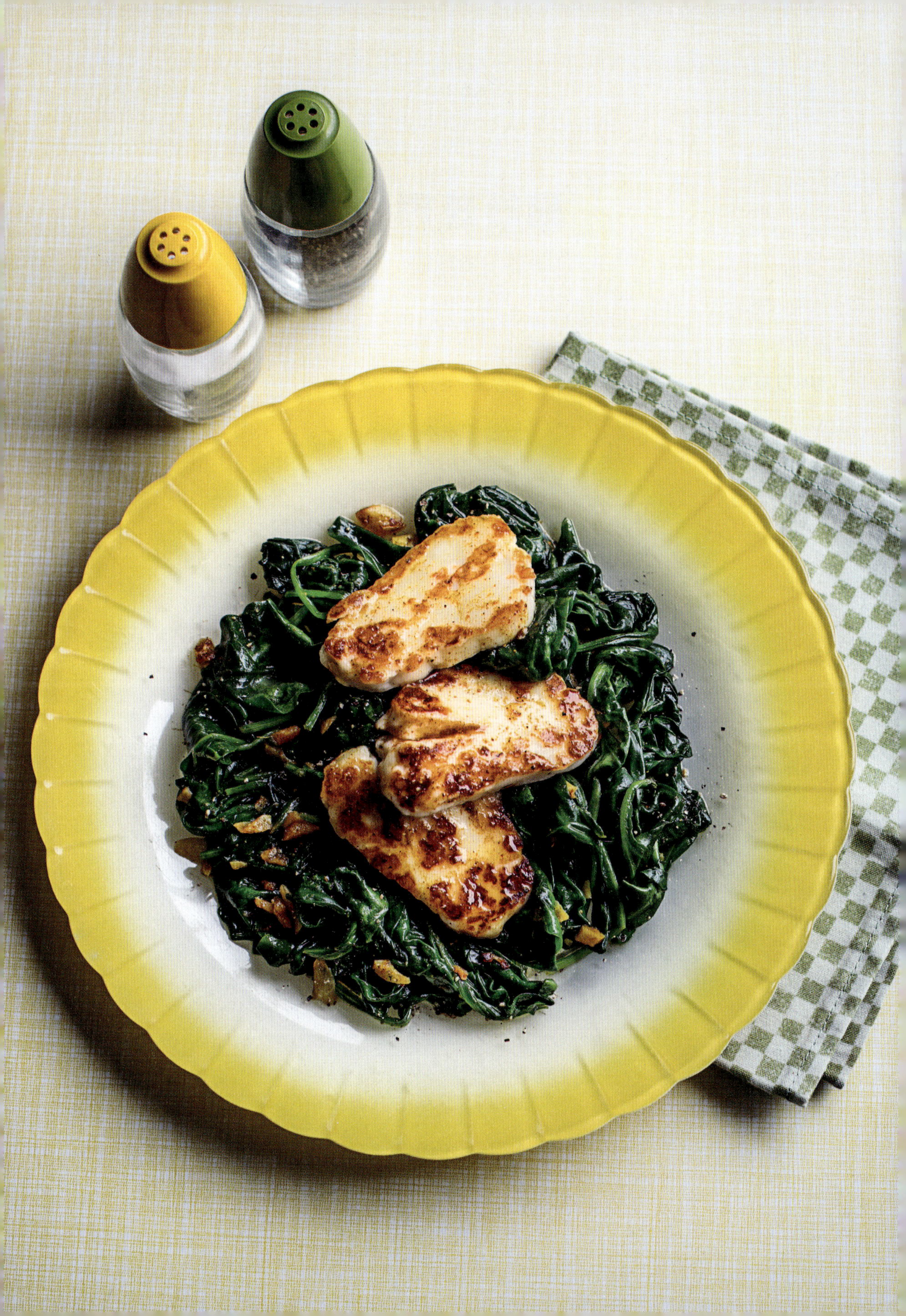

아침 식사

6

포근한 키슈

Cosy quiche

필요한 재료

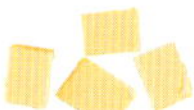

버터
(팬에 바를 용도)

준비된 타르트용 반죽 1장
(320g)

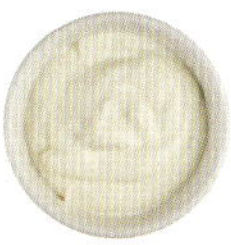

그릭 요거트 150g

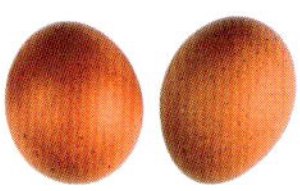

계란 2개,
계란 노른자 2개

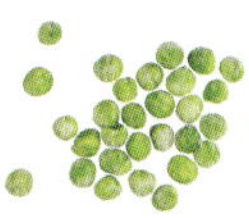

냉동 완두콩
60g

염소 치즈 60g
(6등분으로 자른 것)

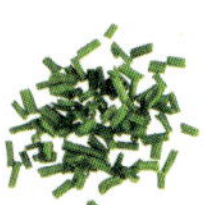

다진 차이브
1큰술

+ 소금과 후추

두툼한 스웨터와 이 폭신한 키슈의 공통점은 무엇일까요? 맞아요, 둘 다 기분 좋게 포근하고 위로가 된다는 점이에요. 느긋한 아침에 이 키슈를 만들어 보세요. 4인분이 나오기 때문에 다음 3일 동안 즐길 수 있어요. 반죽을 '블라인드 베이킹'하여 눅눅해지지 않도록 하려면 베이킹 빈스와 베이킹 페이퍼가 필요합니다.

만드는 방법

1. 오븐을 200°C(팬 기능 사용 시 180°C)로 예열한다. 바닥이 분리되는 지름 20cm, 깊이 2.5cm의 논스틱 케이크 틀에 버터를 충분히 발라준다. 준비된 페이스트리 시트를 틀에 깔고 가장자리와 바닥을 따라 살짝 눌러준다(블록 형태의 페이스트리를 구입했다면 먼저 밀어 펴야 한다). 날카로운 칼로 가장자리를 다듬어 깔끔하게 만든다.
2. 베이킹 페이퍼를 틀 지름의 두 배 크기로 잘라 조금 구겨 부드럽게 한 뒤 키슈 틀 위에 덮는다. 말린 콩이나 쌀을 페이퍼 위에 채운 후 오븐에 넣어 블라인드 베이킹(속 재료 없이 미리 구워 완성된 키슈가 바삭해지도록 하는 과정)을 한다. 약 15분 동안, 또는 반죽이 옅은 황금색이 되고 단단해질 때까지 구워준다.
3. 그 사이에 속재료를 준비한다. 그릇에 요거트, 달걀, 달걀 노른자를 넣고 소금과 후추로 넉넉히 간을 한 후 거품기로 섞어준다. 냉동 완두콩을 넣고 섞어둔다.
4. 키슈 틀이 구워지면 오븐에서 꺼내고 콩이나 쌀, 베이킹 페이퍼를 제거한다(콩이나 쌀은 블라인드 베이킹용으로 재사용할 수 있지만, 먹지는 말자!). 키슈 틀을 다시 오븐에 넣고 5분간 더 구워준다.
5. 준비한 혼합물을 구워진 키슈 틀에 조심스럽게 부어준다. 염소 치즈 슬라이스를 올리고 다진 차이브를 뿌린다. 오븐에 다시 넣어 25분간, 또는 속재료가 황금빛 갈색으로 변하고 단단해질 때까지 구워준다.

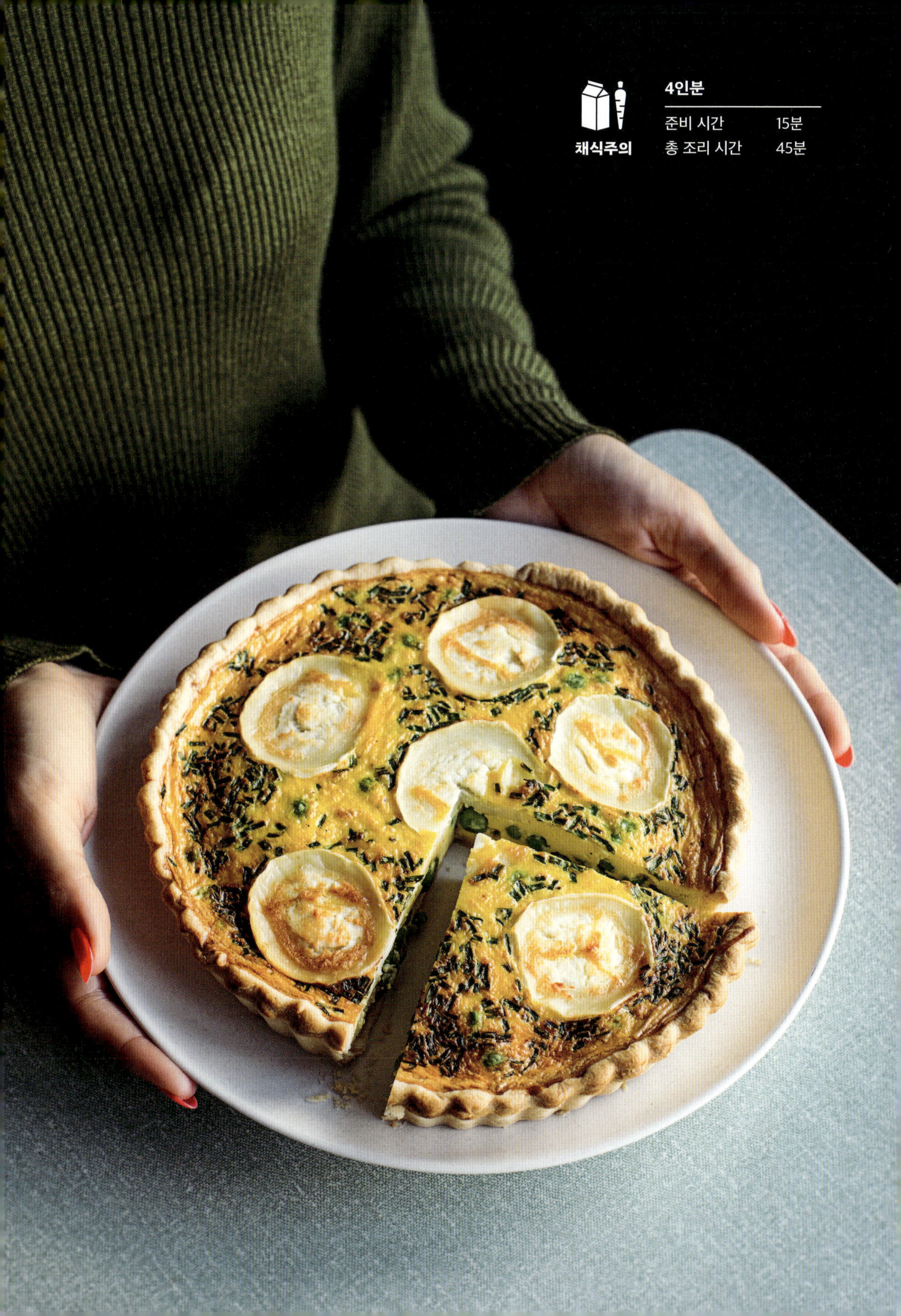

채식주의

4인분

준비 시간	15분
총 조리 시간	45분

아침 식사

7

캘리포니아 케사디야

California quesadilla

필요한 재료

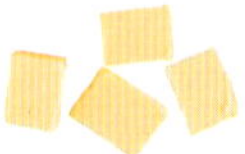

버터 약간

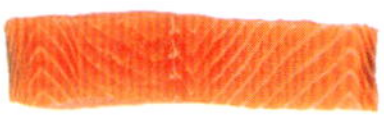

작은 연어 필렛 1개
(약 120g, 껍질 제거 및 뼈 제거, 굵게 다진 것)

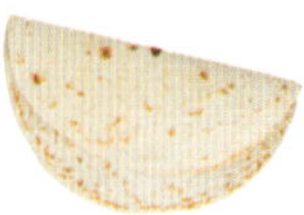

밀가루 또는 옥수수 토르티야 1장

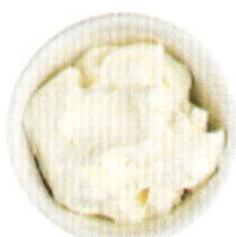

크림치즈 1큰술

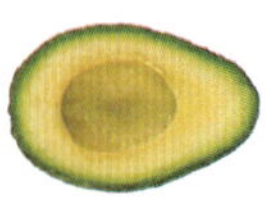

아보카도 1/2개
(씨 제거 후 얇게 슬라이스, 나머지 반쪽은 아보카도 토스트용으로 남겨둔다)

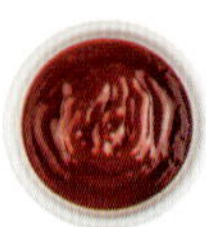

핫소스 약간 (예: 스리라차)

+ 소금과 후추

캘리포니아 케사디야를 소개합니다. 로스앤젤레스 친구가 전수해 준 레시피로, 바삭한 토르티야, 시원한 크림치즈, 부드러운 연어, 그리고 톡 쏘는 매운맛이 조화를 이루는 요리입니다. 이 레시피는 혈당도 만족시키고 해변 휴가의 감성을 충족시켜 줄 거예요.

만드는 방법

1. 중간 불로 예열한 논스틱 프라이팬에 버터를 녹인다. 버터가 거품이 나기 시작하면 다진 연어를 넣고, 가끔 저어주면서 약 3분 동안 익힌다.
2. 연어가 익는 동안 토르티야를 평평한 곳에 펼쳐 반쪽에 크림치즈를 고르게 바른다. 그 위에 아보카도 슬라이스를 얹고, 팬에서 익힌 연어를 올린다.
3. 핫소스를 기호에 맞게 뿌리고, 소금과 후추로 넉넉하게 간을 한다.
4. 토르티야를 반으로 접은 후, 팬에 넣어 3분 동안 또는 바삭하고 노릇해질 때까지 익힌다. 다 익으면 서빙 접시에 옮겨 반으로 잘라 즐기면 된다!

1인분

준비 시간	5분
총 조리 시간	6분

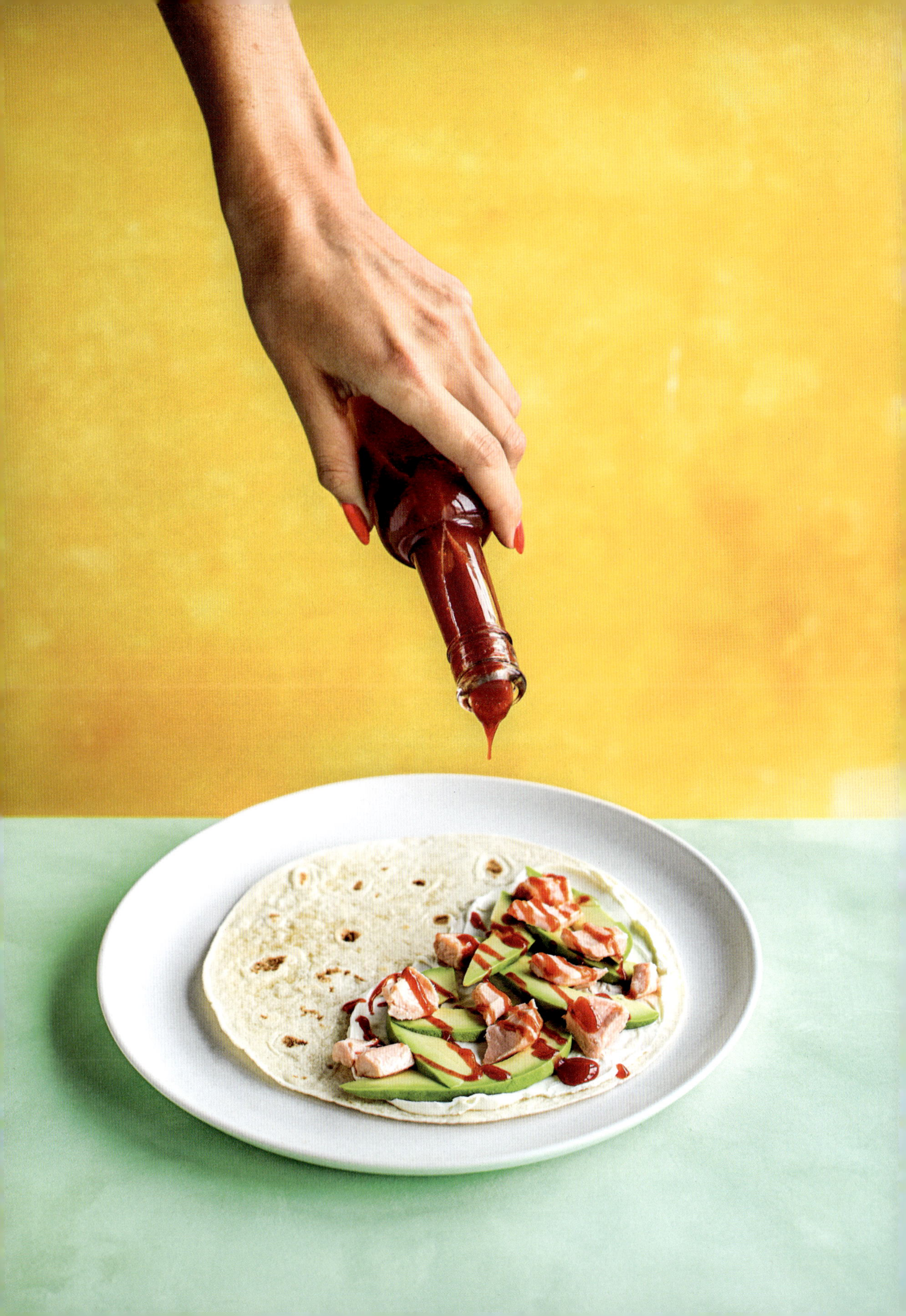

아침 식사

8

매력 만점 병아리콩 스튜

Cheeky chickpea stew

필요한 재료

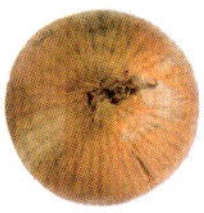

양파 1/2개, 굵게 다진 것

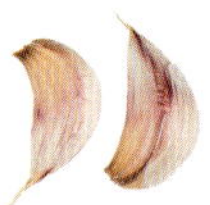

마늘 2쪽, 굵게 다진 것

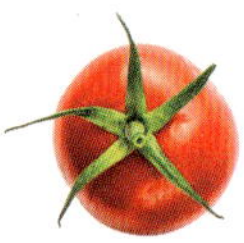

토마토 3개, 굵게 다진 것

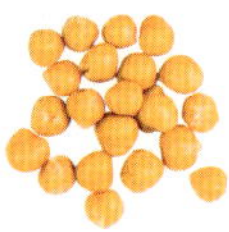

병아리콩 400g 1캔, 물기를 뺀 것

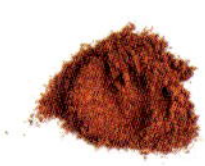

매운 단맛의 파프리카 가루 1/2작은술 (또는 다른 종류의 파프리카 사용 가능)

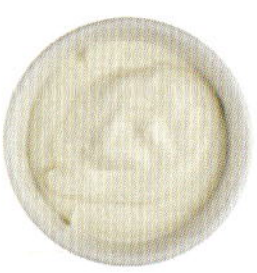

그릭 요거트 한 덩이 (선택 사항)

+ 올리브유
+ 소금과 후추

잠깐만요! 이 레시피는 정말 대단해요. 대부분의 스튜는 조리 시간이 오래 걸리지만, 이 커뮤니티 인기 요리는 준비 시간이 거의 없고 약 10분 만에 뚝딱 완성할 수 있습니다. 요리 마지막에 시금치 한 줌을 추가하거나, 프라이 또는 수란을 얹고 사워도우 한 조각과 함께 곁들여 보세요. 냉장고에 보관하면 최대 4일까지 두고 먹을 수 있습니다.

만드는 방법

1. 중간 크기의 소스팬에 올리브유를 두르고 중불로 가열한 후, 다진 양파를 넣고 1분 30초 동안 부드러워질 때까지 볶는다. 중간에 가끔 저어주고, 다진 마늘을 추가해 30초 더 볶아준다.
2. 다진 토마토, 병아리콩, 파프리카, 물 150ml를 팬에 넣고, 불을 높인 후 뚜껑을 덮어 7분 동안 끓여준다. 토마토가 부드러워지기 시작할 때까지 익혀준다.
3. 소금과 후추로 넉넉히 간을 맞춘 후, 스튜의 절반을 그릇에 덜어낸다. 그대로 서빙하거나 그릭 요거트를 한 스푼 얹어 즐긴다.
4. 남은 스튜는 식힌 후 밀폐 용기에 옮겨 냉장 보관한다. 최대 4일간 보관 가능하며, 다음 번 식사로 활용할 수 있다.

2인분

준비 시간	4분
총 조리 시간	10분

글루텐 프리 *빵 제외 **비건** *요거트 제외

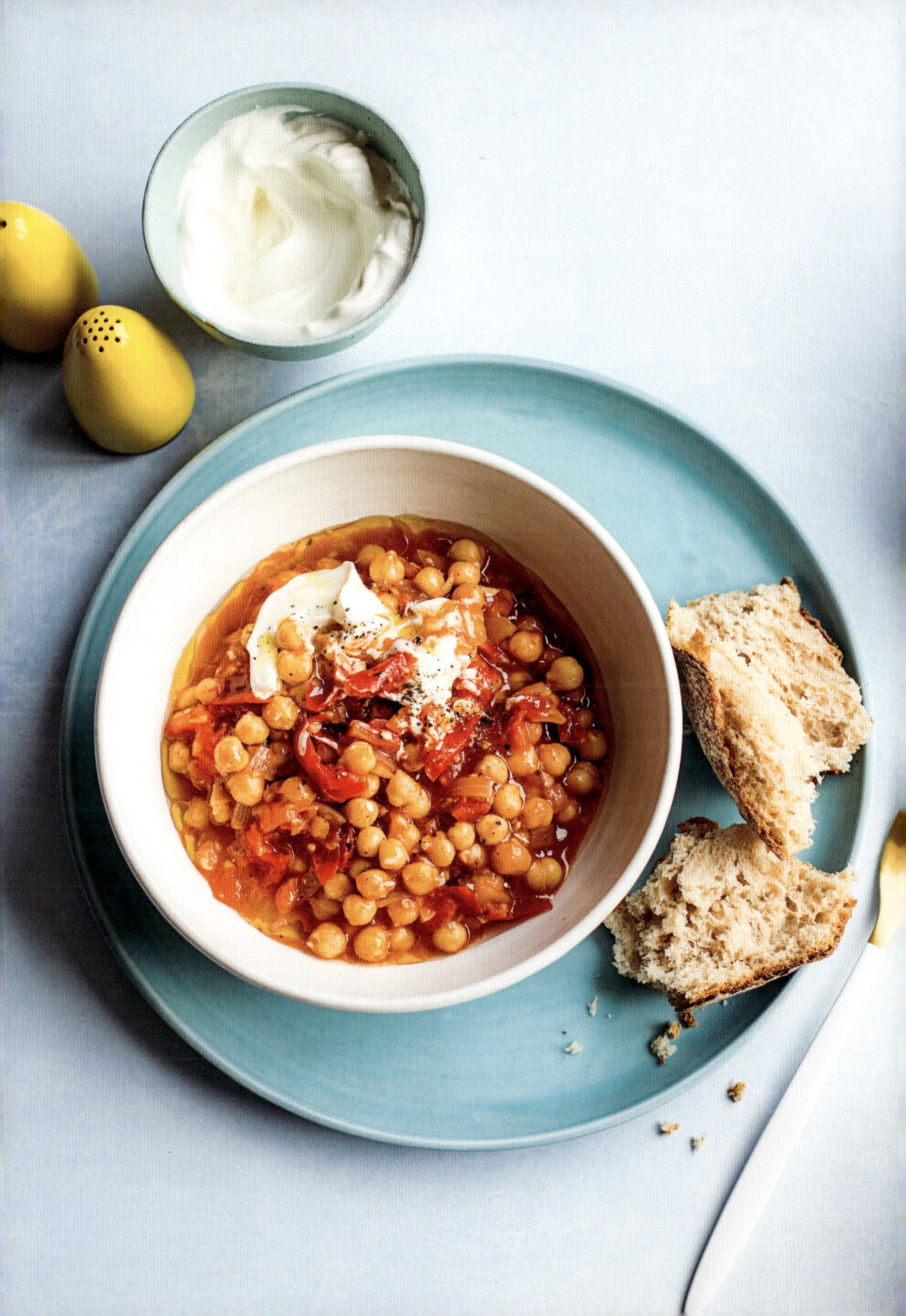

아침 식사

9

출근길 에그 컵

Rush-hour egg cups

필요한 재료

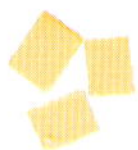

버터 한 조각

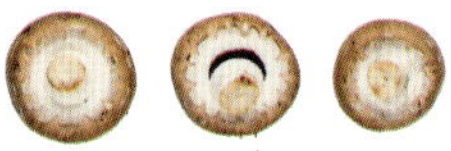

표고버섯 3개, 잘게 썬 것

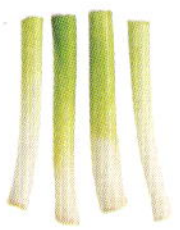

쪽파 6개, 잘게 썬 것

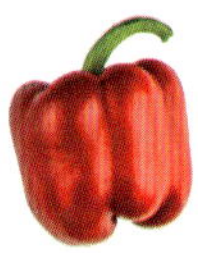

작은 빨간 피망 1개, 씨를 제거하고 잘게 썬 것

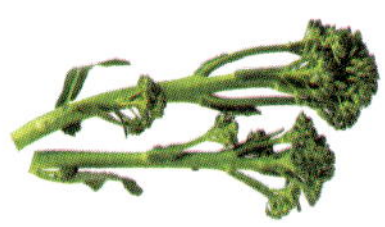

줄기 브로콜리 4개, 질긴 끝을 버리고 잘게 썬 것

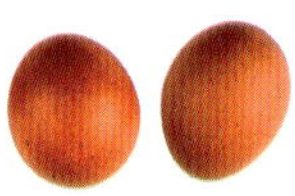

계란 6개, 완전히 부드럽게 풀이준 것

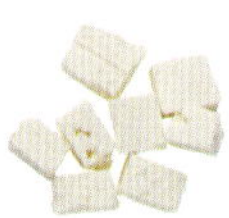

페타 치즈 50g, 부순 것

+ 식물성 기름
+ 소금과 후추

바쁜 일상을 사는 분들을 위해… 이 에그 컵을 미리 만들어 두고 아침에 집을 나설 때 두어 개 챙겨보세요. 출근길이나 책상 앞에서 간편하게 즐길 수 있어요. 이 레시피에는 여섯 컵짜리 실리콘 머핀 틀이 필요합니다.

만드는 방법

1. 오븐을 200°C(팬 기능 사용 시 180°C)로 예열한다. 머핀 틀 컵에 식물성 기름을 약간 발라 준비해 둔다
2. 중간 크기의 프라이팬에 버터를 녹이고 중불에서 얇게 썬 버섯, 다진 대파, 빨간 피망, 다진 브로콜리를 넣고 4-5분간 부드러워질 때까지 볶는다. 살짝 식히기 위해 따로 둔다.
3. 별도의 큰 그릇에 미리 풀어놓은 계란에 소금과 후추로 넉넉히 간을 한다.
4. 식힌 채소와 부순 페타 치즈를 계란에 넣고 섞어준다. 준비한 머핀 틀 컵에 혼합물을 균등하게 나눠 담는다.
5. 오븐에서 머핀을 15-17분간 구워 부풀고 단단해질 때까지 익힌다. 틀에서 빼기 전에 약간 식힌 후 꺼낸다. 두 개의 머핀이 든든한 아침 식사가 되며, 나머지는 밀폐 용기에 담아 냉장고에서 최대 2일간 보관할 수 있다(먹기 전에 전자레인지에 20초간 데워도 좋다).

3인분(머핀 6개)

준비 시간	8분
총 조리 시간	22분

글루텐 프리 채식주의

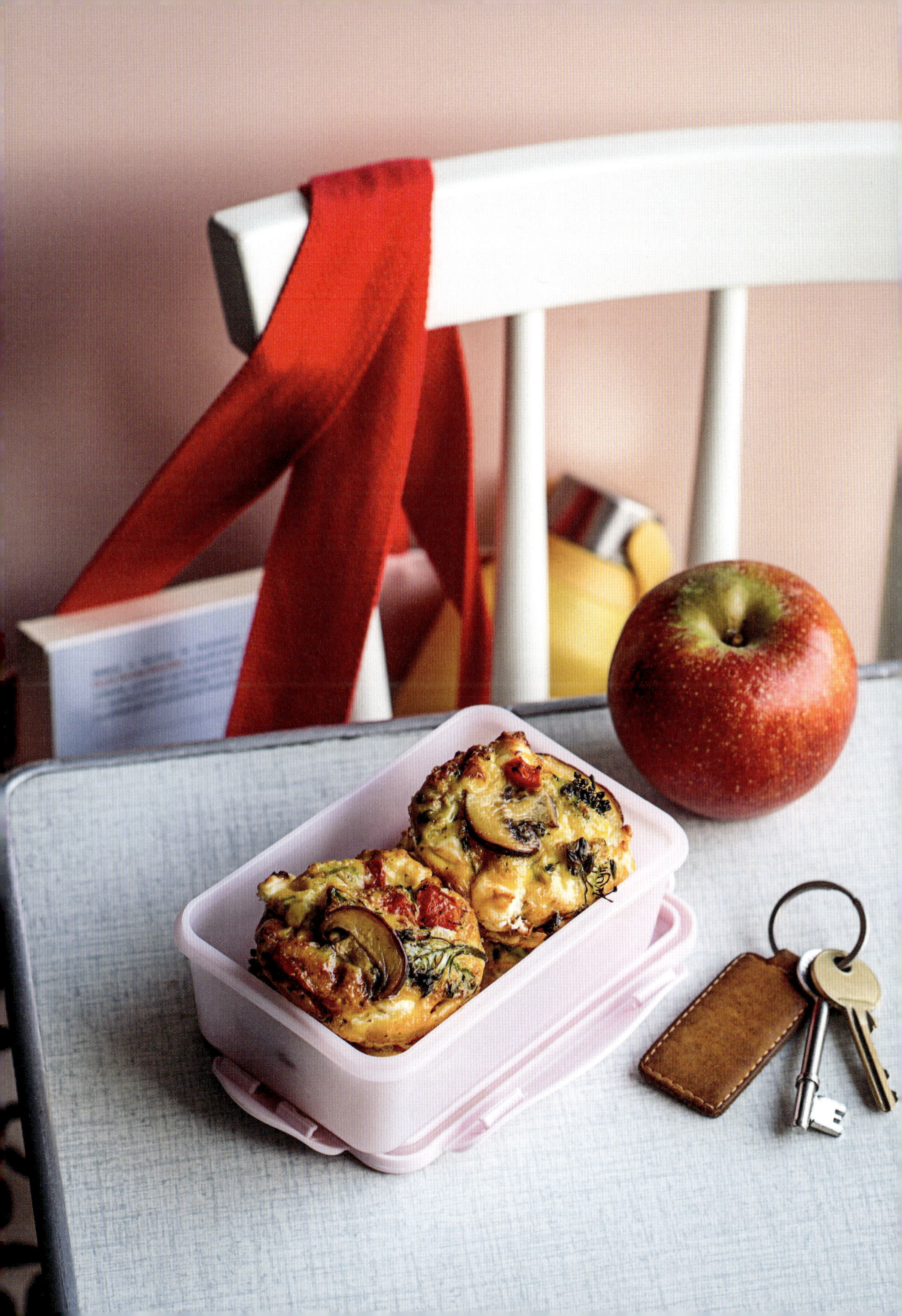

아침 식사

10

스페셜 데이 연어 토스트

Today I'm fancy salmon toast

필요한 재료

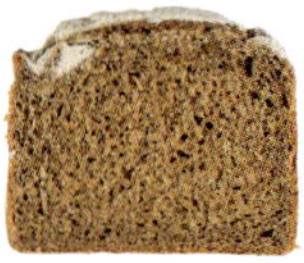

호밀빵 1조각

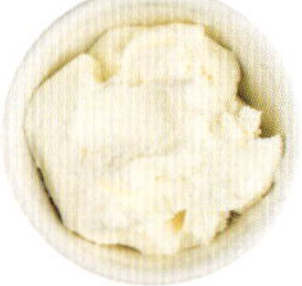

크림치즈 1큰술

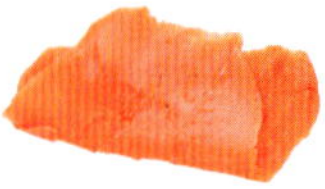

훈제 연어 1조각
(반으로 자름)

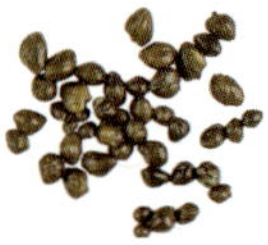

케이퍼 2작은술
(물기를 뺀 상태)

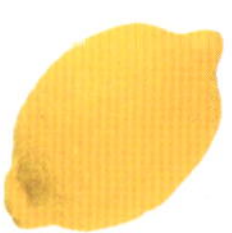

레몬 1조각
(즙을 짜기 위해 준비)

+ 소금과 후추
(기호에 따라)

글루코스 여신의 방법에 따라, 당신도 성별에 관계없이 신적인 존재가 되어가는 중이에요. 신들도 때로는 근사한 것을 즐기죠. 바로 이런 날을 위해 이 근사한 연어 토스트가 탄생했어요. 4시간 동안 포만감을 유지하고 싶다면 연어의 양을 늘려보세요. 원한다면 약간의 샐러드 잎을 뿌려 곁들여도 좋아요.

만드는 방법

1. 호밀빵을 노릇하게 굽는다. 구운 빵 위에 크림치즈를 고르게 펴 바르고, 그 위에 연어와 케이퍼를 얹는다.
2. 레몬 웨지를 곁들여 짜서 먹을 수 있도록 하고, 기호에 맞게 간을 맞춰 서빙한다.

1인분

준비 시간 5분

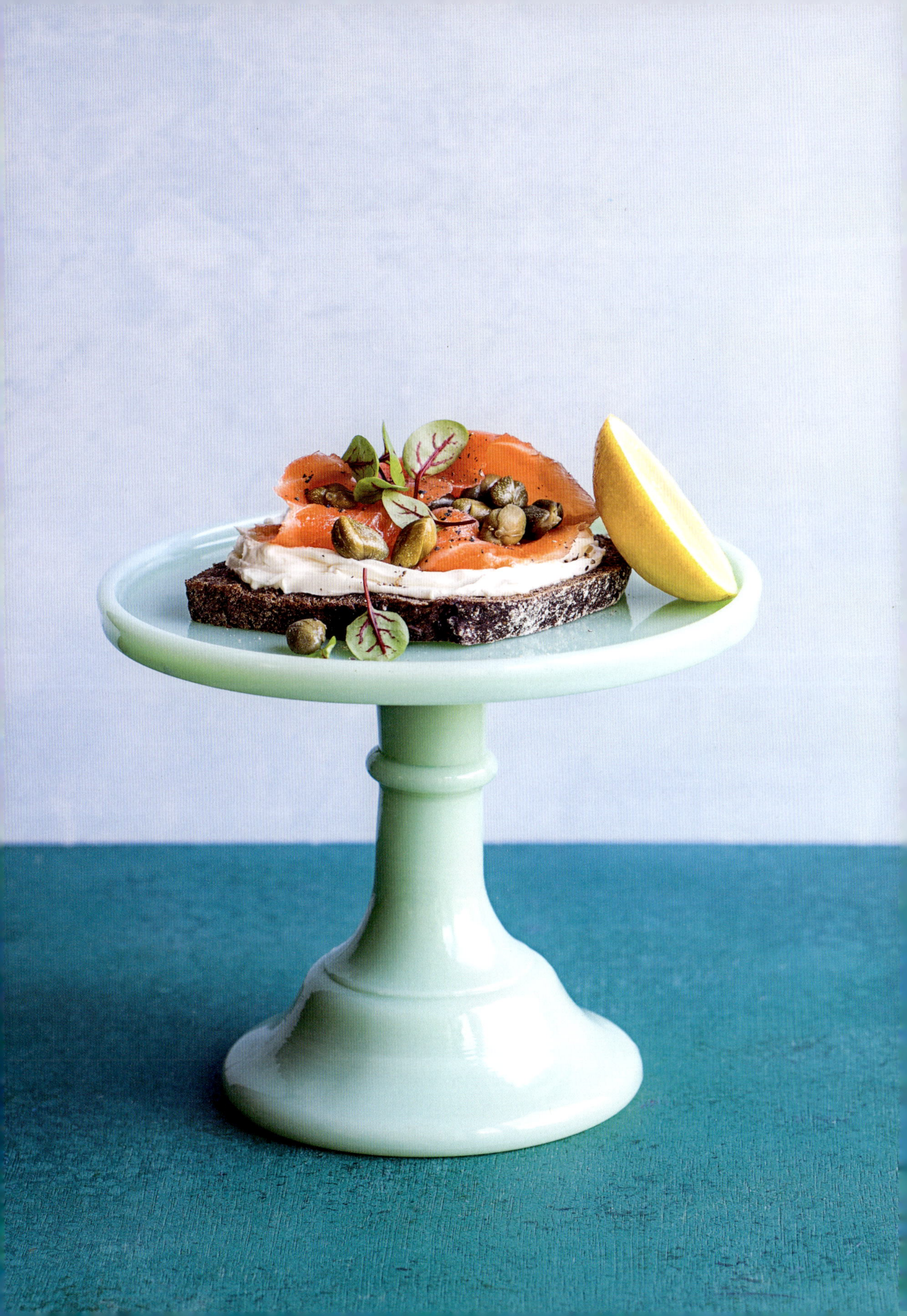

아침 식사

11

환상의 짝꿍 소시지 시금치

Spinach and sausage sitting in a tree

필요한 재료

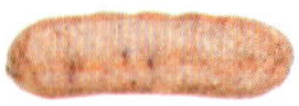

수제 소시지 또는 유기농 소시지 2개 (각 60g 정도), 1cm 크기로 자른 것

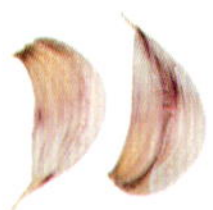

마늘 2쪽, 대충 다진 것

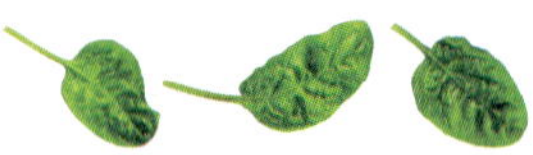

시금치 잎 200g

+ 올리브유 1큰술

시금치 잎과 소시지가 나무 위에 앉아서 K-I-S-S-I-N-G!
제일 먼저 소시지, 그다음 마늘과 시금치, 그리고 안정된 혈당이 찾아와요.

만드는 방법

1. 중간 크기의 프라이팬에 올리브유를 두르고 중불로 예열한다. 소시지 조각을 넣고 5분 동안 고르게 노릇해질 때까지 자주 뒤집어가며 볶는다. 소시지는 팬에서 꺼내 접시에 덜어 따뜻하게 보관해둔다.
2. 팬에 남은 기름에 다진 마늘을 넣고 약 30초 동안 부드러워질 때까지 볶아준다. 시금치를 넣고 잎이 데워져 살짝 숨이 죽을 때까지 익힌다.
3. 시금치를 서빙 접시에 옮기고, 그 위에 소시지 조각을 올려 서빙한다.

1인분

준비 시간	10분
총 조리 시간	7분

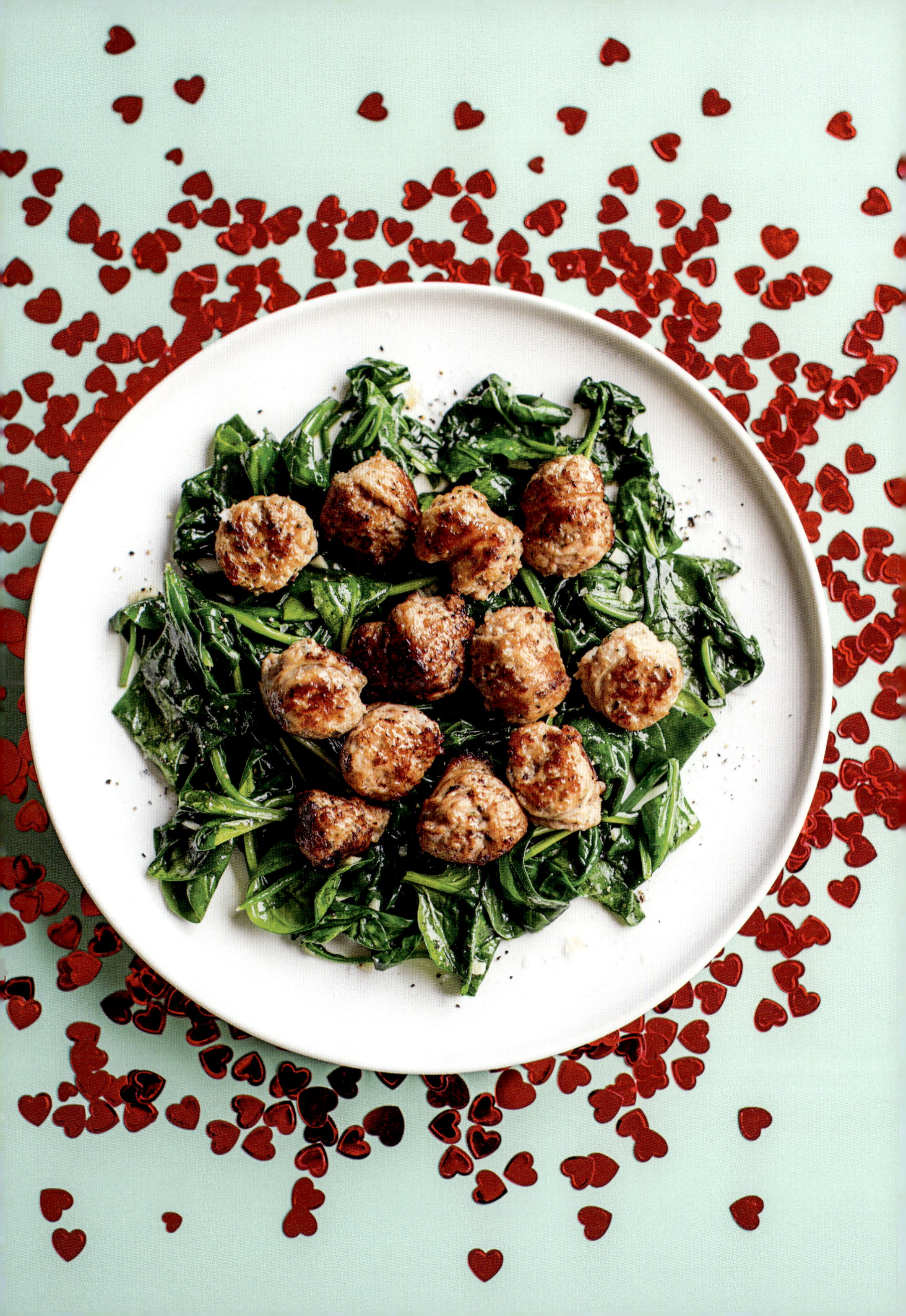

아침 식사

12

업그레이드 아보카도 토스트

Avocado toast 2.0

필요한 재료

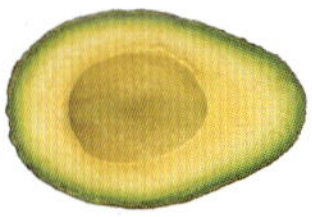

아보카도 ½개 (씨 제거)

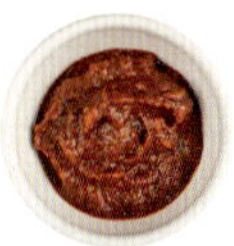

하리사(매운 고추 페이스트)
1작은술

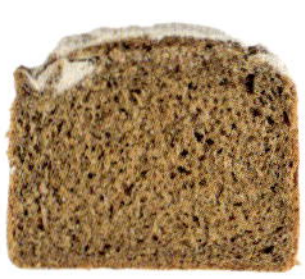

호밀빵 또는
사워도우 빵 1조각

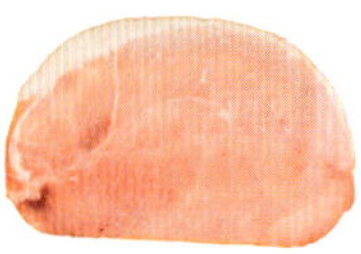

익힌 햄 2장

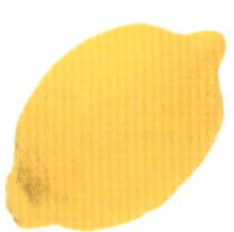

레몬즙 약간 (선택 사항)

+ 소금과 후추

대부분의 아보카도 토스트에는 작은 문제가 있어요(아보카도 토스트 여러분, 기분 상하지 마세요). 바로 단백질이 없다는 점인데요. 이것이 의미하는 바는 든든한 아침으로 부족하다는 거죠. 그래서 준비했습니다—빵과 아보카도 사이에 등장하는 혈당 히어로, 햄! 햄이 마음에 들지 않으면 치즈, 계란, 두부, 혹은 원하는 다른 단백질로 대체해도 좋아요.

만드는 방법

1. 아보카도 과육과 하리사 페이스트를 그릇에 넣고 포크 뒷면으로 대충 으깨 섞는다. 소금과 후추로 간을 한다.
2. 호밀빵이나 사워도우 빵을 노릇하게 구워 서빙 접시에 올린 후, 그 위에 햄 슬라이스 두 장을 얹는다. 으깬 아보카도 혼합물을 햄 위에 올린다.
3. 원한다면 레몬즙을 약간 뿌려서 서빙한다.

1인분

준비 시간 7분

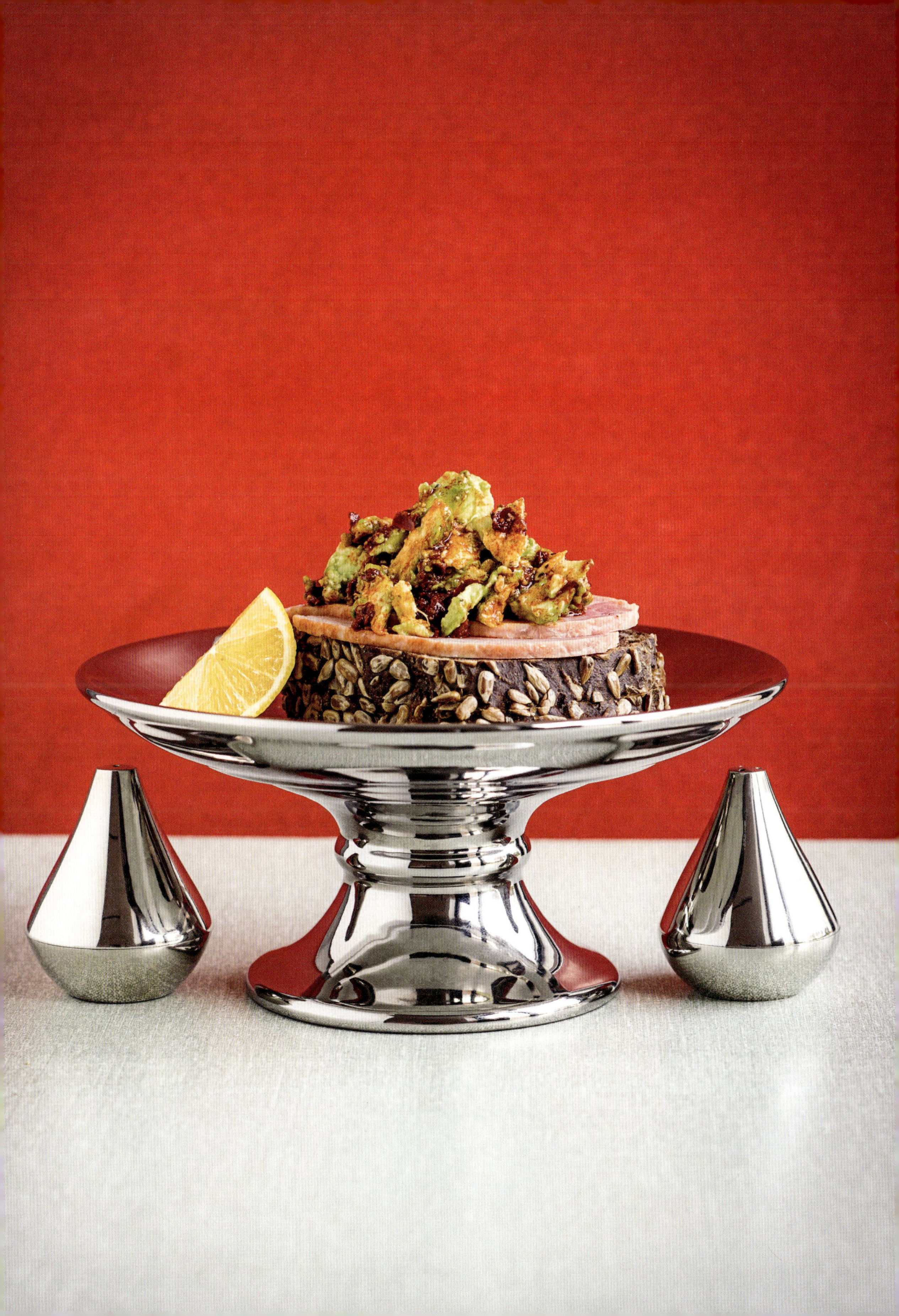

아침 식사

13

세프의 키스, 프로슈토 리코타 무화과

Prosciutto. Ricotta. Figs. Chef's kiss.

필요한 재료

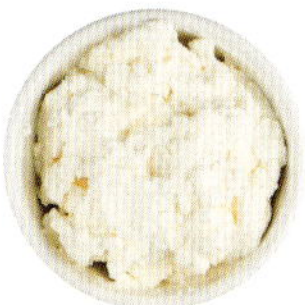

리코타 치즈 50g

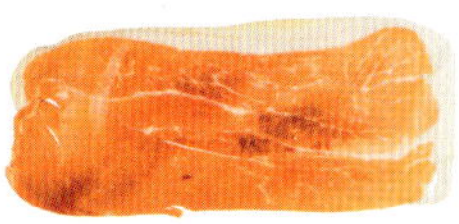

프로슈토 3장
(이탈리아 햄, 훈제된 것을 선택하면 더욱 좋음)

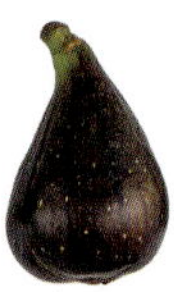

무화과 1개
(6조각으로 자름)

+ 소금과 후추
(기호에 맞게)

+ 올리브유
(엑스트라 버진)

이렇게 고급스러우면서 혈당에 좋은 음식이라니, 마치 반칙처럼 느껴지네요. 프로슈토와 리코타 치즈가 단백질을 든든하게 채워주고, 무화과는 신선한 과일의 풍미를 더해줘요. 무화과는 꼭 신선한 것을 사용하고, 대신 복숭아 같은 다른 신선한 과일로 대체할 수 있습니다. 리코타 치즈 대신 부라타나 모짜렐라 같은 다른 치즈도 잘 어울립니다. 또 다른 아이디어로, 얇게 썬 아몬드, 피칸, 또는 헤이즐넛을 위에 뿌려 보세요. 부드럽고 든든한 한 끼가 완성됩니다.

만드는 방법

1. 리코타 치즈를 그릇에 담고 소금과 후추로 넉넉히 간을 한다. 포크로 리코타 치즈를 부드럽게 풀어준 후 접시에 담는다.
2. 그 위에 프로슈토 슬라이스와 무화과 조각을 올리고, 올리브유를 살짝 두른 후, 후추를 조금 더 뿌려 서빙한다.

1인분

준비 시간	5분

글루텐 프리

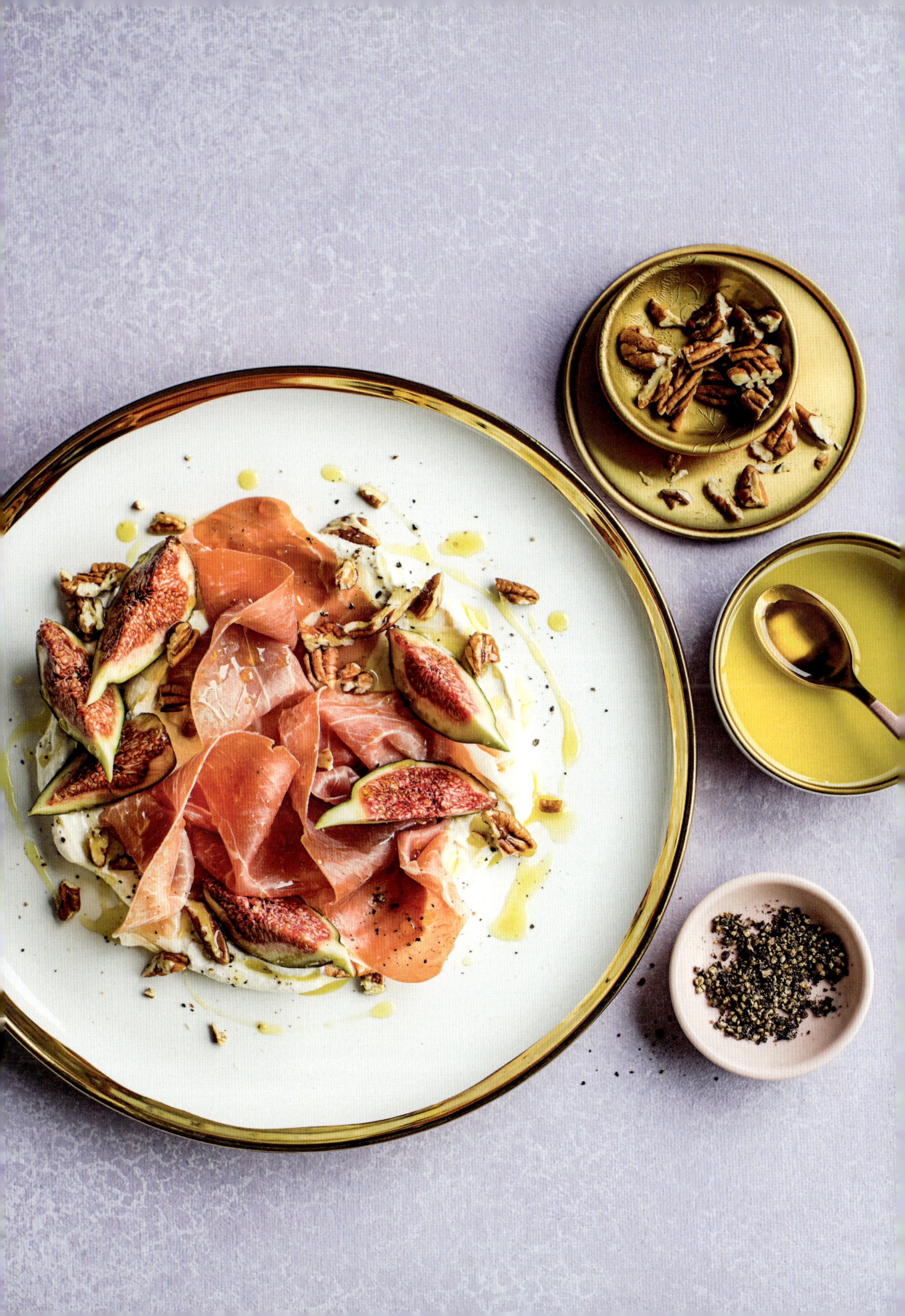

아침 식사

14

설거지 걱정없는 맛있는 원팬 요리

One-Dish delish

필요한 재료

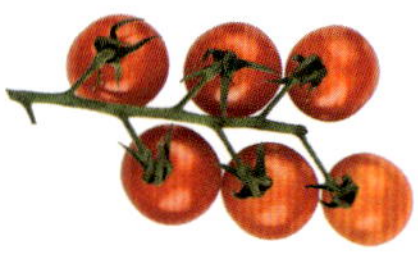

방울토마토 10개
(반으로 자름)

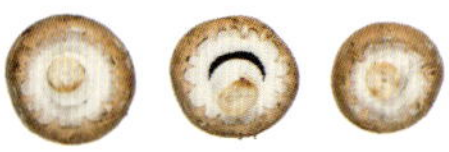

표고버섯 5개 (슬라이스)

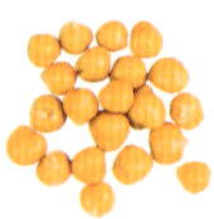

병아리콩 ¼캔
(물기 제거)

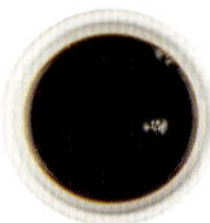

우스터 소스
1큰술

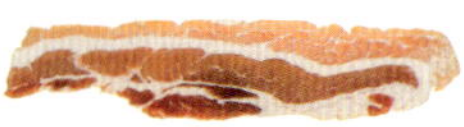

베이컨 2장 (각 3조각으로 자름)

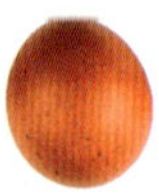

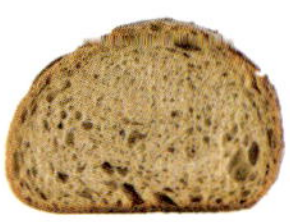

달걀 1개 **바삭한 빵 한조각**

+ 올리브유 1스푼
+ 소금과 후추
(기호에 맞게)

이 맛있는 원팬 요리는 '아침 식사는 맛은 두 배로, 설거지는 반으로'라는 철학에서 탄생했어요. 이제 당신이 꿈꾸던 풍미 있는 아침 식사를 방해할 것은 아무것도 없답니다.

만드는 방법

1. 오븐을 220°C(팬 가능 사용시 200°C)로 예열한다. 작은 베이킹 접시나 스킬렛(재료가 딱 맞게 들어갈 크기)에 토마토 반쪽, 슬라이스한 버섯, 물기를 제거한 병아리콩을 담고, 우스터 소스와 올리브유를 뿌린다. 접시를 오븐에 넣고 5분간 구워준다.
2. 접시를 오븐에서 꺼내어 야채 위에 베이컨을 얹은 뒤, 다시 오븐에 넣어 10분간 더 구워 베이컨이 바삭해질 때까지 익힌다.
3. 다시 한 번 접시를 오븐에서 꺼내 계란을 깨 넣고, 오븐에 6-8분 더 구워 계란 흰자는 익고 노른자는 약간 흐를 정도로 조리한다. 맛있는 육즙을 빵에 찍어 먹을 수 있도록 크러스트 빵과 함께 제공하고, 취향에 맞게 간을 맞춘다.

1인분

준비 시간	5분
총 조리 시간	25분

글루텐 프리 *빵을 제외한 경우

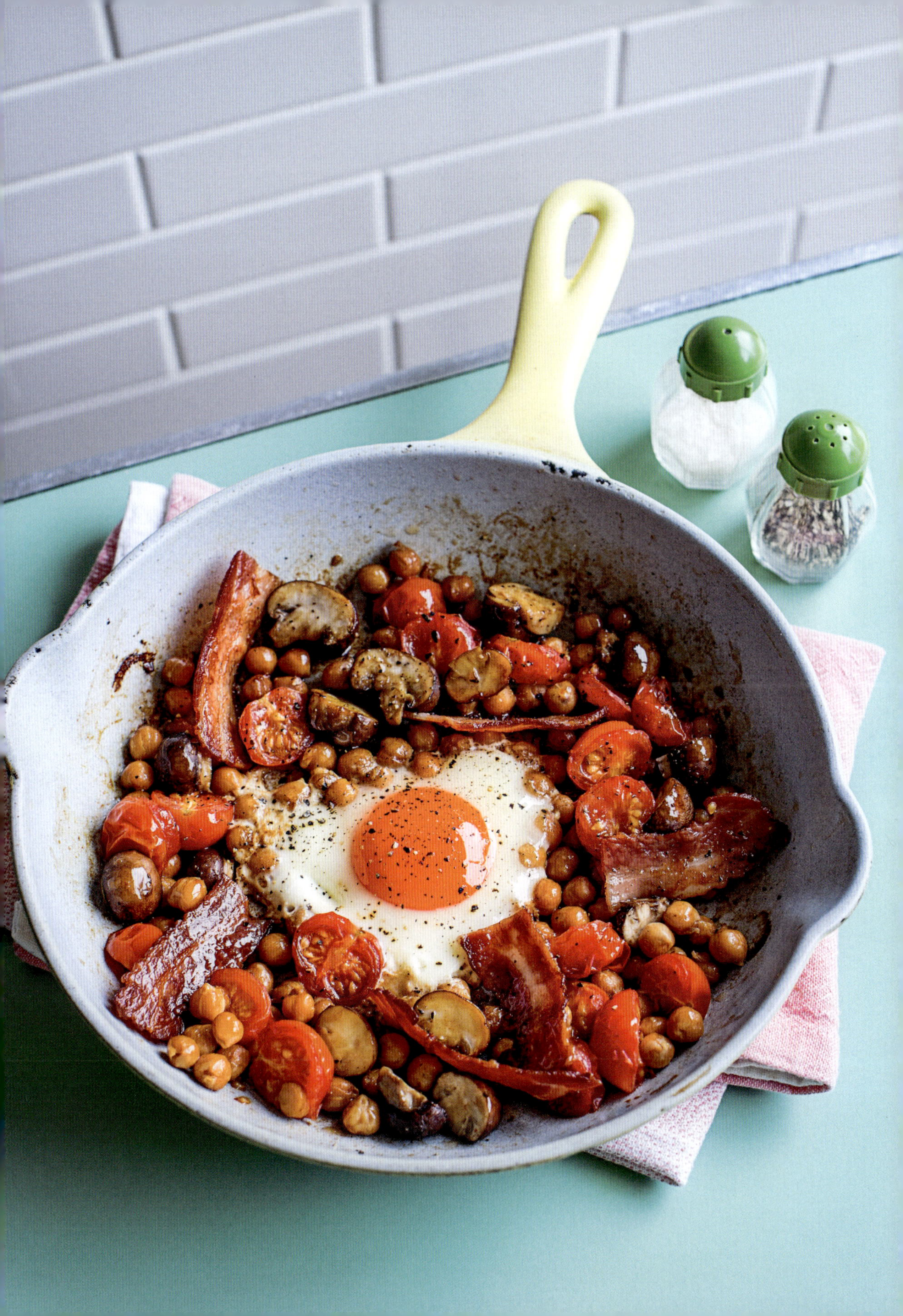

아침 식사

15

파티 드레스 입은 토스트

Toast party

필요한 재료

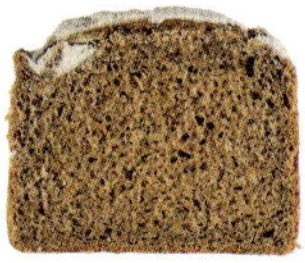

호밀빵 3장

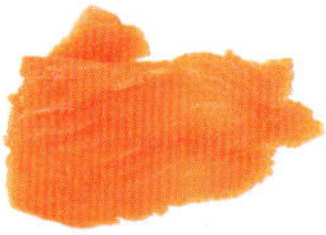

훈제 송어 1조각

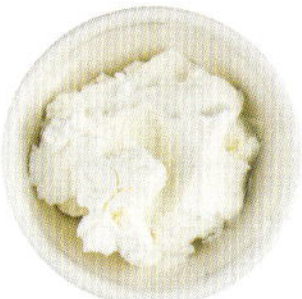

부드러운 염소 치즈 2큰술

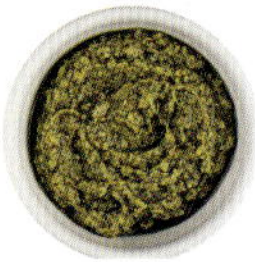

바질 페스토 1큰술

+ 소금과 후추 (기호에 맞게)

좋은 소식이에요! 파티를 열 건데 모두 초대받았어요. 단, 아무 것도 입지 않은 맨 토스트만 빼고요. 토스트가 풍미 있는 아침 식사의 일부가 되려면, 맛을 더해줄 토핑을 얹어 파티 드레스를 입혀야죠. 단백질, 지방, 혹은 식이섬유 같은 멋진 옷을요.

만드는 방법

1 호밀빵을 구운 후, 각 조각에 훈제 송어, 염소 치즈, 또는 페스토 중 하나씩 토핑을 얹는다(각 조각에 하나의 토핑만).

2 각 조각을 반으로 자르고, 소금과 후추로 간을 한 후 서빙한다.

1인분

준비 시간 10분

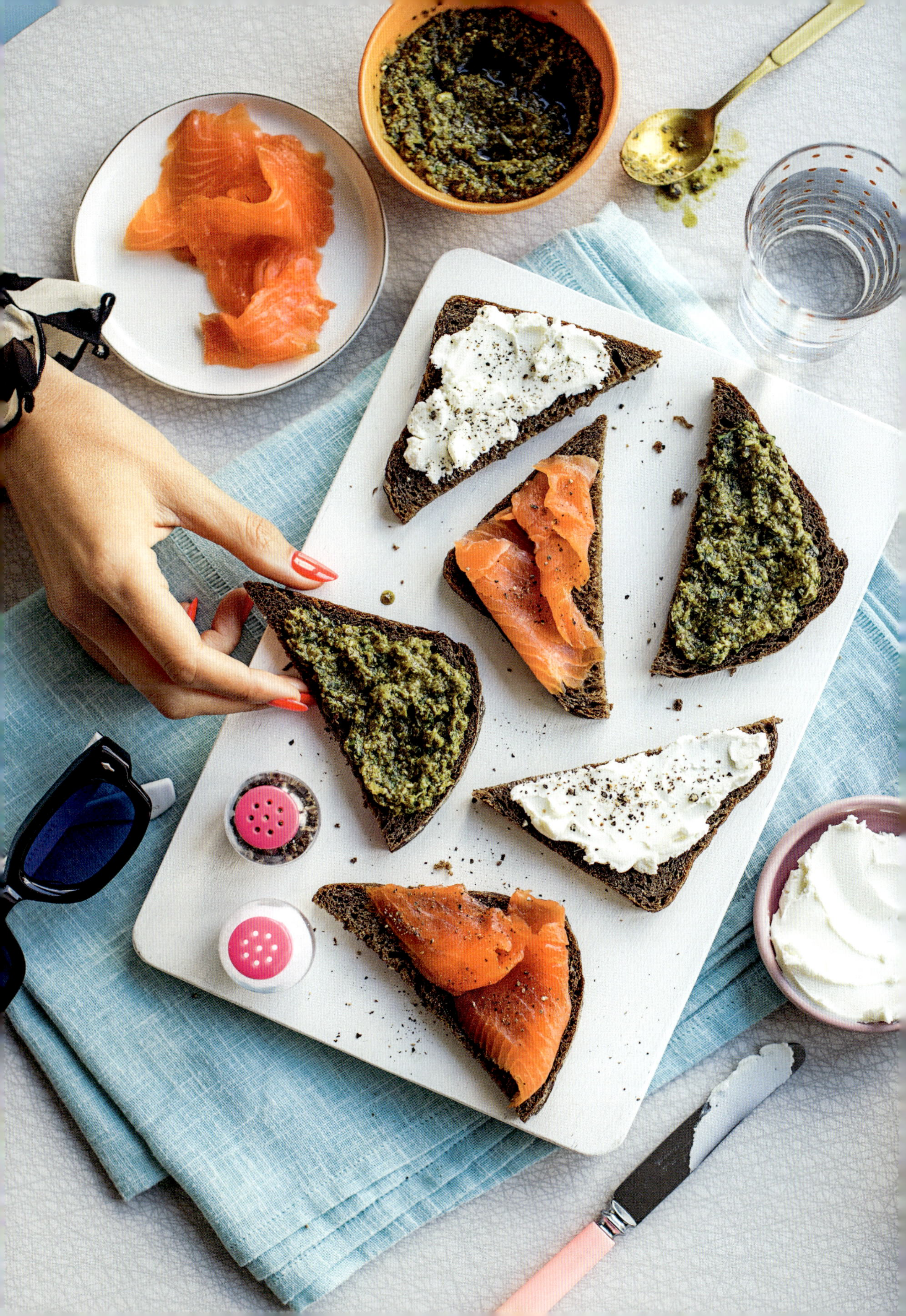

아침 식사

16

옷을 입은 사과

An apple with some clothes on

필요한 재료

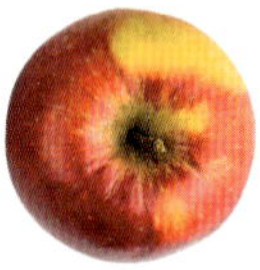

사과 1개 (약 90g),
동그란 모양으로 슬라이스
(씨를 제거할 필요 없음)

레몬즙 ¼개 분량

체다 치즈 40g,
(슬라이스한 것)

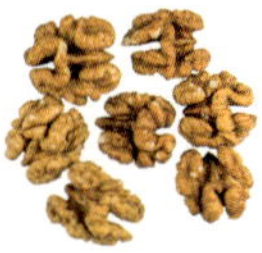

호두 한 줌 (반쪽 또는 조각)

껍질째 먹는 과일은 맛을 더해주는 역할을 하며 단백질과 지방과 함께라면 풍미 있는 아침 식사에 훌륭한 추가 재료입니다. 기본적으로 과일은 '벌거벗은 채로' 먹지 않는 것이 좋습니다. 여기 '옷을 입은' 사과가 있습니다. 체다 치즈와 호두에서 얻을 수 있는 단백질과 지방과 함께요! 새콤함과 아삭함이 어우러진 맛이 나는 한 입을 준비하세요.

만드는 방법

1. 슬라이스한 사과에 레몬즙을 뿌려 갈변을 막는다.
2. 접시에 사과 슬라이스를 배열한 후, 체다 치즈와 호두를 올려 서빙한다.

1인분

준비 시간 5분

글루텐 프리 채식주의

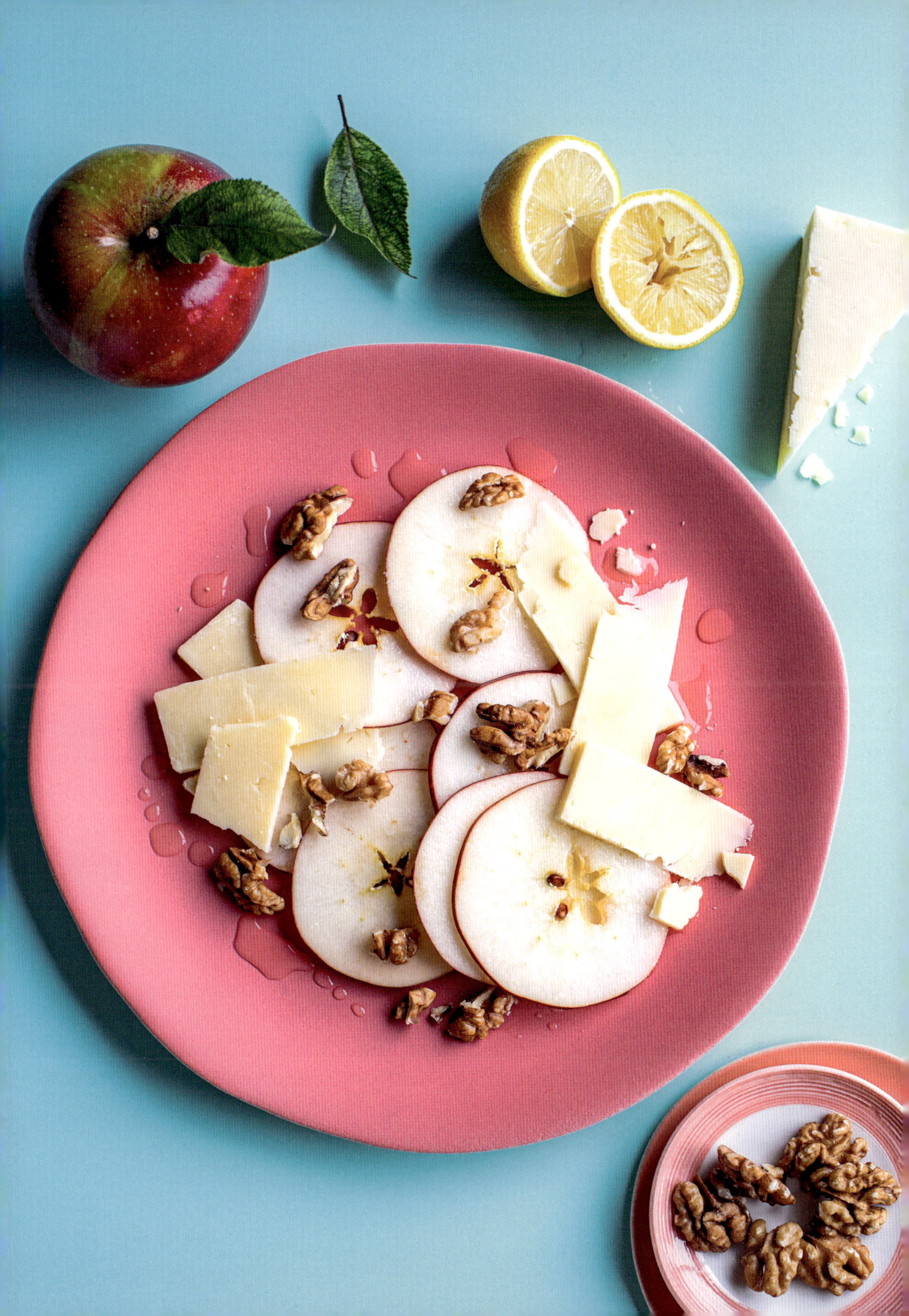

아침 식사

17

탐나는 토마토 토스트

Tomato toast

필요한 재료

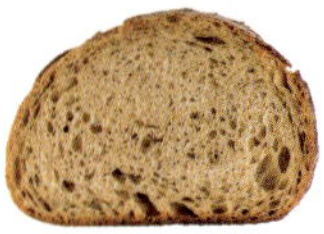

사워도우 빵 1조각

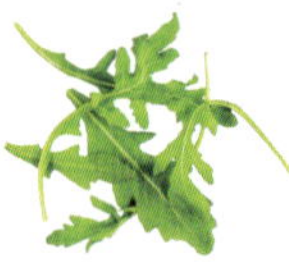

루콜라 한 줌

부라타 치즈 ½개 (나머지 절반은 104페이지의 '채소 먼저 가든 플레이트'요리에 사용)

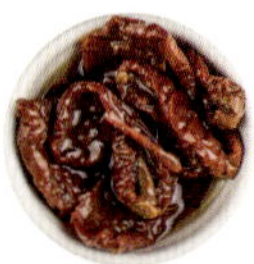

오일에 절인 방울토마토 3개 (물기를 제거하고 반으로 자른 것)

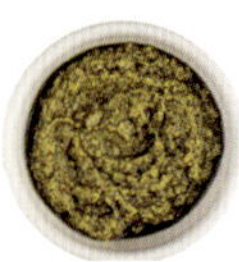

바질 페스토 1작은술

+ 올리브유 ½큰술
+ 소금과 후추 (기호에 맞게)

아보카도 토스트의 변형 버전… 이번엔 토마토 토스트는 어떨까요? (글루코스 여신은 운율을 맞추는 표현을 좋아해요) 바삭한 사워도우 빵 위에 맛있는 토마토, 멋진 부라타 치즈, 그리고 상큼한 페스토를 곁들여 보세요.

만드는 방법

1. 사워도우 빵을 구워 접시에 올리고 올리브유를 뿌린다.
2. 루콜라, 부라타 치즈, 반으로 자른 반건조 토마토를 얹고 바질 페스토를 뿌린다. 소금과 후추로 간을 한 후 바로 먹는다.

1인분

준비 시간	5분

채식주의

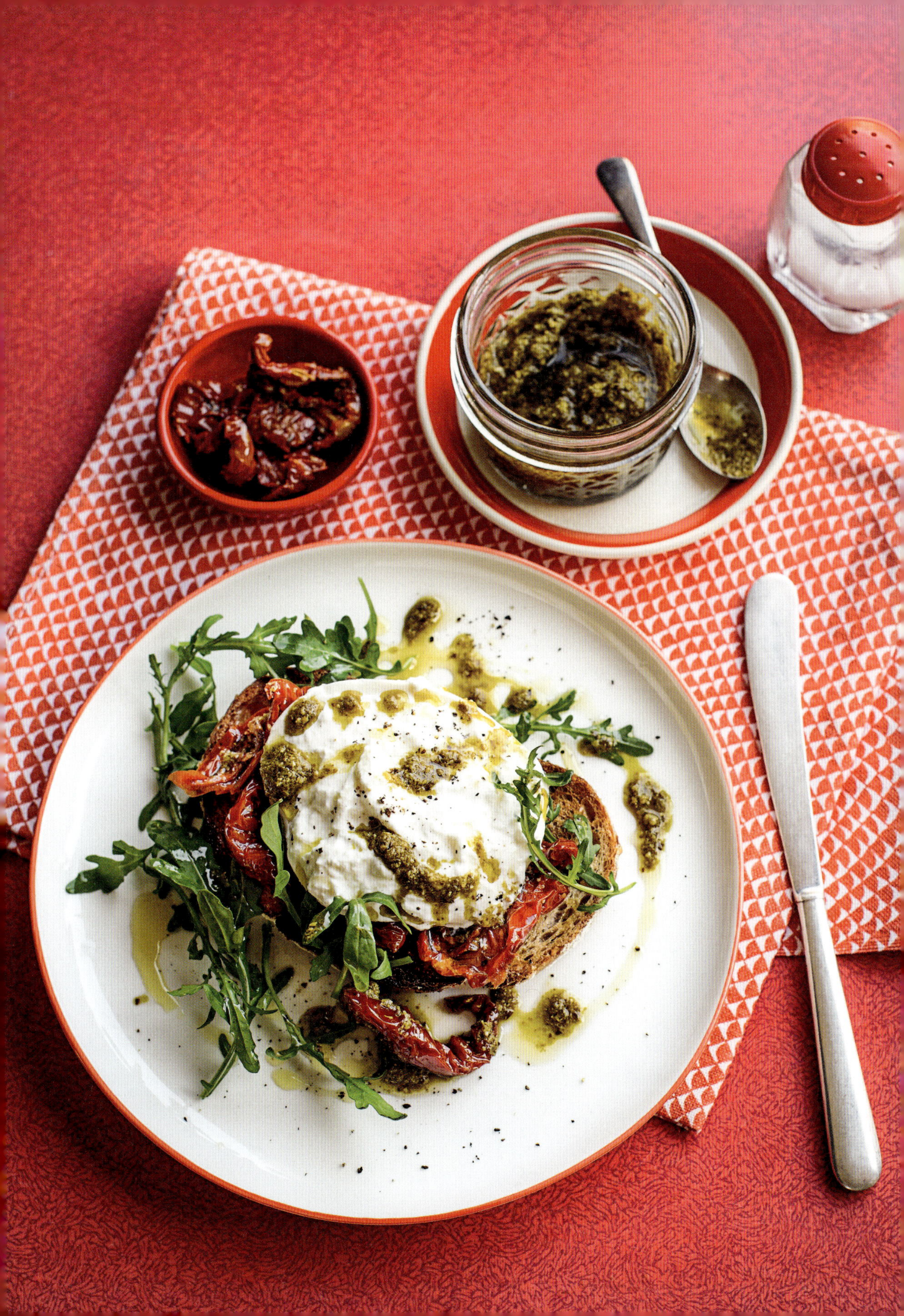

든든한 식사용 스무디

Savoury smoothie

필요한 재료

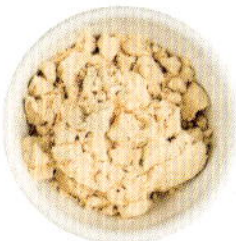

단백질 파우더 2스쿱
(유청 단백질 또는 비건용이라면 완두콩 단백질을 추천하지만, 원하는 것을 사용)

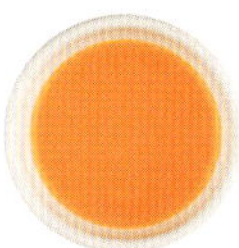

아마씨유 1작은술

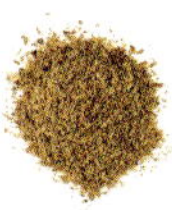

아마씨 가루 2작은술

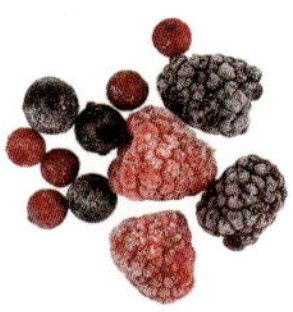

냉동 베리류 100g
(블루베리 등)

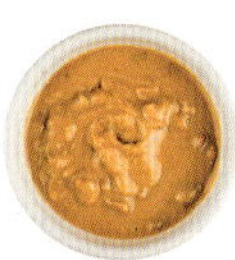

너트버터 3큰술 또는 견과류 30g

일반적인 혈당 스파이크를 일으키는 과일 스무디가 아닙니다… 단백질, 지방, 식이섬유가 가득한 이 버전에 글루코스 여신의 마법을 더해 완벽하고 풍미 있는 맛을 자랑하죠. 나만의 든든한 스무디를 만들고 싶다면, 단백질을 중심으로 지방과 식이섬유를 추가하고, 맛을 더하기 위해 약간의 과일을 넣어보세요.

만드는 방법

1. 모든 재료를 100ml의 물과 함께 블렌더에 넣고 부드러워질 때까지 갈아준다.
2. 유리잔에 부어 마신다!

1인분

준비 시간 5분

글루텐 프리 채식주의

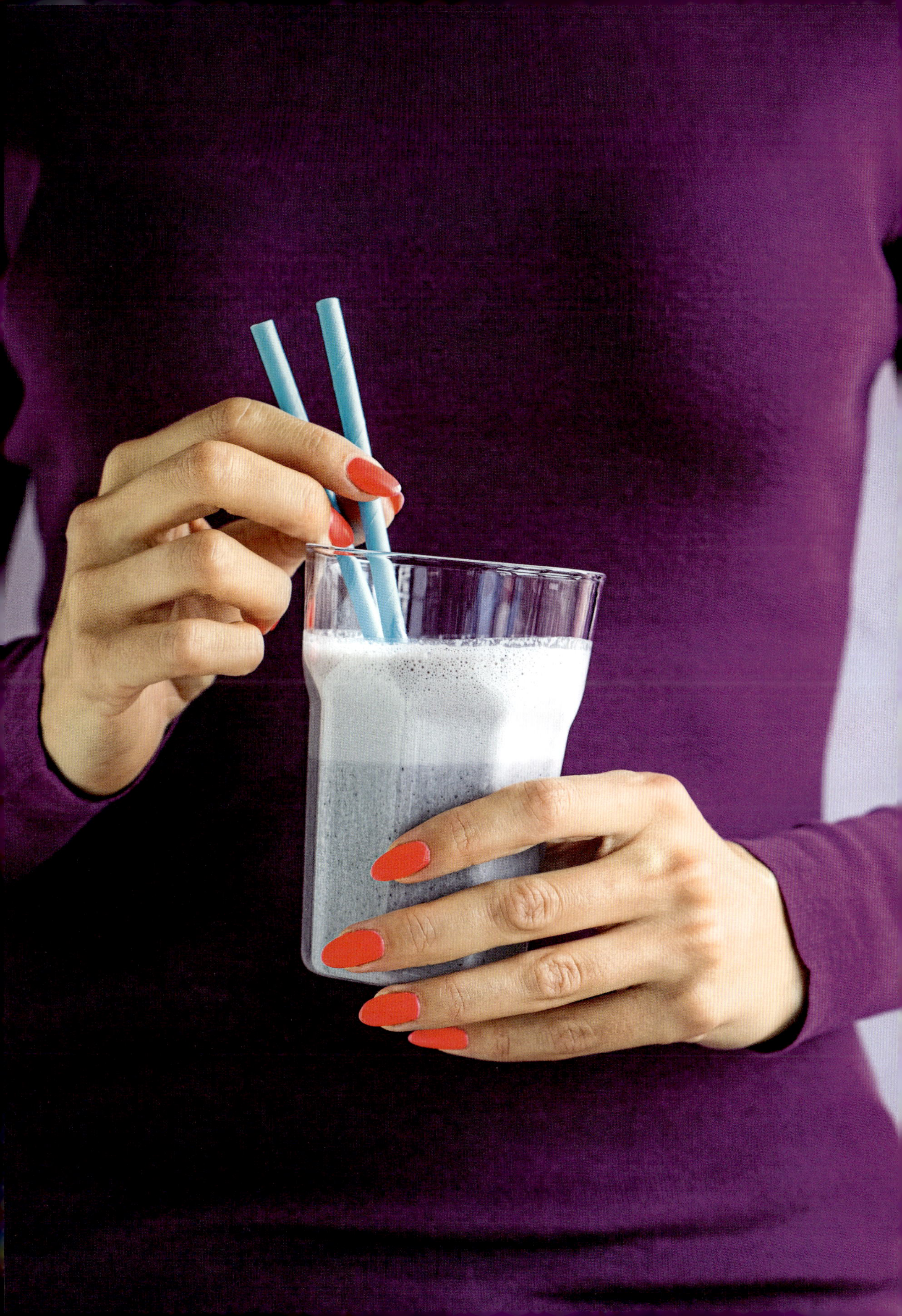

아침 식사
19

아침에 먹는 아이스크림

Breakfast ice cream

필요한 재료

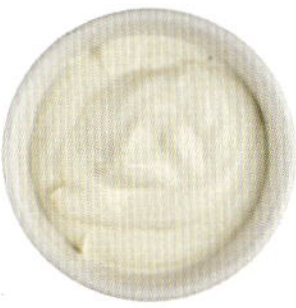

그릭 요거트
4큰술 (약 100g)

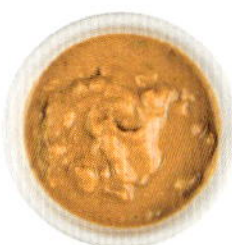

너트버터 1큰술

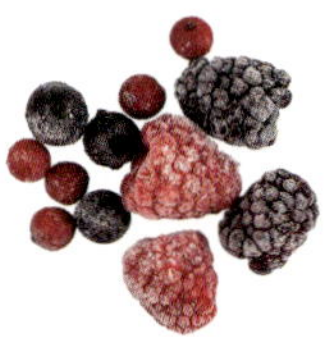

냉동 혼합 베리 50g

아침부터 아이스크림이라고요? 이렇게 멋진 방법으로 하루를 시작하는 데 설명이 더 필요할까요?

만드는 방법

1. 그릇에 요거트와 너트버터를 함께 넣고 부드럽게 섞는다.
2. 냉동 혼합 베리를 추가하고, 2-3분 동안 두어 재료들이 어우러지도록 한 뒤 바로 먹는다.

1인분

준비 시간 5분

글루텐 프리 채식주의

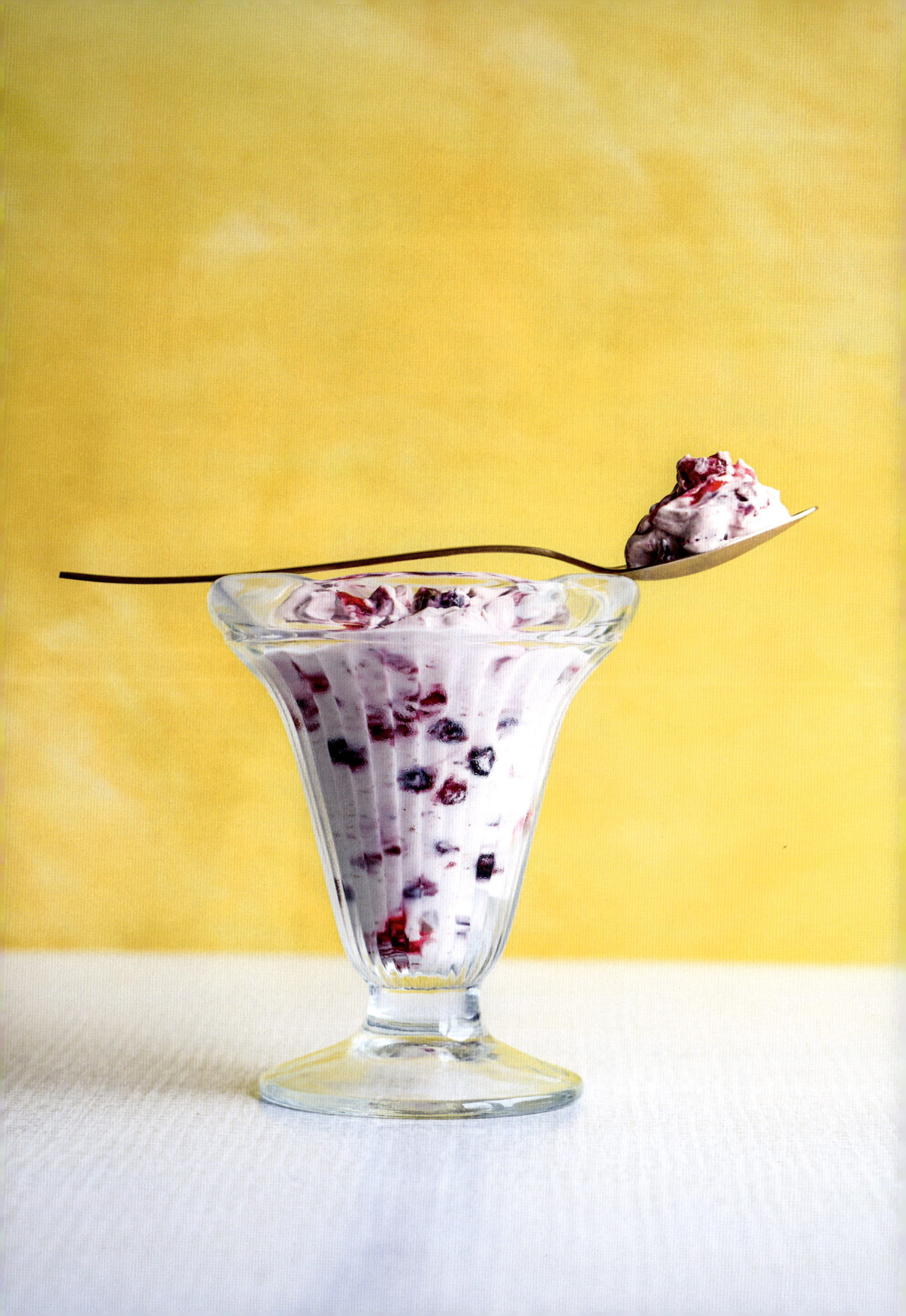

아침 식사

20

옷을 입은 복숭아

A peach with some clothes on

필요한 재료

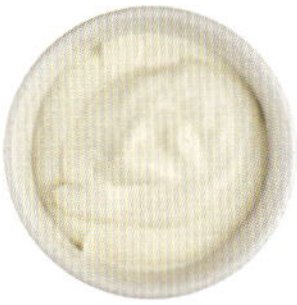

그릭 요거트 3큰술

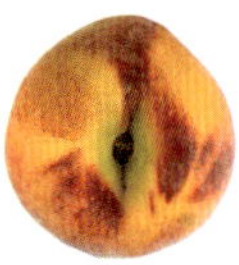

잘 익은 복숭아 1개 (씨를 제거하고 웨지 모양으로 썰기)

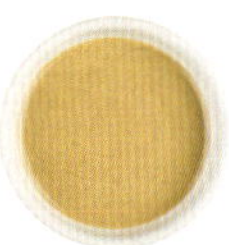

고품질 라이트 타히니 2큰술 (좋은 타히니는 액상 형태)

+ 천일염 한 꼬집

복숭아가 말하길, 사과만 혈당 스파이크를 낮추는 '옷'을 입었다며 부럽다고 하네요(88페이지 참조). 그래서 복숭아도 단백질과 지방으로 멋을 내기로 했어요(요거트와 타히니). 이제 복숭아도 풍미 있는 아침 식사 레시피에 합류하게 되었답니다.

만드는 방법

1. 서빙 볼에 요거트와 복숭아 조각을 담고, 타히니를 뿌린다.
2. 소금을 살짝 뿌려서 서빙한다.

TIP '혈당 스파이크 없는 그래놀라(62페이지)'를 위에 뿌려도 좋다.

1인분

준비 시간 5분

글루텐 프리 채식주의

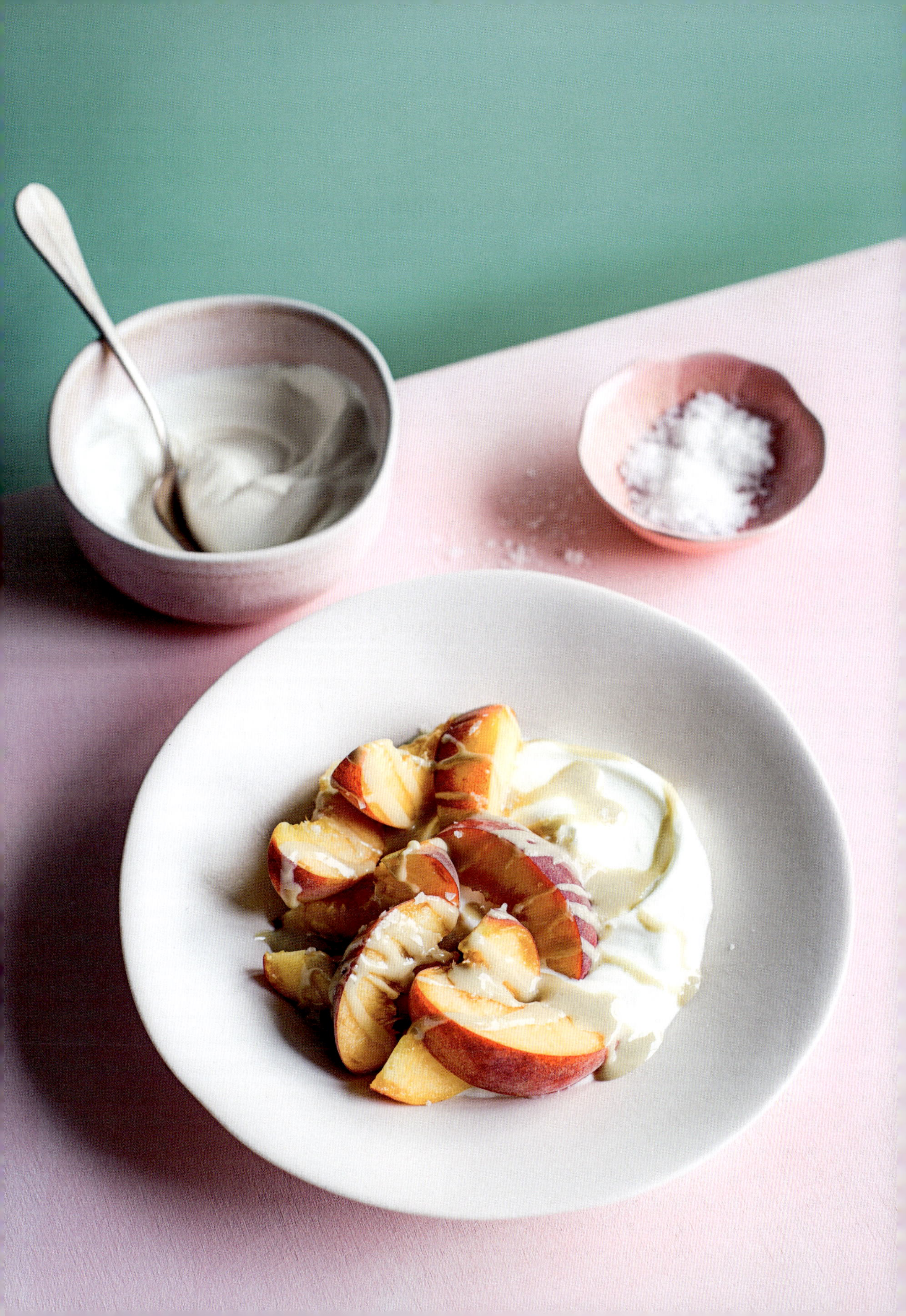

아침 식사

21

우연이 만든 아보카도

Avocado accident

필요한 재료

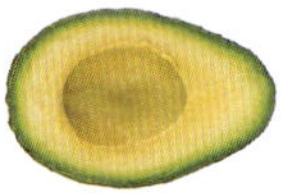

아보카도 1/2개
(씨를 제거하고 슬라이스)

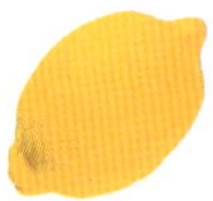

레몬 1/4개의 즙

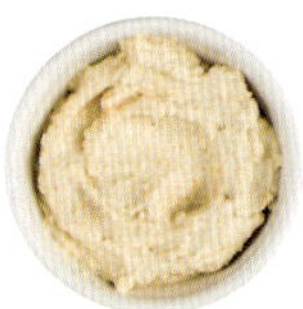

후무스 3큰술

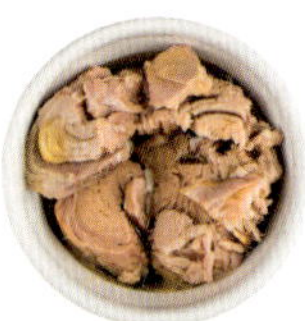

올리브유에 절인 참치 1/2캔
(110g 기준, 물기 제거)

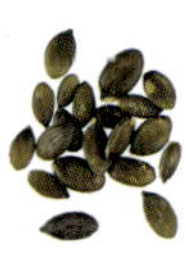

씨앗류
(예: 호박씨 또는 해바라기씨)
또는 견과류(예: 호두) **1큰술**

+ 올리브유 1큰술
+ 소금과 후추

냉장고에 있던 여러 재료들을 대충 섞었다가 어떻게 클래식한 아침 식사 레시피가 탄생했는지 보여드릴게요. 이렇게 탄생한 행복한 우연의 레시피가 커뮤니티의 인기 메뉴가 되었답니다.

만드는 방법

1. 아보카도 슬라이스에 레몬즙을 뿌려 갈변을 방지한다.
2. 접시에 후무스를 올리고 그 위에 아보카도 슬라이스를 얹는다.
3. 물기를 제거한 참치와 씨앗 또는 견과류를 아보카도 위에 올리고, 올리브유를 뿌린다.
4. 소금과 후추로 간을 하고 서빙한다.

1인분

준비 시간 5분

글루텐 프리

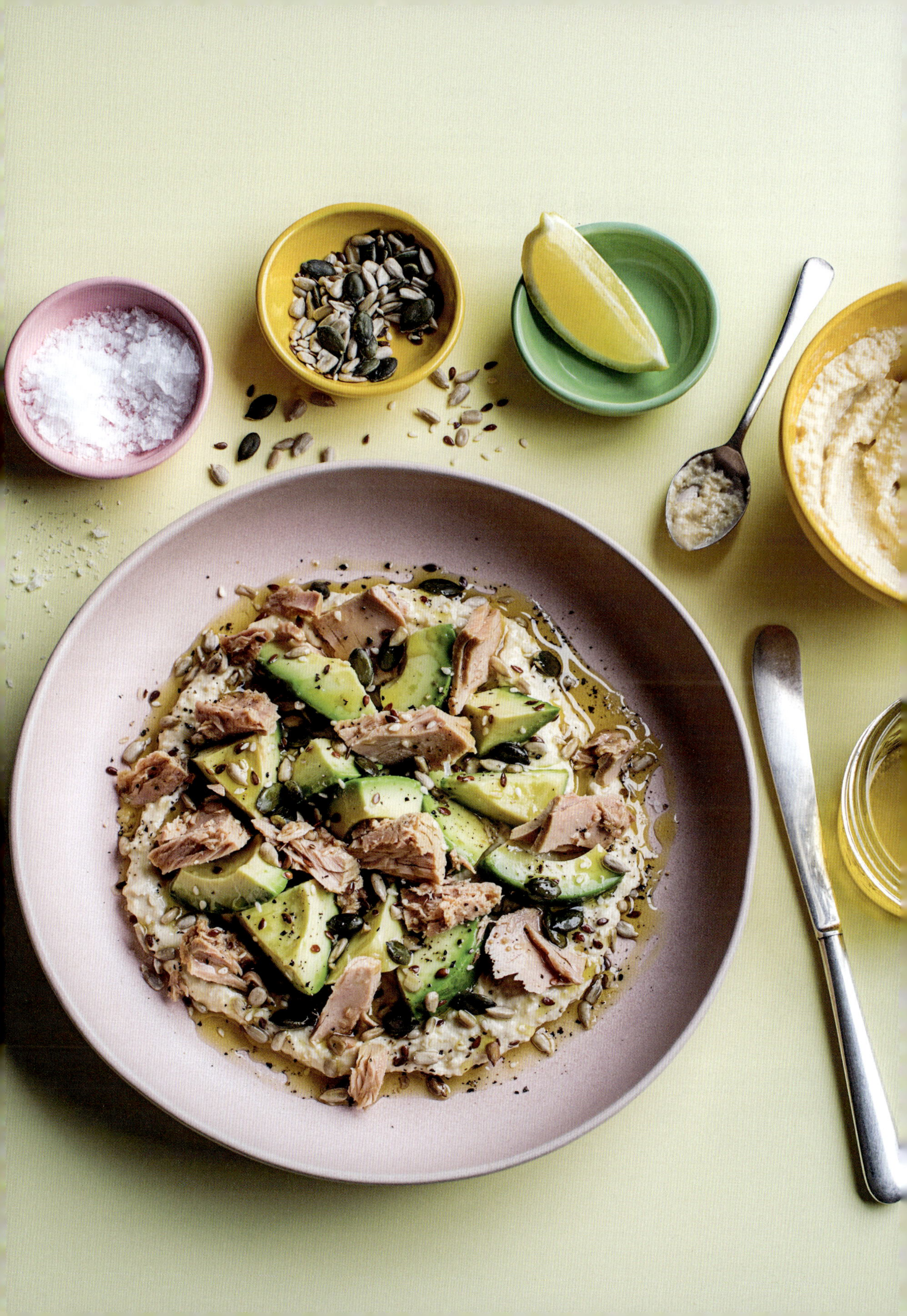

아침 식사

22

여름 아침 샐러드

Breakfast salad

필요한 재료

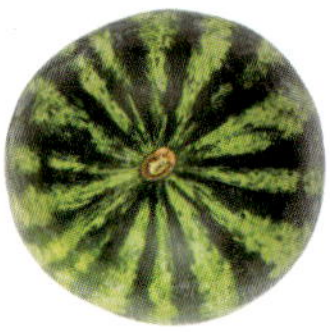

씨를 제거한 수박 125g
(작게 깍둑썰기)

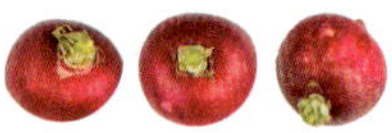

래디시 8개 (얇게 슬라이스)

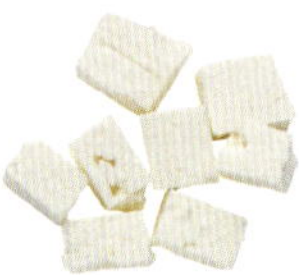

페타 치즈 60g
(잘게 부수기)

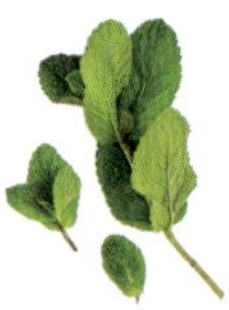

민트 잎 3-4줄기
(잎을 따서
굵게 다지기)

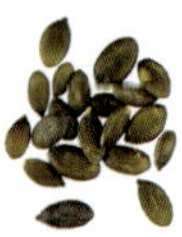

호박씨 2큰술

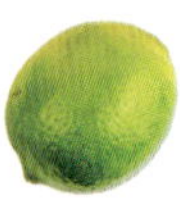

라임즙 약간

+ 올리브유 1큰술

이 간단하게 준비할 수 있는 풍미 있는 아침 식사는 마치 한 그릇에 담긴 여름 같아요. 달콤한 수박과 상쾌한 민트, 페타 치즈와 견과류의 대비되는 식감이 환상적인 혈당 안정 아침 식사를 만들어줍니다. 휴가 기분을 내고 싶을 때 완벽한 선택이죠.

만드는 방법

1. 작게 깍둑썰기한 수박, 얇게 슬라이스한 래디시, 잘게 부순 페타 치즈, 굵게 다진 민트를 그릇에 담는다.
2. 호박씨를 뿌리고, 라임즙과 올리브유를 위에 둘러 마무리한다.

1인분

준비 시간 5분

글루텐 프리 채식주의

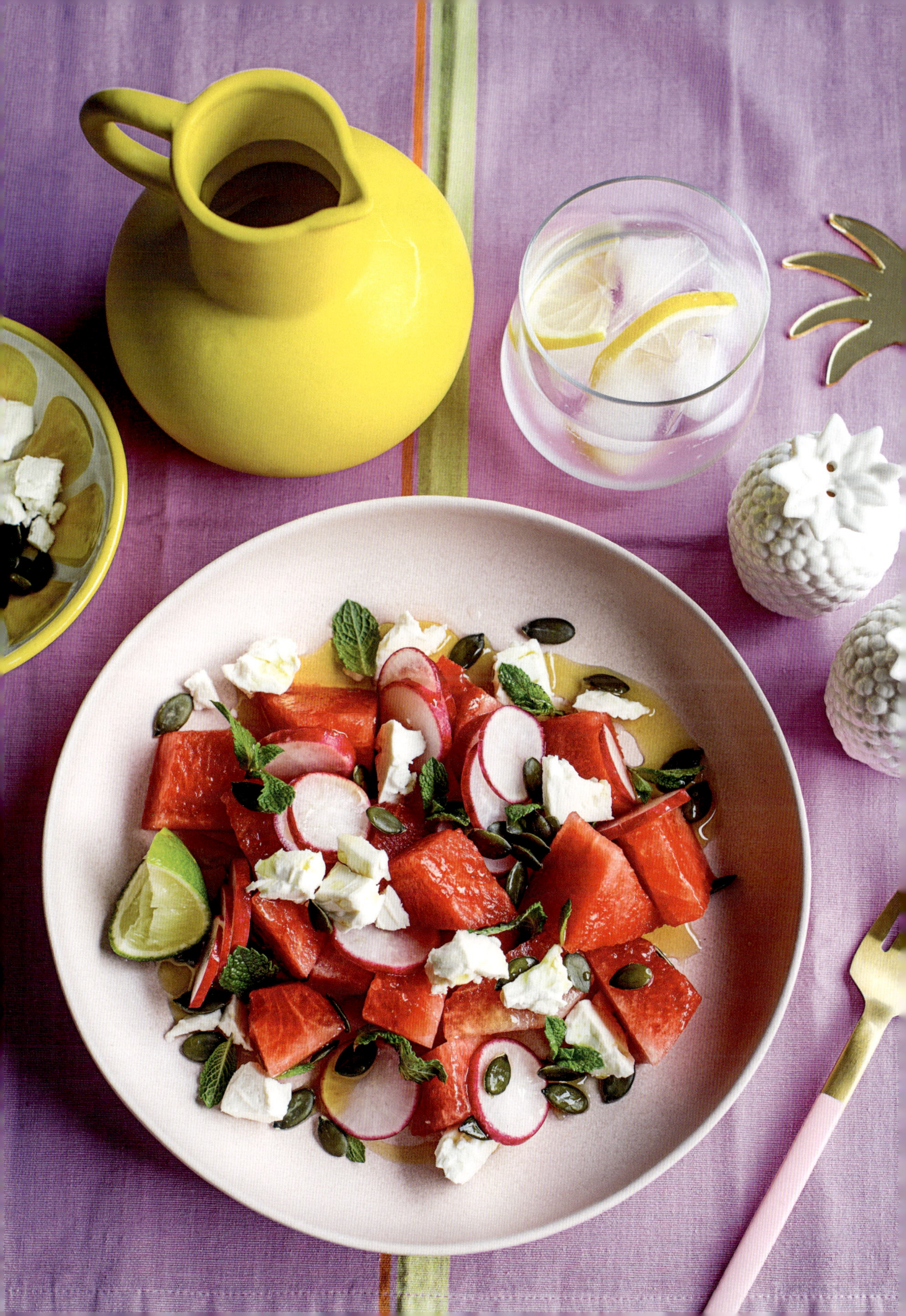

아침 식사

23

칠리 정어리

Chilli sardines

필요한 재료

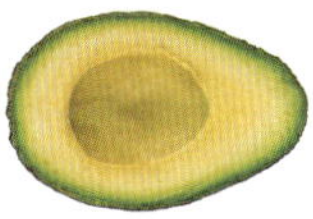

아보카도 1/2개
(씨를 제거하고 슬라이스)

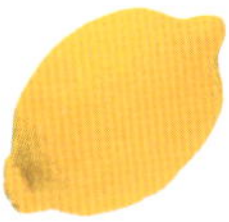

레몬 1/4개의 즙

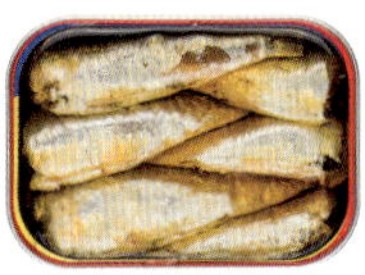

작은 캔의 정어리 1개
(90g, 올리브유에 절인 것, 물기 제거)

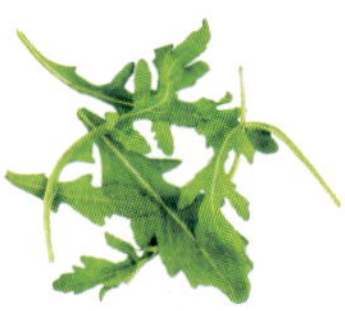

루콜라 한 줌

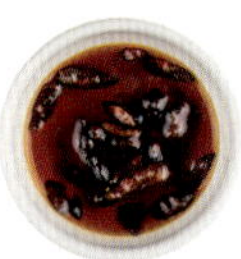

칠리 오일 1큰술 (팁 참조)

아보카도를 아침 식사 레시피로 많이 봤겠지만, 여기에 정어리와 칠리 오일을 더하면 "이미 해봤지"에서 "왜 이제야 내 인생에 나타났지?"로 바뀌게 될 거예요! 이 재료들을 토스트 위에 얹으면 하루 종일 혈당을 안정적으로 유지해주는 독창적인 요리가 완성됩니다.

만드는 방법

1. 아보카도 슬라이스에 레몬즙을 뿌려 갈변을 방지한다.
2. 물기를 뺀 정어리와 루콜라를 접시에 담는다.
3. 칠리 오일을 뿌리고, 소금과 후추로 간을 하여 서빙한다.

TIP 직접 칠리 오일을 만들려면 작은 소스팬에 올리브유 1큰술과 칠리 가루 약 ¼작은술 (강도는 취향에 맞게) 또는 칠리 플레이크 ½작은술을 함께 넣고 가열한다. 기포가 올라오면 팬을 불에서 내려 식힌 후 사용한다.

1인분

준비 시간	5분

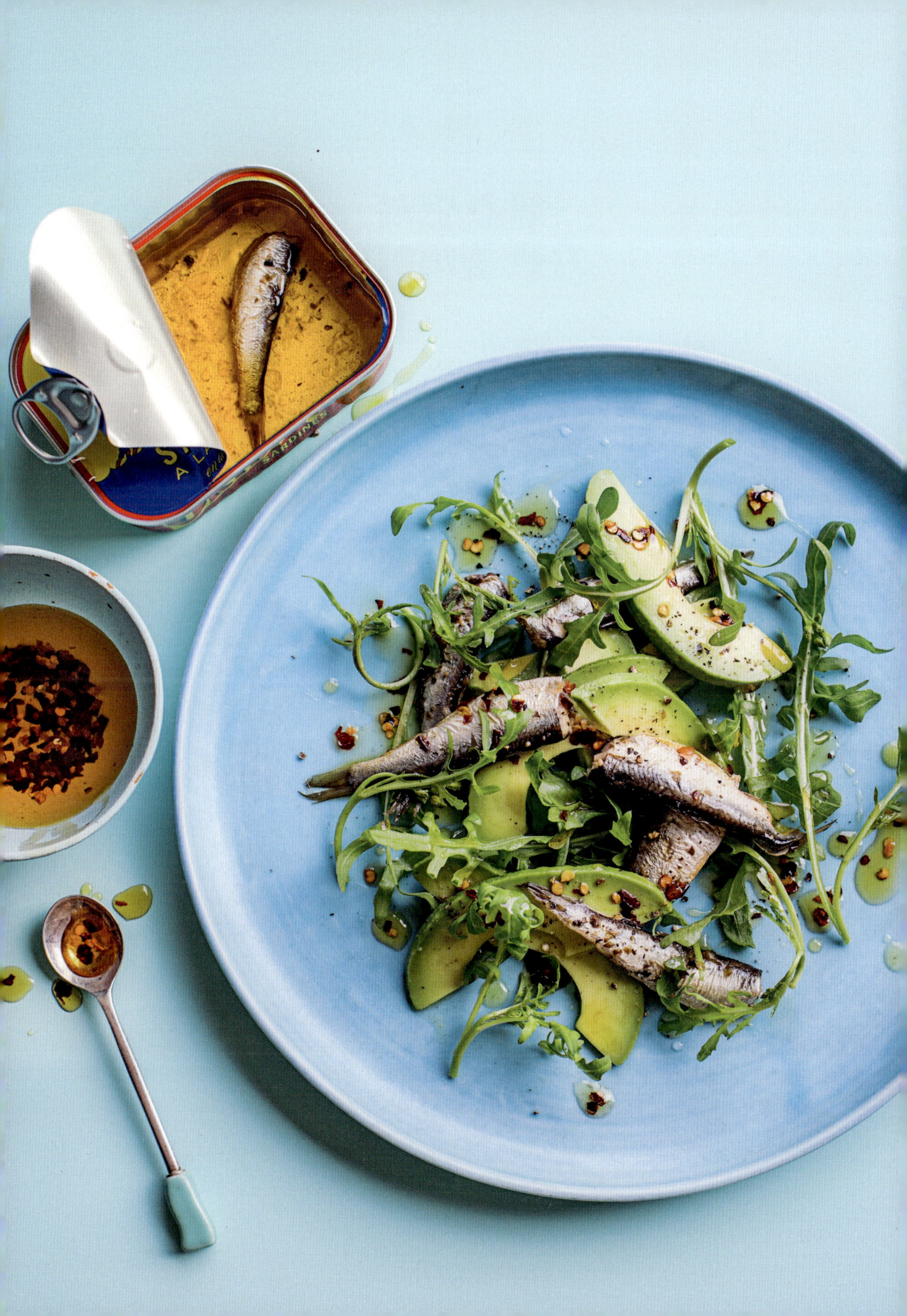
SARDINES

아침 식사

24

채소 먼저 가든 플레이트

Fibre first garden plate

필요한 재료

부라타 치즈 1/2개
(나머지 절반은 90페이지의 '탐나는 토마토 토스트' 요리에 사용)

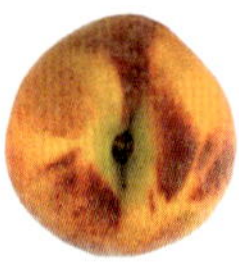

복숭아 1개
(씨를 제거하고 덩어리로 자르기)

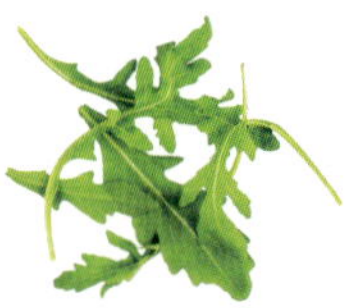

루콜라 한 줌

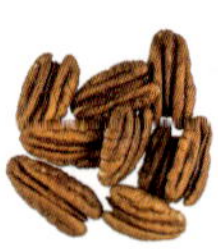

피칸 2 큰술

+ 올리브유 1큰술
+ 소금과 후추

만약 혈당 관리에 좀 더 신경 쓰고 싶다면, 먼저 루콜라를 먹는 것이 좋아요! 식사 초반에 채소를 섭취하면 이후 음식의 혈당 스파이크를 줄일 수 있거든요. 이건 3주 차에 배울 내용의 미리 보기일지도 모릅니다.

만드는 방법

1. 부라타 치즈, 복숭아 조각, 루콜라, 피칸을 그릇에 담는다.
2. 올리브유를 뿌리고 소금과 후추로 간을 한다.

1인분

준비 시간 5분

글루텐 프리 채식주의

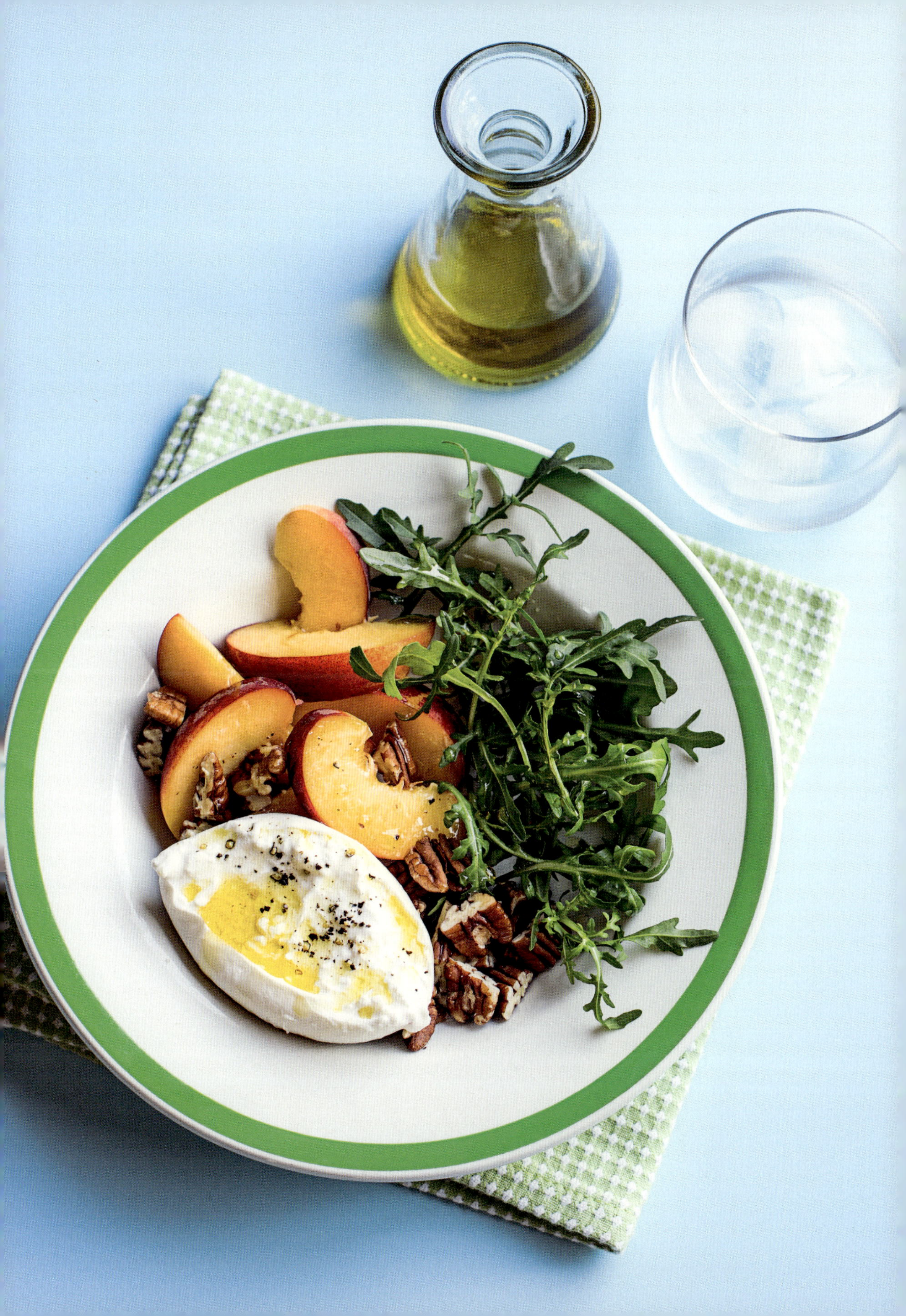

2주 차

식초

와, 당신을 좀 보세요. 빛이 나고 있네요!

혈당이 안정적이어서 그런가 봐요.

Vinegar

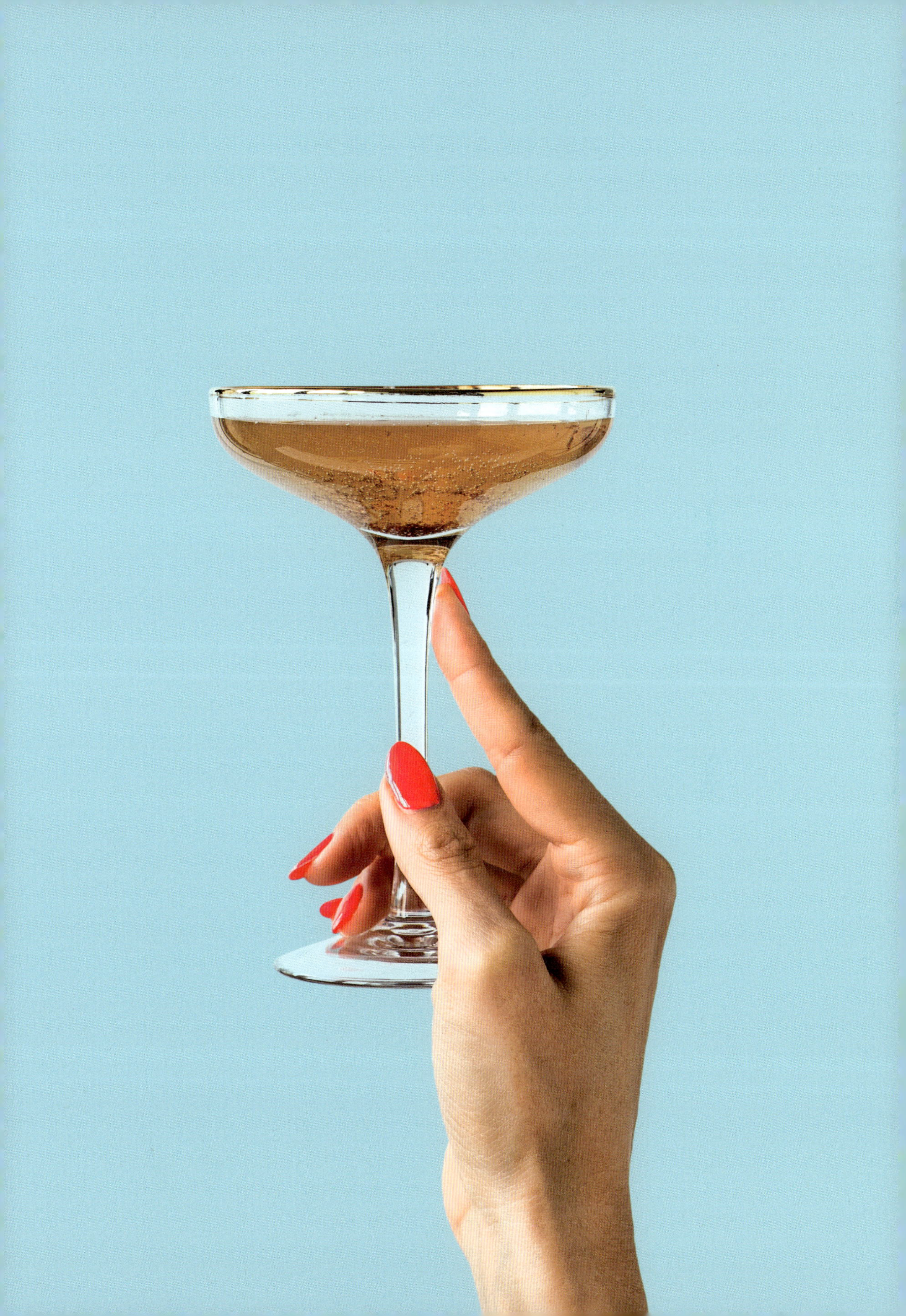

커뮤니티 회원들의 후기

"식단에 식초를 추가하니 정말 좋아요. 솔직히 말해서 더 이상 (음식)갈망이 느껴지지 않아요."

"13일차: 어젯밤에 6시간을 연속으로 잤어요!! 몇 년 만에 처음 있는 일이에요."

"더 이상 소화 문제가 없어요… 더 이상 통증도, 가스도 없어요. 몸이 더 가볍고 덜 부어 있는 느낌이에요."

"이번 주에는 하루 동안 야식을 먹지 않고도 문제없이 버텼어요. 제 인생에서 한 번도 이런 일이 없었어요.
저는 45세, 멕시코인이에요. 어렸을 때 우리는 저녁을 먹고 바로 잠자리에 들었죠.
이게 제 건강 회복에 가장 큰 장애물이었는데, 실제로 치유되고 있어요!"

"이제는 배고픔 없이 버틸 수 있어요 — 네 시간에서 다섯 시간 반쯤까지요.
내 몸이 영양분을 충분히 느끼고 있는 것 같아요. 세 시간마다 배가 고프다는 건 진짜 짜증나요.
식초는 오래 지속되는 포만감에 엄청난 변화를 주었어요."

"살을 빼고 싶었던 건 아닌데 배가 더 평평해졌어요.
지금까지 항상 약간 더부룩한 배를 가지고 있었거든요."

"정말 기분이 좋아요. 주방 찬장을 열고 제가 잊고 있던 간식을 발견할 때만
식욕에 대해 생각하게 돼요. 이 방법이 장기적으로 체중 감량으로 이어질 것 같아요."

"제 피부에 있던 건선들이 덜 붉고 덜 건조해요."

"기분 변화가 많이 나아졌어요. 이제 1초 만에 0에서 100으로 확 변하지 않고, 훨씬 차분해졌어요.
이건 제게 큰 변화예요! (저는 8살, 5살, 2살, 아이가 셋이거든요. 하하하)"

"에너지 수준과 식욕 감소가 놀라워요." "기분이 너무 좋아서 스스로도 믿기지 않을 정도예요."

"더 이상 설탕 갈망이 없어요! 하루를 초콜릿 없이 버틸 수 있을 줄은 생각도 못했어요."

"생애 처음으로 정말로 동기부여가 되고 있어요. 2kg을 감량했고 에너지 수준이 훨씬 좋아졌어요!!!"

"점심 후에는 졸리기만 했는데 이제는 전혀 그런 게 없어요.
점심 후 낮잠 대신 책 읽기 시간으로 대체했어요."

"제 에너지 수준이 많이 좋아졌어요… 그런데 아팠던 3일 동안 다시 옛날 습관
(단 음식으로 아침 식사하고 식초를 먹지 않는 것)으로 돌아갔더니 바로 차이가 느껴지더라고요.
다시 메스꺼움이 생기고 항상 배가 고픈 느낌이 들었어요."

"지금 아주 힘든 가족 상황을 겪고 있는데, 평소 같으면 스트레스로 체중이 급격히 늘었을 거예요.
그런데 놀랍게도 이번 2주 차에 체중이 오히려 줄고 있어요. 물에 식초를 넣어 마시는 걸 정말 즐겨요."

"배고픔이 사라진 것이 놀라워요. 예전에는 하루 종일 배가 고팠는데, 이제 하루에 세 끼 식사만 해도
괜찮아요. 또한, 평소 기분으로는 전혀 하지 않을 가벼운 운동 루틴을 할 에너지가 생겼어요."

"무엇을 먹을 지 선택할 때 더 안정감을 느껴요. 이 방법 덕분에 음식을
제대로 선택할 수 있게 되었어요. 정말 큰 감사 인사를 전하고 싶어요!"

"2주 차. 피부가 맑아졌고, 피부가 더 맑아졌고, 내 몸과 더 연결된 느낌을 받아요.
내 몸의 신호를 더 잘 듣게 되었어요."

"식탐이 줄었고, 음식에 대해 생각하는 데 쓰는 시간과 정신적 에너지도 훨씬 줄었어요.
정말 해방된 기분이에요! 복부 팽만감과 IBS-C 증상에는 변화가 없지만, 전반적으로 더 좋아졌어요!"

"달콤한 것을 먹을 때 죄책감이 덜해요. 이 방법을 알기 전에는 달콤한 것을 먹을 때마다 자책했어요.
이제는 필요한 경우 조금 먹어도 괜찮고, 그에 대해 나쁘게 생각하지 않게 되었어요!"

"식탐이 없어요! 남편이 초콜릿 회사에서 일해서
집에 항상 초콜릿이 있는데도 식탐이 사라졌어요! 정말 감사합니다!"

"장 건강이 개선된 것 같아요. 평생 겪어왔던 저혈당증이 이제 더 이상 없는 것처럼 느껴져요."

"저는 제1형 당뇨병이 있어요. 정신적으로 훨씬 더 동기 부여가 되고 있어요, 에너지가 생기고 훨씬 더
긍정적으로 느껴져요. 신체적으로는 식사 후 혈당이 너무 높아지지 않았고 탄수화물 10g 당 인슐린의 양도
줄일 수 있었어요. 이것은 제 기분에도 큰 영향을 미쳤어요. 덜 짜증나고 훨씬 더 많은 에너지가 생겼어요!"

2주 차 당신의 목표

2주 차 동안의 목표는 풍미 있는 아침 식사를 계속하고 (이 방법을 끝까지 이어갈 것이다) 식초의 활용을 시작하는 것이다. 마치 임무를 수행하는 비밀 요원처럼, 이 방법을 전략적으로 활용할 수 있다 — 가장 유리한 시간에 혈당 스파이크를 효과적으로 줄일 있도록 식초를 섭취하라.

목표는 매일 식초 한 스푼(한 큰술)을 섭취하는 것이다. 레시피에서 다양한 방법(마시기, 뿌리기, 절임 등)을 발견하게 될 것이다.

식초는 하루 중 언제든지 섭취할 수 있다. 대부분의 사람들은 기억하기 더 쉽기 때문에 풍미 있는 아침 식사 전에 식초를 다 마시기도 하지만 하루 동안 여러 번 소량씩 마실 수도 있다. 언제든 괜찮지만, 식초를 섭취하는 가장 효과적인 시간은 **달콤한 간식**(설탕이 많은 스낵, 쿠키, 초콜릿 바, 디저트)**이나 전분이 많은 음식**(파스타, 빵, 감자, 밥)**을 먹기 전**이다. 이렇게 하면 단 음식과 전분이 많은 음식의 혈당 스파이크를 상당히 줄일 수 있기 때문이다(달콤하고 전분이 많은 음식은 소화되면서 포도당으로 분해되므로 혈당 스파이크를 일으키기 쉽다).

이 음식들을 먹기 전에 식초를 섭취하면, 음식 갈망의 롤러코스터가 시작될 가능성이 적어지면서 더 즐겁게 음식을 먹을 수 있다. 식초를 섭취하는 최적의 시간은 **식사 10분 전**이다. 하지만 다시 한번 말하지만 유연하게 — 만약 식사 30분 전이나 식사 중에 식초를 마셔도 효과는 있다.

따라서 언제 마실지는 당신이 결정할 일이다 — 아침에 마시는 습관을 들일 수도 있고, 아니면 탄수화물 식사나 달콤한 간식을 먹기 전에 마실 수도 있다. 하루에 한 스푼을 어떻게든 섭취한다면 이 방법을 완료한 것이다.

그게 전부다! 풍미 있는 아침 식사를 하고, 식초를 섭취한 후에는 원하는 대로 하루를 보내면 된다. 피로감이 줄고 음식 갈망이 감소하는지 주의 깊게 살펴보라. 이는 혈당이 안정되고 있다는 단기적인 신호들이다.

과학

과학자들은 식초(어떤 종류든 상관 없음)에 아세트산이라는 강력한 성분이 함유되어 있다는 사실을 발견했다. 우리가 아세트산을 섭취하면 몇 가지 놀라운 일이 일어난다:

첫째, 아세트산은 소화 효소가 설탕과 전분을 포도당으로 분해하는 속도를 낮춘다. 이것은 좋은 일이다. 왜냐하면 이 과정이 느려지면 포도당 분자가 우리 시스템에 더 완만하게 도달하여 혈당 스파이크를 줄이기 때문이다.

둘째, 아세트산이 혈류에 들어오면 근육에 침투해 혈액에 떠다니는 포도당 분자를 흡수하도록 자극하고, 이를 다음 운동을 위한 에너지원으로 저장하게 만든다.

이 두 가지 요인 — 포도당이 몸에 더 천천히 방출되고 근육이 더 빠르게 흡수하는 과정 — 은 혈액에 자유롭게 떠다니는 포도당이 줄어든다는 것을 의미한다. 식사 전에 식초 한 스푼을 섭취하면 그 식사의 **혈당 스파이크를 최대 30%, 인슐린 급증을 최대 20%까지 줄일 수 있다.** 이는 염증을 감소시키고, 노화를 늦추며, 에너지를 증가시키고, 호르몬을 균형 있게 유지하며, 뇌 건강에도 도움을 준다.

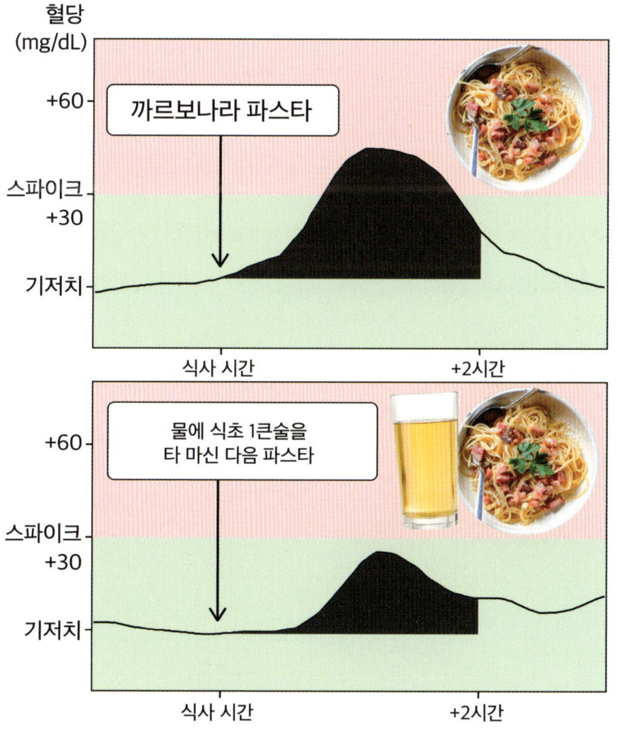

식초: 매우 강력한 2주 차 핵심 비법

더욱이, 아세트산이 인슐린의 양을 줄이는 것뿐만 아니라, 이는 우리 몸이 지방을 태우는 모드로 다시 돌아가도록 도와준다. 또한 아세트산은 우리 DNA에도 놀라운 영향을 미친다. DNA에 약간의 재프로그래밍을 지시해 미토콘드리아가 더 많은 지방을 태우도록 하는 것이다. 한 연구에 따르면, 3개월 동안 식사 전에 식초를 추가한 사람들은 내장 지방, 허리 및 엉덩이 둘레, 그리고 중성지방 수치가 감소한 것으로 나타났다.

나만의 식초 만드는 방법

필요한 것은 당신이 선택한 식초 한 스푼뿐이다 — 사과 식초와 화이트 식초가 응용하기에 가장 인기 있는 식초다 — 이제 이 식초를 섭취할 방법을 찾으면 된다. 음료(차나 모히토 같은 무알콜 칵테일)나 음식(피클이나 샐러드) 등에 섞어 먹을 수 있는데, 이는 전적으로 당신의 선택에 달려 있다. 이 장의 모든 레시피는 당신 내면의 믹솔로지스트(칵테일 만드는 사람)에게 영감을 줄 것이다.

당신은 식초를 다른 재료와 혼합할 수 있다. 다만, 설탕, 꿀, 아가베 또는 메이플 시럽, 과일 주스와 섞지 말아라. 그렇게 하면 식초의 효과가 상쇄될 수 있다. 음료를 만들 때 단맛을 더하고 싶다면 스테비아 몇 방울을 추가할 수 있다.

올바르게 하고 있는지 확인하는 방법

식초를 마시는 일이 즐겁고 맛있게 느껴져야 한다. 목이 타거나 불편함을 느낀다면, 식초가 충분히 희석되지 않은 것이다. 물을 더 추가하거나 처음에는 식초의 양을 줄여서 시작하자(그리고 식초가 정말로 당신의 취향이 아니라면, 레몬으로 대체할 수 있다 — 118페이지를 참조하라).

참고: 만약 위장 문제가 있거나 의사가 이 방법을 하지 말라고 권한다면, 이 방법은 건너뛰어라. 이번 주에는 풍미 있는 아침 식사를 계속 이어가면 된다.

TIP

커뮤니티 팁

- 식초의 품질은 맛에 큰 차이를 만듭니다. 집에서 자주 사용하는 식초의 맛이 마음에 들지 않는다면 다른 종류의 식초를 시도해 보세요.
- 식초의 양을 정확히 측정하는 것도 중요합니다. 눈대중으로 양을 잴 경우 너무 진한 음료가 만들어 질 수 있습니다.
- 매일 식초를 섭취하기 가장 쉬운 시간은 아침 식사와 함께 또는 식전에 섭취하는 것입니다. 그때가 기억하기 가장 쉽습니다.
- 하루 중 더 늦은 시간에 식초를 섭취하고 싶다면, 차나 무알콜 칵테일 레시피가 큰 도움이 됩니다. 시도해 보세요. 놀랍도록 맛있고 쉽습니다.
- 식초를 요리하면서 조금씩 음미해 보세요.
- '따뜻한 시나몬 차'(142페이지)는 커뮤니티에서 인기 있는 레시피입니다! 한 번 시도해 보세요.
- 이 시간을 특별하게 만들어 보세요. 예쁜 잔을 사용해 식초를 마시는 습관을 만들어 보는 것도 좋습니다!

당신의 몸에게 무엇이 필요한지 물어보세요

불안정한 혈당 수치는 종종 식욕을 유발하는 주요 원인이다. 이로 인해 여러분은 오랫동안 혈당 롤러코스터를 타며 오전 10시에 페이스트리, 오후 3시에 커피와 설탕, 저녁 식사 후에는 아이스크림을 필요로 하는 습관에 익숙해졌을지도 모른다. 많은 사람들이 그렇듯, 이러한 욕구는 이미 일상적인 습관이 되었을 것이다.

이번 2주 차에는 긍정적인 변화가 시작될 것이며, 몸이 어떻게 느껴지는지 세심히 관찰하길 바란다. 혈당 저하로 인한 식욕이 사라지면서, 스스로의 욕구를 점검하고 그 이유를 생각하는 것이 중요하다.

오전 10시에 잠시 멈춰서 자신에게 물어보자. 정말로 그 페이스트리를 원하는가? 아니면 아침 식사로 이미 배가 부르고 더 이상 필요하지 않은가? 오후 3시에는 에너지 수준을 점검해 보자. 오후에 더 이상 피곤하지 않아 커피와 설탕을 건너뛸 수 있는지 확인해 보자. 이런 식으로 계속 스스로를 점검하는 것이 중요하다. 당연하게 받아들이지 말고, 호기심을 가져보자. 몸과 대화하고, 그 이야기를 들어보자. 지금 이 순간 자신이 진정으로 원하는 것을 먹고 있는지, 아니면 그저 습관적으로 먹고 있는지 확인하는 것이 중요하다.

만약 페이스트리나 설탕, 아이스크림이 정말 먹고 싶다면, 기꺼이 즐기면 된다. 이 방법에서는 어떤 것도 제한하지 않는다. 금지된 것도, 나쁜 것도 없다. 그저 핵심 방법에 집중하고, 나머지 시간에는 자신에게 맞는 방식으로 생활하면 된다. 완전한 식사와 디저트에 대한 영감이 필요하다면, 238-279페이지에 있는 내가 좋아하는 다양한 레시피를 참고하면 된다.

커뮤니티에서 자주 묻는 질문

식초를 정확히 언제 마셔야 하나요? 결론적으로 언제든 괜찮다. 하루에 한 스푼을 섭취하기만 하면 이 방법을 성공적으로 완수한 것이다. 공복 상태에서 아침에 마셔도 되고, 풍미 있는 아침 식사와 함께 또는 식사 후에 마셔도 된다. 또는 하루 중 생각날 때, 점심이나 저녁 식사 전, 중간, 혹은 후에 섭취할 수 있다. 하지만 만약 하루 중 전분이 많거나 단 음식을 먹게 된다면, 그 음식을 먹기 10분 전에 식초를 섭취하면 더욱 효과적이다. 식전에 섭취하는 것을 잊었다면, 식사 중이나 식후에 섭취해도 여전히 긍정적인 효과가 있다.

알약이나 구미 형태로 섭취할 수 있을까요? 알약을 시도해보고 싶다면, 한 스푼의 식초에 포함된 아세트산(약 800mg)을 얻기 위해 세 개 이상의 알약을 삼켜야 할 수도 있다는 점을 유의해야 한다. 현재 시중에 나와 있는 구미 형태의 제품은 권장되지 않는다. 구미 한 개당 약 1g의 설탕이 들어 있어, 혈당 곡선을 안정시키기는커녕 오히려 혈당 스파이크를 유발할 수 있기 때문이다(한 유명한 사과 식초 구미 브랜드에 과학적 근거를 문의했지만 답변을 받지 못했다). 언젠가는 실제로 효과가 있는 구미를 내가 직접 만들지도 모른다.

마실 수 있는 양에 제한이 있나요? 그렇다. 29세 여성이 매일 16스푼의 식초를 6년 동안 섭취한 결과, 칼륨, 나트륨, 중탄산염 수치가 매우 낮아져 병원에 입원한 사례가 있다. 그러니 그렇게 많이 마시지 말자. 하루에 한 스푼이면 충분하다!

매 식사 전에 식초를 마시는 것이 좋을까요? 그렇게 한다고 해서 반드시 문제가 되는 것은 아니지만, 꼭 그럴 필요는 없다. 하루에 한 스푼이면 충분하며, 이 정도만으로도 충분한 이점을 얻을 수 있다.

어떤 식초가 가장 좋은가요? 모든 종류의 식초가 효과가 있다: 화이트 와인 식초, 레드 와인 식초, 사과 식초, 발사믹 식초, 샴페인 식초, 체리 와인 식초, 쌀 식초 등. 피해야 할 유일한 것은 아주 진하고 오래된 발사믹 식초다. 이들은 설탕이 너무 많이 들어 있어서 효과가 없다.

피클로 대신 먹을 수 있나요? 물론이다. 다만 충분한 양의 피클을 먹어야 한다. 시중에서 구매한 피클을 먹을 경우, 설탕으로 절이지 않았는지 성분표를 꼭 확인해야 한다. 136-140페이지에는 직접 피클을 만드는 멋진 레시피들이 많이 있다. 직접 만들면 어떤 재료가 들어갔는지 확실히 알 수 있고, 바로 먹을 수 있다. 또한 냉장고에서 최대 4주까지 보관할 수 있다.

식초를 마시는 대신 샐러드에 넣어도 될까요? 물론이다! 148-151페이지에 맛있는 드레싱 레시피들이 준비되어 있다.

콤부차는 어떤가요? 콤부차에는 아세트산이 1% 미만으로 포함되어 있어, 일반 식초(약 5% 아세트산)와 비교할 만큼 강력하지 않다. 게다가 시중에서 판매되는 콤부차는 종종 설탕이 추가되어 있다. 그렇기 때문에 콤부차는 혈당 급등을 억제하는 역할을 하지 않으며, 일반 식초 대신 사용할 수 없다. 하지만 콤부차는 발효식품으로, 장내 유익한 미생물을 증식시키는 유익한 박테리아를 포함하고 있어 여전히 건강에 도움이 된다.

레몬 대신 라임을 사용해도 되나요? 물론이다(감귤류 과일을 사용한 이 방법에 대해 더 알고 싶다면 118페이지의 '레몬 옵션'을 참고하라).

위장 문제나 속쓰림이 있는 경우 식초를 마셔도 되나요? 상황에 따라 다르니 의사와 상의하는 것이 좋다. 만약 걱정이 된다면 '레몬 옵션'(118페이지)으로 대체하거나 이 방법을 아예 건너뛰고 이번 주에는 풍미 있는 아침 식사만 계속해도 된다.

임신 중이거나 수유 중에 식초를 마셔도 되나요? 대부분의 일반 식초는 살균 처리되어 있어 임신이나 모유 수유 중에 안전하게 섭취할 수 있다. 그러나 사과 식초는 대개 비살균 처리되어 있어 임산부에게 위험할 수 있다. 먼저 의사와 상담하는 것이 좋다.

식초의 맛을 좋아하지 않아요. 어떻게 해야 하나요? 작은 양으로 시작해서 천천히 늘려가는 것이 좋다. 또는 사과 식초 대신 화이트 와인 식초를 시도해보자(어떤 사람들은 이 맛을 더 선호하기도 한다). 다음 페이지에 있는 모히토나 차 레시피도 시도해볼 수 있는데, 아마 생각보다 만족스러울 것이다. 만약 식초가 정말로 맞지 않는다면, 위에서 언급한 '레몬 옵션'을 시도해보는 것도 좋다.

왜 레시피에서 빨대를 권장하나요? 희석한 식초는 치아 에나멜을 손상시킬 만큼 산성이 강하지 않지만, 안전을 위해 빨대로 마시는 것을 권장한다. 병에서 직접 마시는 것은 피해야 한다. 비네그레트(식초 베이스 드레싱)와 같이 음식에 섞어 먹는 것은 괜찮다.

식초를 하루 한 스푼 마시는 것에 부작용이 있나요? 음용 가능한 식초, 즉 산도 5%의 식초를 섭취하는 한 부정적인 부작용을 경험하지 않을 것이다(청소용 식초는 산도가 6%이므로, 마트에서 걸레나 화장지 근처에 있는 식초라면 절대 마시지 말자!).

아, 식사 전에 식초를 마시는 것을 깜빡했어요. 너무 늦었나요? 전혀 아니다! 나도 자주 깜빡하곤 한다. 걱정 말자. 식사 중이나 식사 후에도 여전히 마실 수 있다.

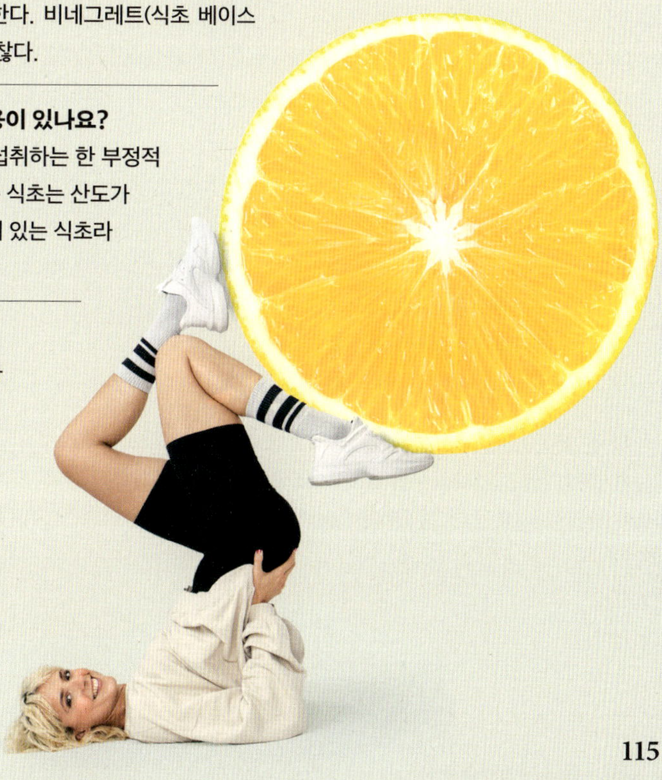

식초

1

GG 클래식

The GG classic

필요한 재료

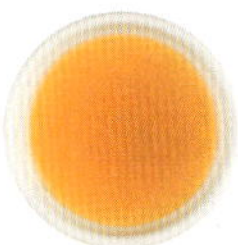

사과 식초 1큰술 또는 선호하는 다른 식초

\+ 물

2020 오리지널. 하루 중 식초를 추가하는 가장 간단한 방법입니다. 하루 중 언제든지 마셔도 좋지만, 전분이나 단 음식을 먹기 전에 마시면 더욱 강력한 효과가 있습니다. 식초마다 맛이 다르므로, 본인의 입맛에 가장 잘 맞는 것을 선택하세요. 마셔보세요, 자신 있게!

만드는 방법

1. 식초와 물 300ml를 큰 유리잔에 섞는다.
2. 이때 치아의 에나멜을 보호하기 위해 가능하면 빨대로 마시는 것이 좋다. (맛이 너무 강하게 느껴진다면 식초를 1 작은술로 시작하는 것도 좋다)

TIP **색다르게 즐기고 싶다면:**
취향에 따라 레몬즙 약간, 얼음 또는 탄산수를 추가할 수 있다.

1인분

글루텐 프리 채식주의

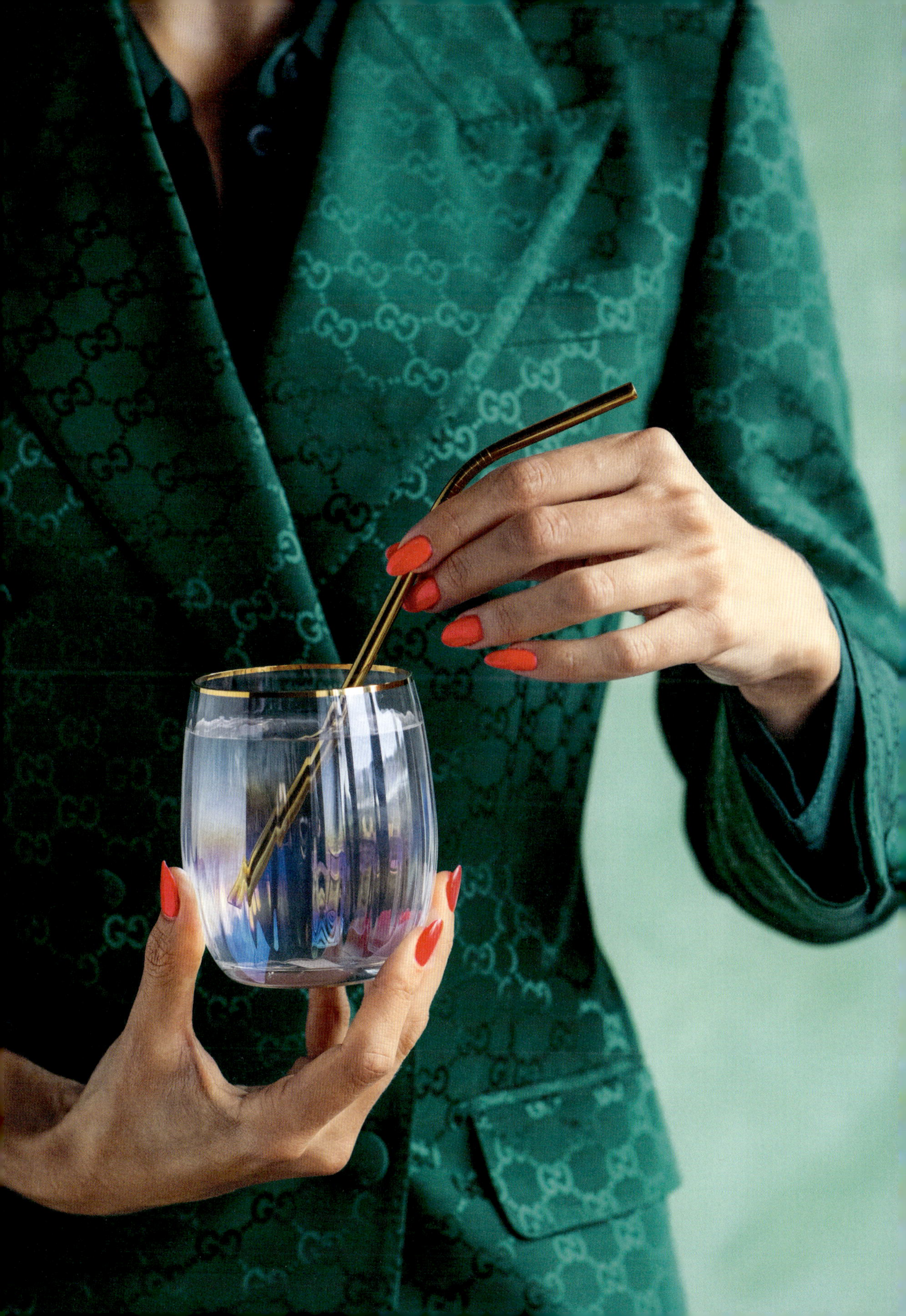

식초 2

레몬 옵션
(식초를 못 먹는 분들을 위한 옵션)
The lemon option

필요한 재료

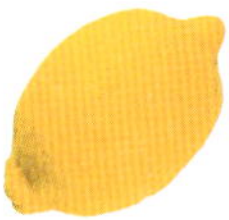

레몬 1/2개의 즙

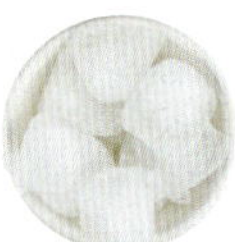

얼음(옵션)

+ 물

식초가 부담스럽다면, 레몬즙으로 대체해 보세요. 혈당 수치에는 식초만큼 강력하지 않지만, 여전히 도움이 됩니다. 라임 주스를 레몬 대신 사용해도 괜찮아요.

만드는 방법

1. 레몬즙을 물 300ml에 섞고, 얼음을 넣거나 기호에 따라 탄산수를 사용할 수 있다.
2. 치아를 보호하기 위해 가능하면 빨대로 마시고, 또는 물병에 넣어 하루 종일 조금씩 마셔도 좋다.
(124페이지의 '정서적 안정을 주는 물병'레시피 참고)

1인분

글루텐 프리 채식주의

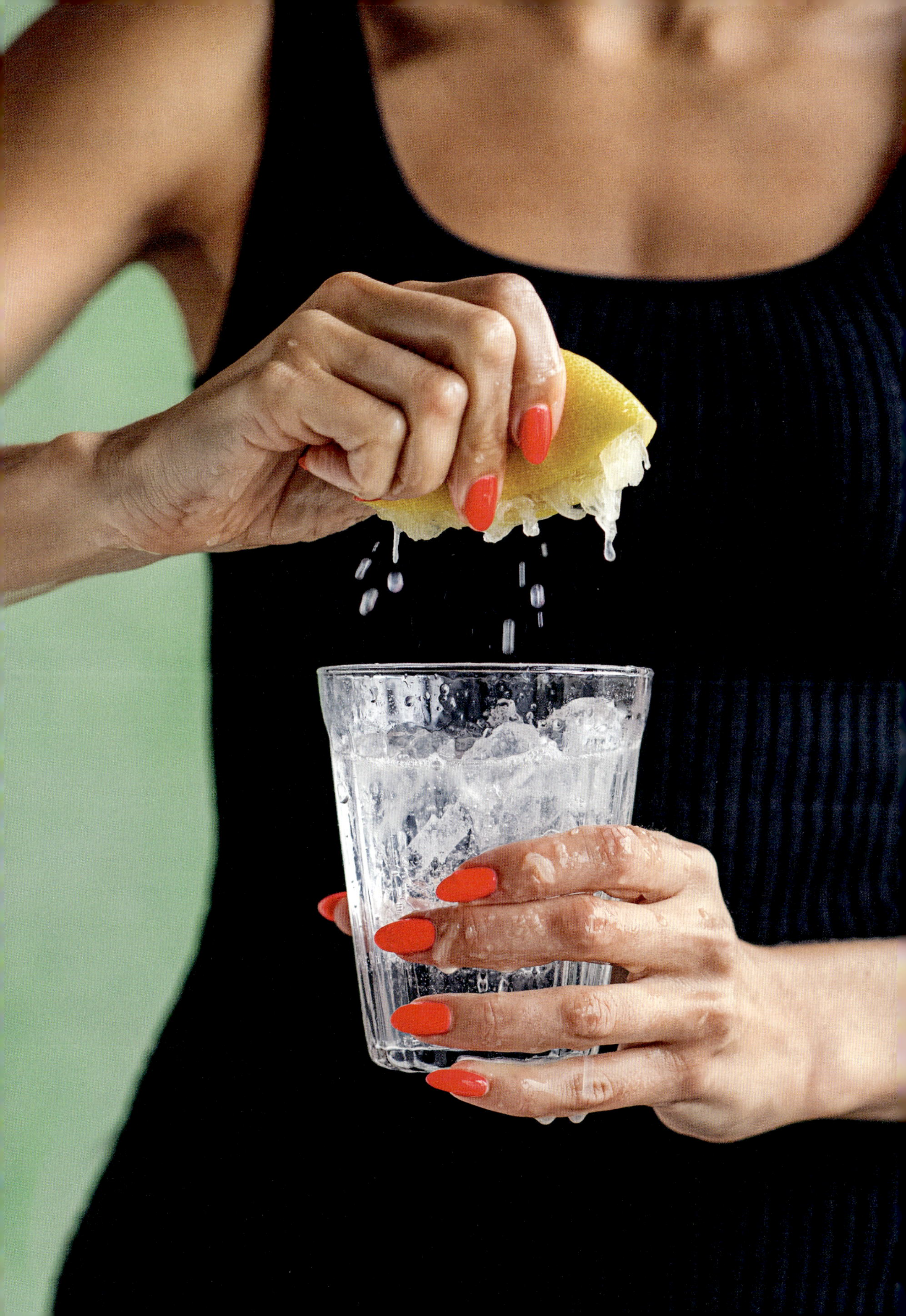

식초

3

얼음 트레이 활용법

The ice-cube tray

필요한 재료

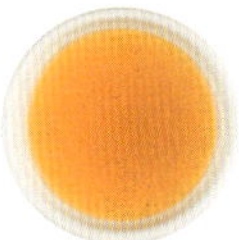

사과 식초 또는
선호하는 다른 식초

만약 당신이 물건을 정리하는 것을 좋아하고, 매일 식초를 계량할 때마다 숟가락을 더럽히고 싶지 않다면, 이 방법이 딱입니다. 얼음 트레이에 하루 식초 분량을 미리 나눠 넣고, 매일 한 개씩 음료에 넣어 보세요.

만드는 방법

1 얼음 트레이의 각 칸에 사과 식초 1큰술을 붓고 얼린다.

2 얼음 큐브 하나를 물병, 유리잔 또는 머그잔에 넣어 마신다.

양: 사용하는 얼음 트레이 칸 수만큼

준비 시간	5분

글루텐 프리 채식주의

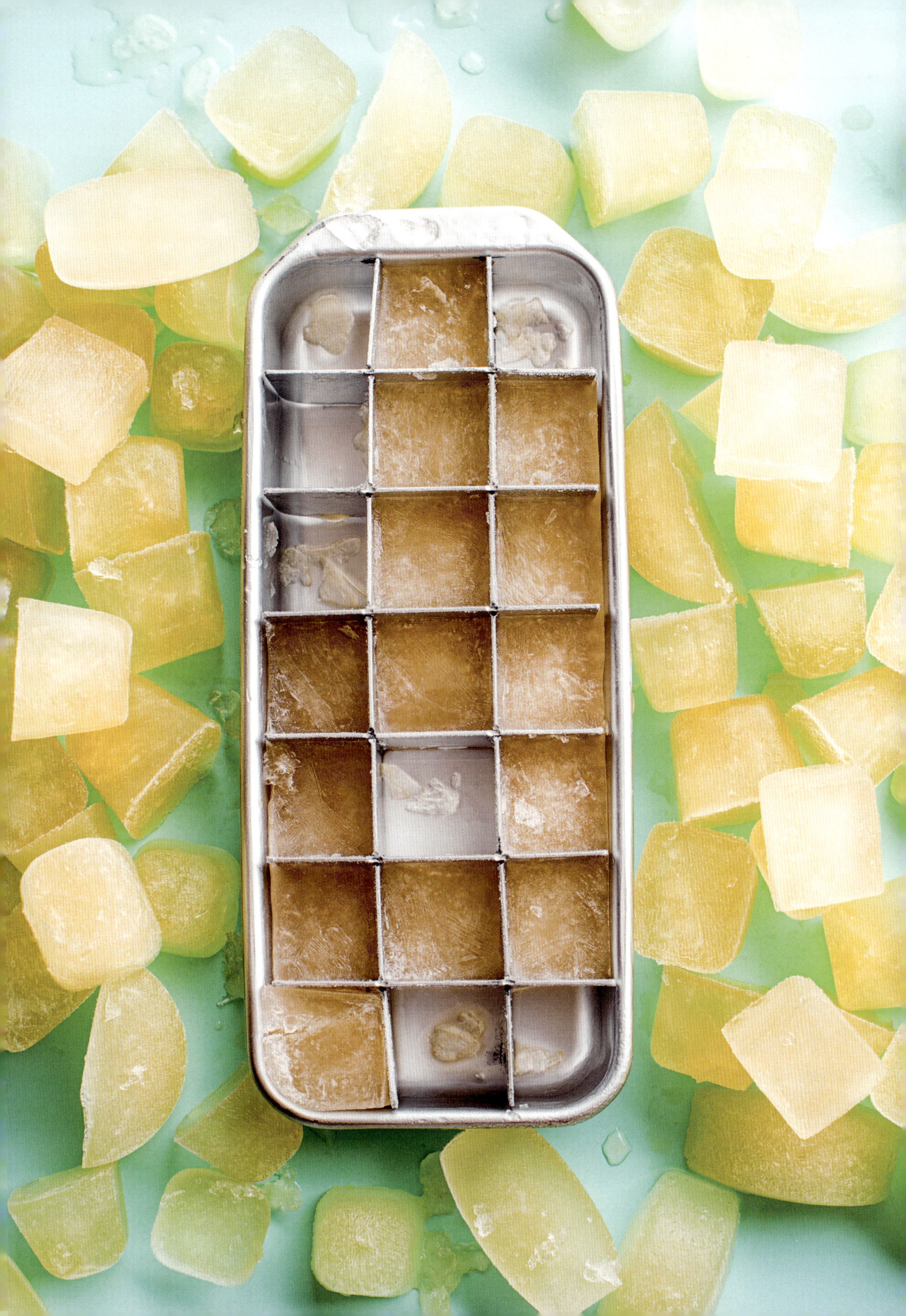

식초
4

휴대용 식초

The flask

필요한 재료

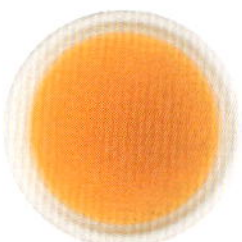

선호하는 식초

언제 어디서나 식초를 간편하게 즐길 수 있는 방법이에요.

만드는 방법

1 좋아하는 식초 몇 큰술을 작은 플라스크나 병에 담는다.

2 가방에 넣어 두고, 식당, 사무실, 여행 중
어디서든 마시는 음료에 한 큰술씩 추가한다.

1인분

글루텐 프리 채식주의

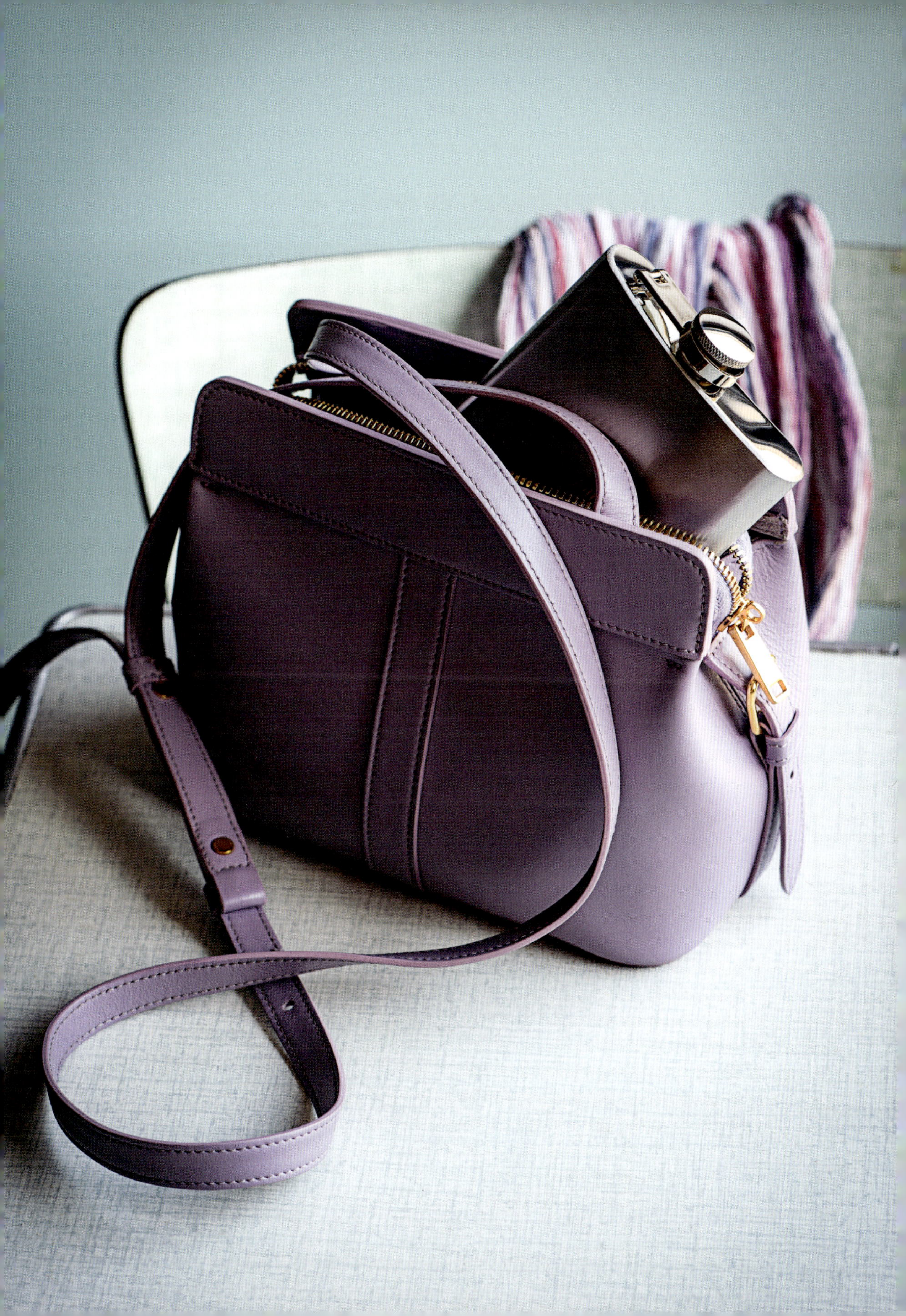

식초
5

정서적 안정을 주는 물병

The emotional support water bottle

필요한 재료

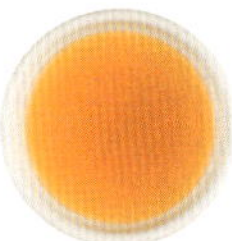

사과 식초 또는
선호하는 다른 식초

+ 물

여기 식초를 활용하는 또 다른 방법이 있어요.

물병에 식초 1큰술을 넣고 희석한 후, 하루 종일 조금씩 마셔보세요. 물병을 곰인형처럼 항상 가지고 다니세요. 정서적 안정과 혈당 관리를 동시에 할 수 있습니다.

만드는 방법

1. 물병에 식초 1큰술과 500ml의 물(또는 물병을 채울 만큼의 양)을 섞는다.
2. 하루 동안 조금씩 마신다.

1인분

글루텐 프리 채식주의

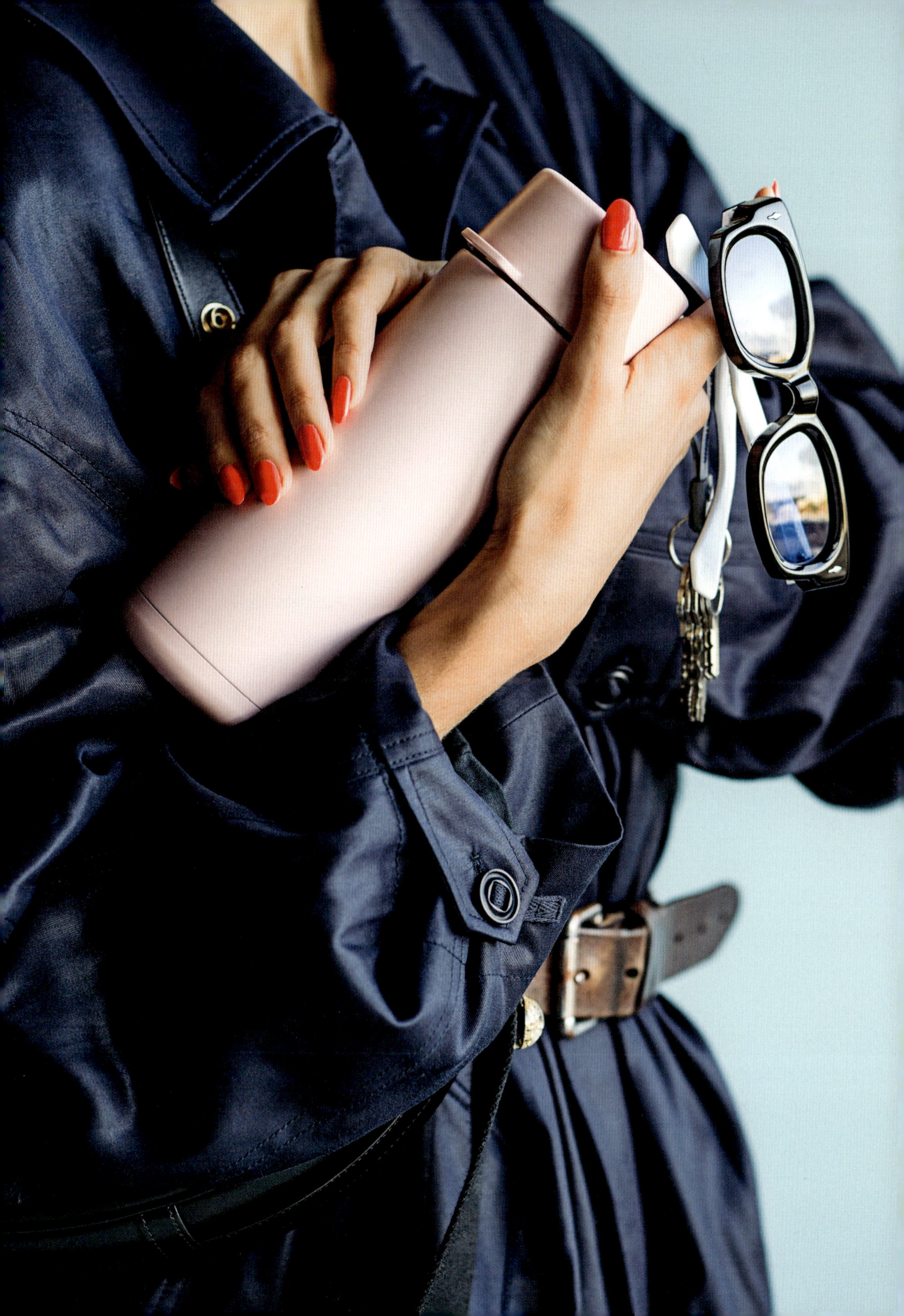

식초

6

식당에서 즐기는 식초 음료

The restaurant vinegar drink

필요한 재료

친절한 종업원 ☺

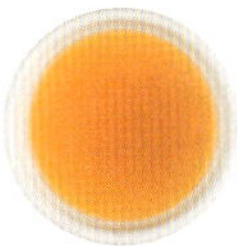

약간의 식초

+ 물

종종 "식당에서 식초를 가지고 있지 않을 때 어떻게 식초 비법을 실천할 수 있나요?"라는 질문을 받습니다. 좋은 소식은 대부분의 식당에 식초가 있다는 것이죠. 더 좋은 소식은, 함께 있는 일행들도 물잔에 식초를 넣어보는 경험을 해 볼 수 있다는 점입니다.

만드는 방법

1 식당에서 식초(아무 종류나)를 요청하고 물잔에 식초 1큰술을 넣는다.

2 식사를 시작하기 전에 마시는 것이 이상적이지만, 식사 중에 마셔도 괜찮다.

글루텐 프리 채식주의

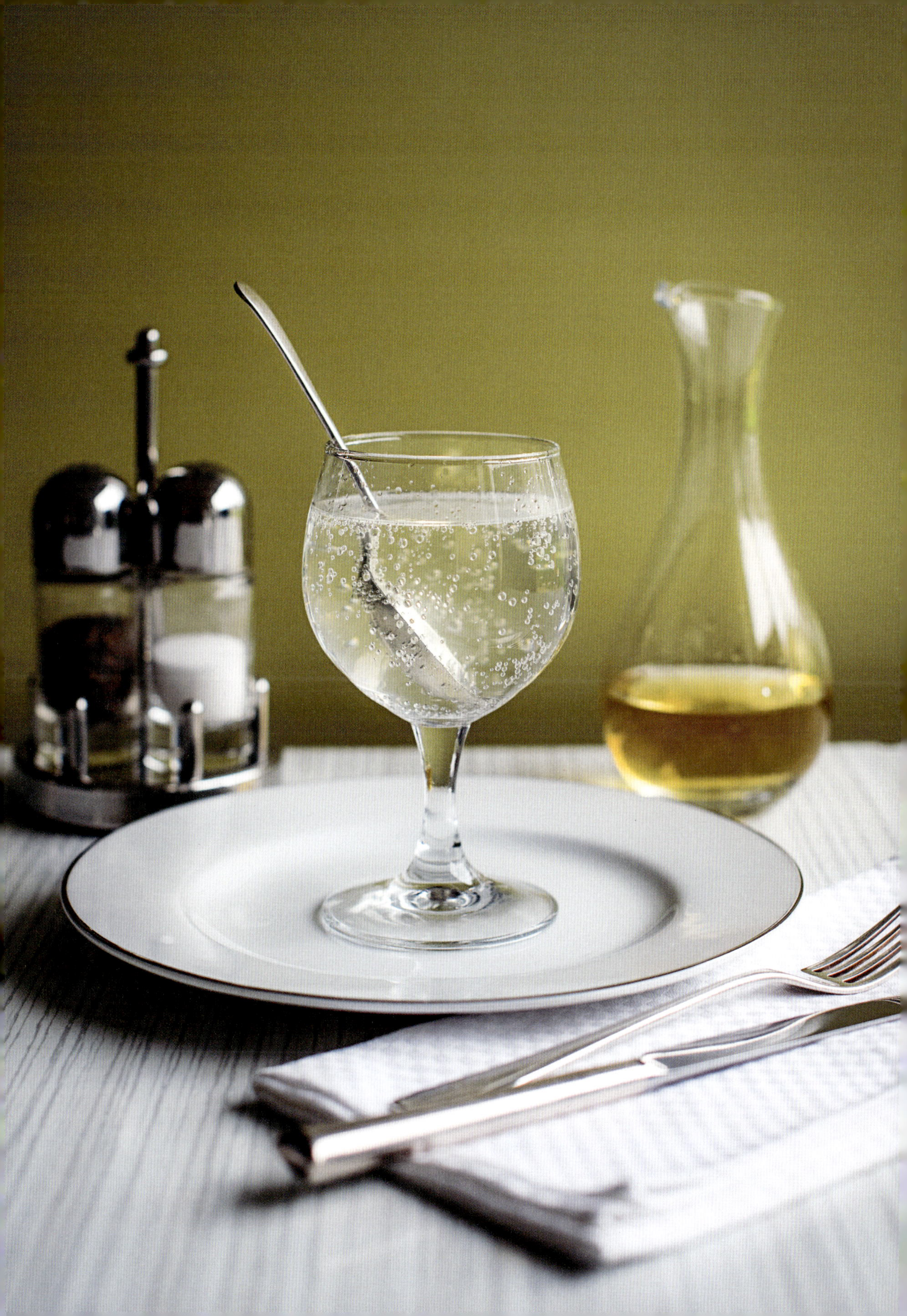

식초
7

나를 위한 모히토 슬러시

Try-me mojito slushie

필요한 재료

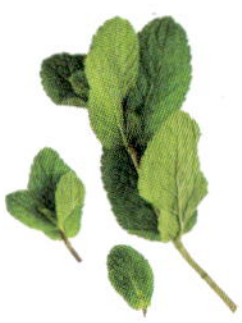

민트 잎 2줄기
(장식용 추가 민트 약간)

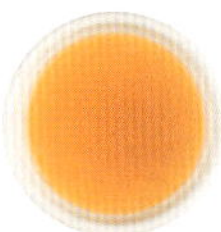

사과 식초 1큰술

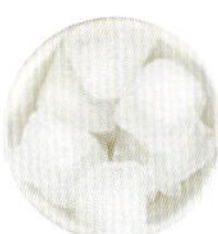

얼음 약간

+ 탄산수(채우기용)

이제 하루의 식초 비법을 실천하면서도 즐거운 습관을 만들어줄 무알코올 칵테일 시리즈를 시작합니다. 이 레시피를 그냥 지나치고 싶을 수도 있겠지만, 한 번 시도해 보세요. 파일럿 연구에 참여했던 사람들이 이 레시피가 식초 섭취를 더 즐겁게 만드는 데 정말 도움이 되었다고 말해 줬답니다.

만드는 방법

1. 민트 잎, 사과 식초, 얼음을 블렌더에 넣고 슬러시 같은 질감이 될 때까지 갈아준다.
2. 혼합물을 칵테일 잔에 담고, 탄산수를 채운다.

1인분

준비 시간 5분

글루텐 프리 채식주의

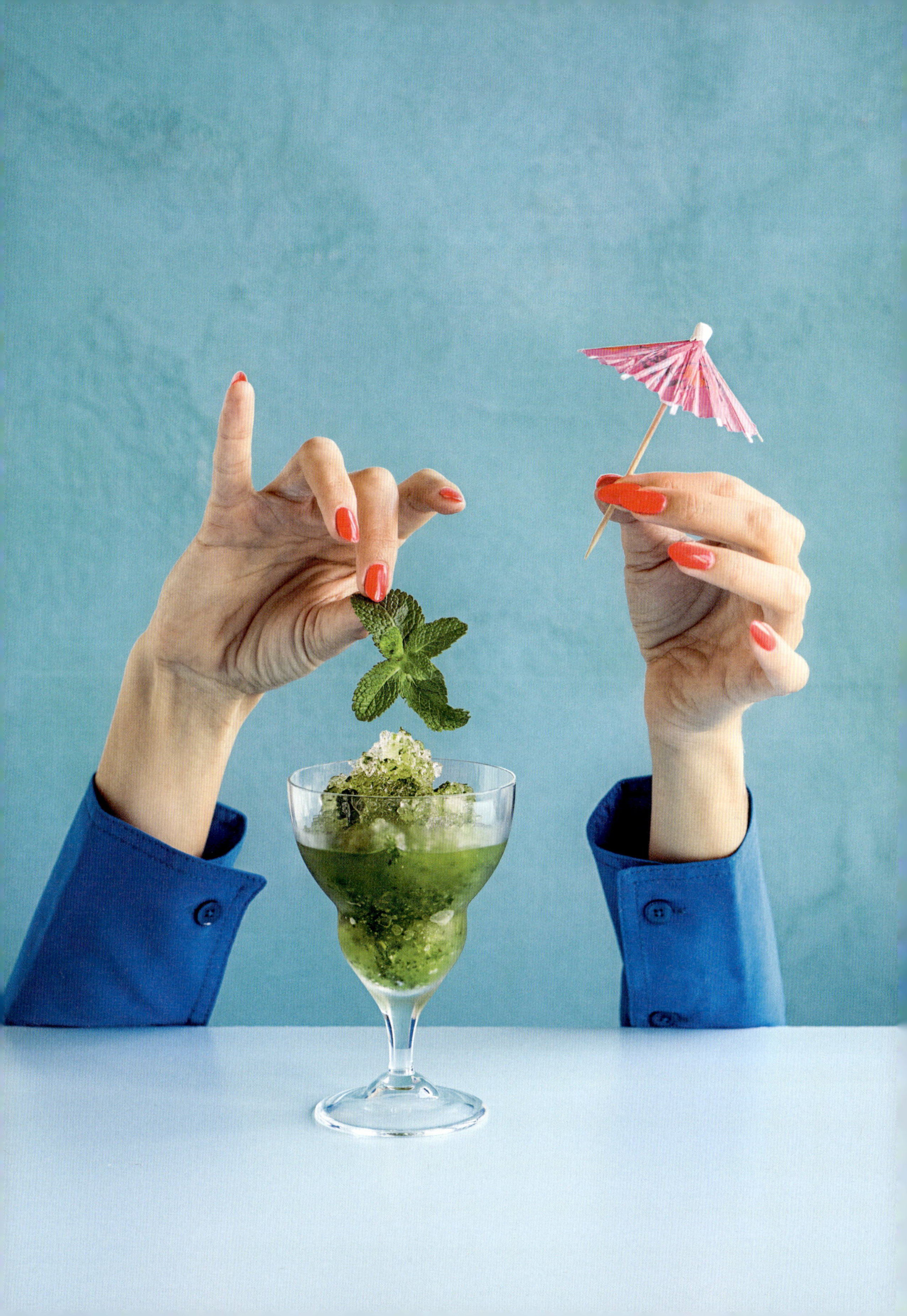

식초

8

포근한 생강 음료

Ginger giant

필요한 재료

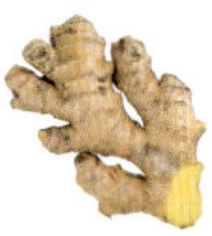

생강
3cm 조각
(껍질을 벗기고 잘게 갈기)

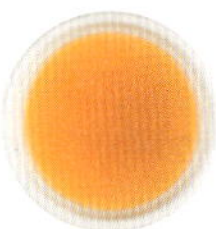

사과 식초
1큰술

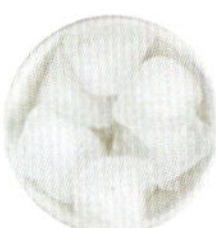

얼음 약간

+ 탄산수 (채우기용)

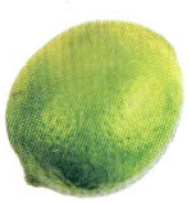

라임 슬라이스
(장식용, 선택 사항)

저는 혈당을 지켜주는 '포근한 거인'같은 식초 비법들을 하루 중 실천하는 것을 좋아해요. 이들은 우리의 혈당을 보호하면서, 우리가 원하는 일을 자유롭게 할 수 있게 해줘요. 이 특별한 거인은 입술에 짜릿함을 주고 목에 따뜻한 여운을 남깁니다. 생강을 좋아한다면, 2큰술로 시작해 보세요. 생강이 처음이라면 1큰술로 시작하고 조금씩 늘려 보세요.

만드는 방법

1. 생강과 사과 식초를 유리잔에 넣고 섞는다.
2. 유리잔을 얼음으로 채운 후 탄산수를 부어 마무리한다. 원하는 경우, 라임 슬라이스를 장식으로 얹는다.

1인분

준비 시간 5분

글루텐 프리 채식주의

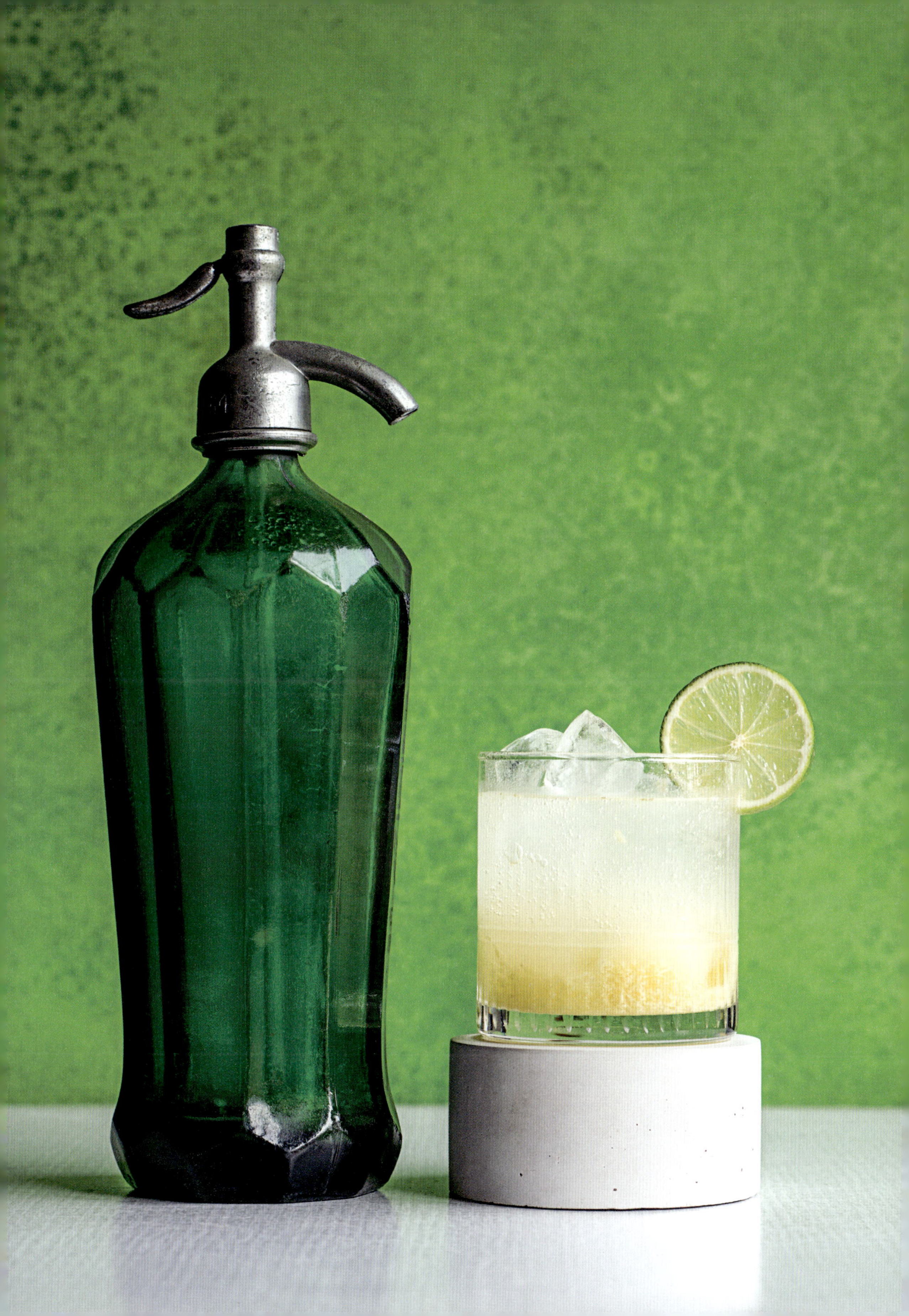

식초

9

애플 스프리처

Mother apple spritzer

필요한 재료

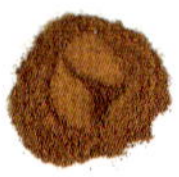

계핏가루
1작은술

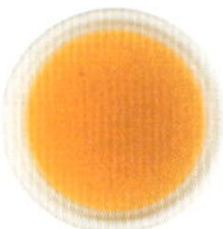

사과 식초
1큰술

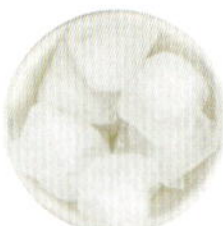

얼음 약간

+ 탄산수 (채우기용)

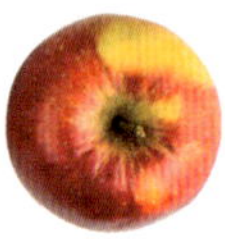

작은 사과
1/2개
(씨를 제거하고 얇게 슬라이스)

사과 식초에 대한 이야기는 많지만, 그 근원인 사과에 대한 찬사는 부족하네요! 여기, 사과가 주인공으로 등장합니다. 사과나무 아래 앉아 마시기에 딱 좋은, 정말 맛있는 스프리처입니다(만약 그렇게 하신다면 사진 꼭 보내주세요!).

만드는 방법

1. 작은 그릇에 계핏가루와 사과 식초를 넣고 완전히 섞일 때까지 저어준다. (계핏가루가 잘 섞이려면 조금 시간이 걸린다)
2. 혼합물을 쿠페 잔(칵테일 잔)에 붓고, 얼음과 탄산수를 넣는다. 얇게 썬 사과 조각으로 마무리한다.

1인분

준비 시간 3분

글루텐 프리 비건

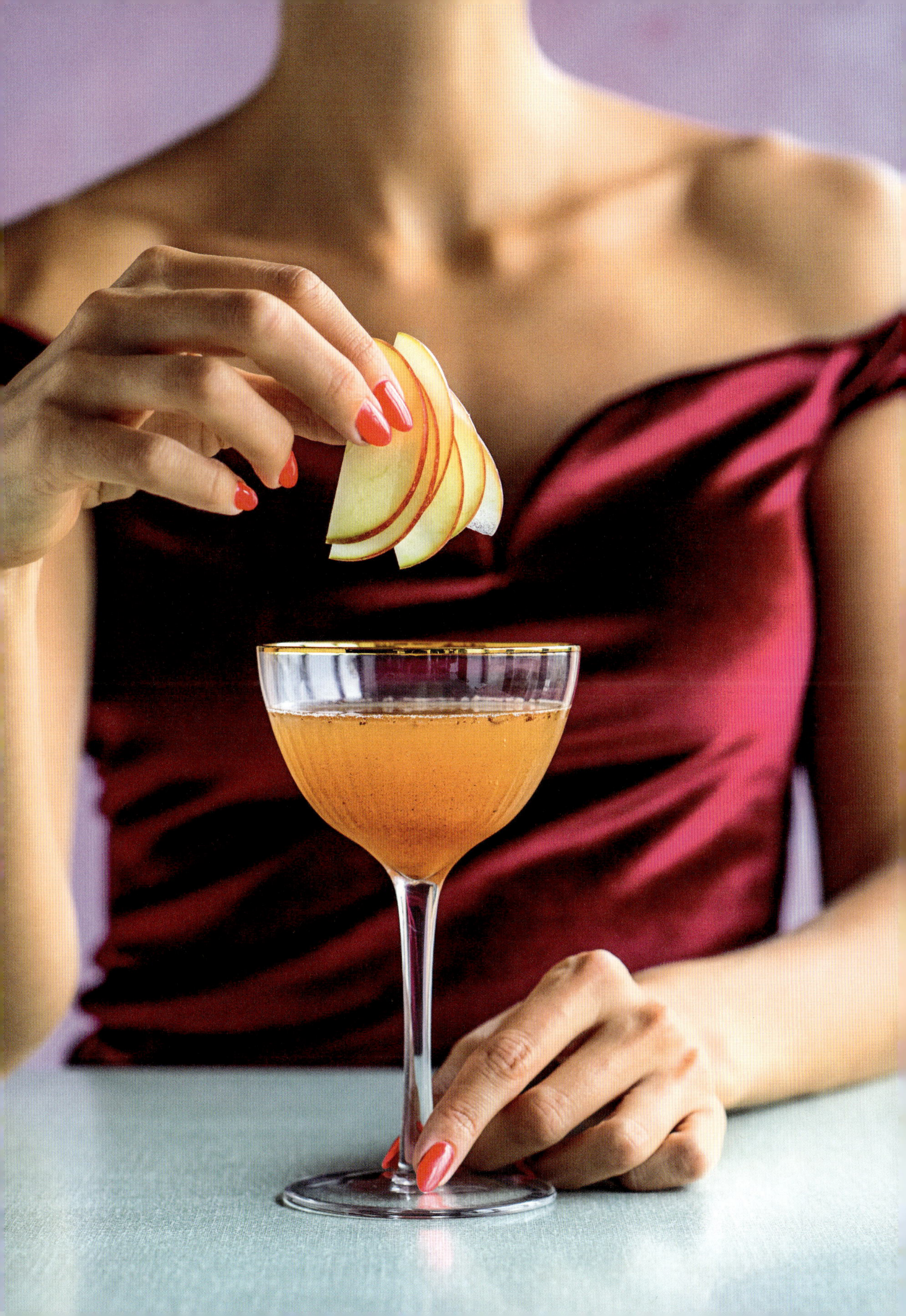

식초

10

오렌지 스프리처

Not-orange-juice spritzer

겉보기엔 오렌지 주스 같지만, 절대 오렌지 주스가 아닙니다. 오렌지 주스(그리고 모든 과일 주스)는 혈당 롤러코스터로 가는 지름길이지만, 이 친구는 혈당 스파이크를 줄여줘요.

필요한 재료

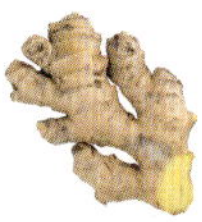

생강 2.5cm 조각 (대략 다지기)

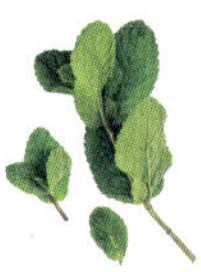

민트 2줄기 (잎을 따서 사용하고, 추가 장식용 선택사항)

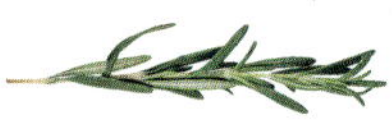

로즈마리 잎 1줄기 (잎을 따서 사용하고, 추가 장식용 선택사항)

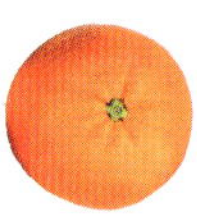

껍질을 얇게 벗긴 오렌지 1개, 장식용 오렌지 슬라이스 (선택사항)

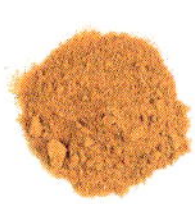

강황 가루 1/4작은술

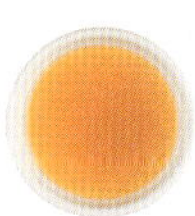

사과 식초 1큰술

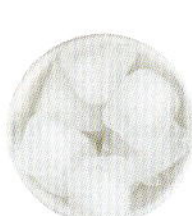

얼음 약간

+ 탄산수 (채우기용)

만드는 방법

1. 생강, 민트, 로즈마리, 오렌지 제스트, 강황, 사과 식초를 긴 유리잔에 넣고 나무 숟가락 끝을 이용해 부드럽게 으깨어 섞는다.
2. 탄산수를 채운 후, 새 잔에 얼음을 넣고 스프리처를 걸러 담는다. 오렌지 슬라이스나 민트 또는 로즈마리를 장식으로 얹어 마무리한다.

1인분

준비 시간	5분

글루텐 프리 비건

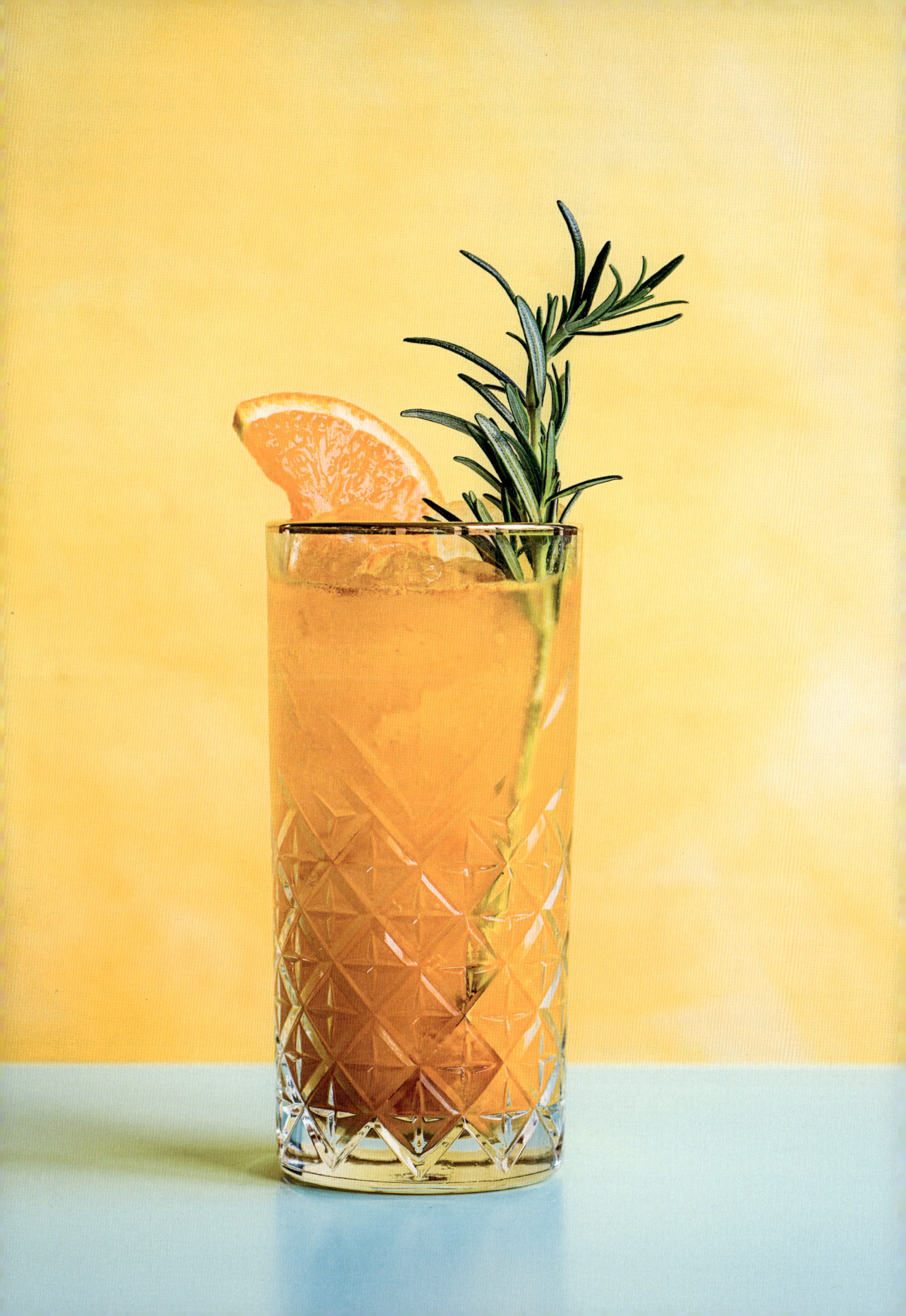

식초
11

오이와 펜넬 피클

Cucumber and fennel pickle

필요한 재료

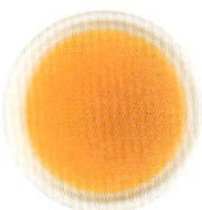

사과 식초
200ml

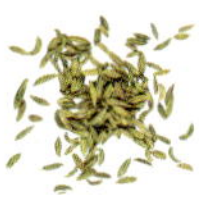

펜넬 씨
1큰술

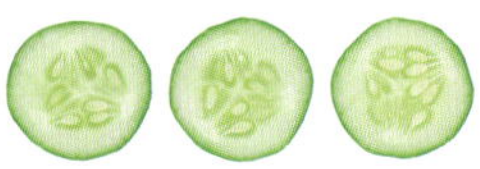

오이 1개 (약 300g),
얇게 슬라이스

+ 소금 1큰술
+ 물

식초 섭취 비법을 실천하기 위해 피클을 먹어도 될까요? 물론입니다! 혈당을 안정적으로 유지하려면 직접 만든 피클을 사용하는 것이 가장 좋습니다(시중에 판매되는 피클에는 종종 설탕이 들어 있어요). 다음 페이지에 나오는 피클 레시피는 바로 먹을 수 있는 것들입니다. 피클 약 5개를 먹으면 하루 식초 섭취 목표인 한 스푼을 채울 수 있습니다.

만드는 방법

1. 사과 식초를 냄비에 붓고, 펜넬 씨, 물 50ml, 소금을 넣은 후 중불에 올린다. 혼합물이 끓어오르면 바로 불을 끄고, 약간 식힌다.
2. 슬라이스한 오이를 소독한 병에 넣는다. 냄비에서 식힌 액체(씨앗 포함)를 병에 부어 오이 슬라이스를 덮은 후, 뚜껑을 닫고 냉장 보관한다.
   피클은 바로 먹을 수 있지만, 시간이 지나면서 맛이 더 깊어진다.
   4주 이내에 섭취하는 것이 좋다.

병 소독 방법: 오븐을 140°C(팬 기능 사용 시 120°C)로 예열한다. 병과 뚜껑을 깨끗한 비눗물로 씻고 헹군 뒤, 물기를 말리지 말고 그대로 둔다. 병과 뚜껑을 거꾸로 뒤집어 베이킹 트레이에 올린 후, 오븐에 넣어 15-20분간 소독한다. 병이 뜨거울 때 내용물을 채우고 밀봉한다.

500ml 병 1개

준비 시간 15분

글루텐 프리 비건

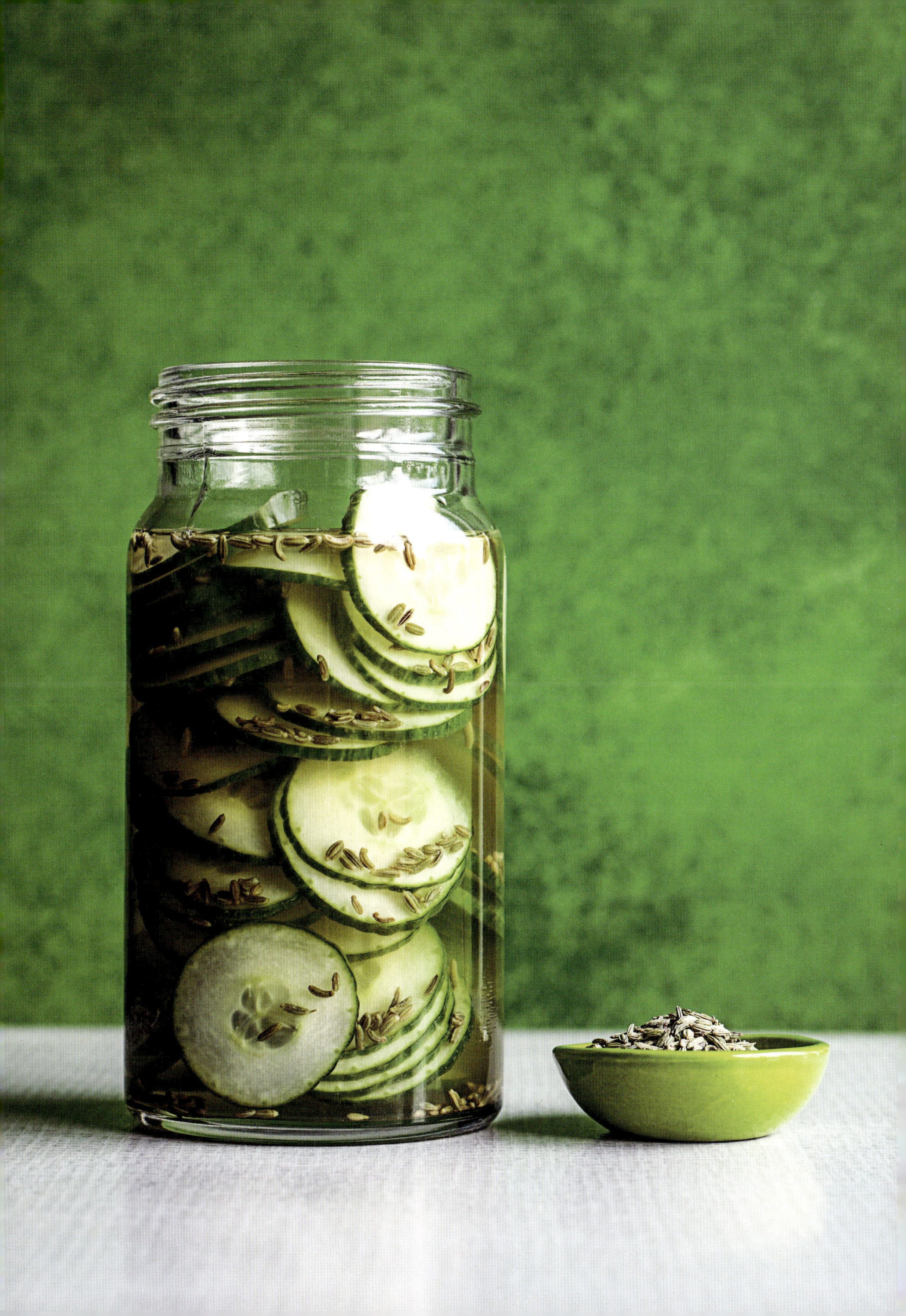

식초

12

콜리플라워 자타르 피클

Cauliflower and za'atar pickle

필요한 재료

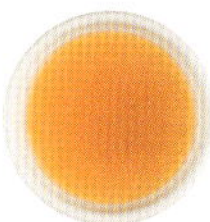

사과 식초
200ml

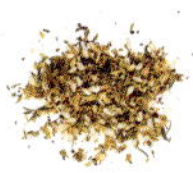

자타르
1½큰술

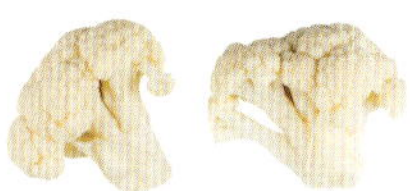

작은 콜리플라워 1개
(줄기는 제거하고
작은 송이로 나눈 것)

+ 소금 1큰술

이 레시피는 정말 멋져요. 콜리플라워 송이 다섯 개를 먹으면 매일 필요한 식초 한 스푼 목표를 달성할 수 있습니다. 식사를 준비하면서 간단히 집어먹기도 좋고, 식사 때 보호해주는 친구처럼 접시에 더해도 좋아요.

만드는 방법

1. 사과 식초를 작은 소스팬에 붓고, 자타르와 소금을 넣어 중간 불에서 가열한다. 액체가 끓으면 바로 불을 끄고, 잠시 식힌다.
2. 소독된 병에 콜리플라워 송이를 담고, 끓인 액체를 부어 완전히 덮는다. (끓는 액체가 콜리플라워를 약간 부드럽게 익힌다) 뚜껑을 덮고 식을 때까지 둔다. 피클은 바로 먹어도 좋지만, 1시간 정도 절임 액체에 담가 두면 맛이 더 좋아지고 시간이 지날수록 풍미가 강해진다. 4주 이내에 사용한다.

500ml 병 1개

준비 시간 15분

글루텐 프리 비건

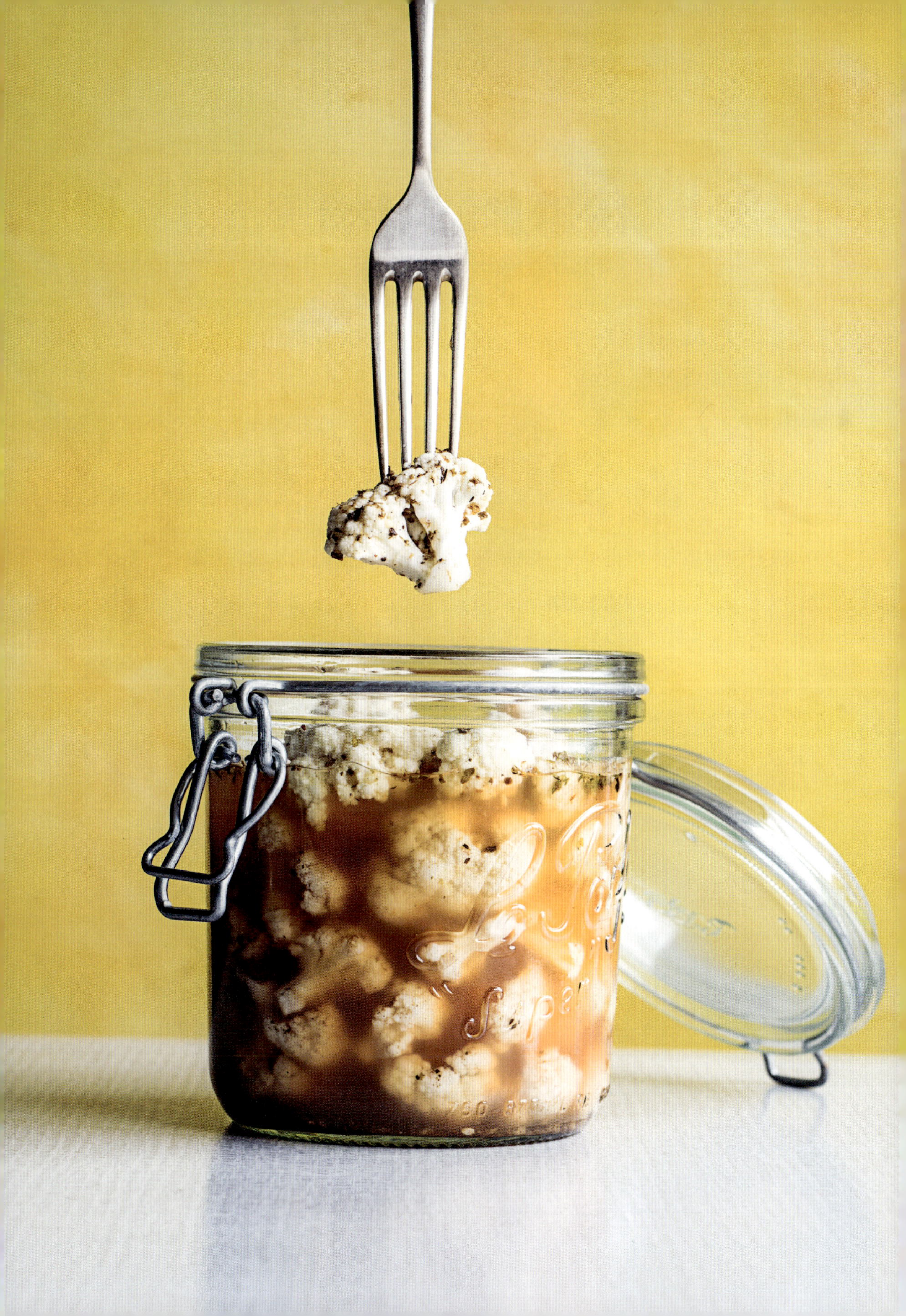

식초
13

고수와 오렌지 피클 무

Coriander and orange pickled radish

필요한 재료

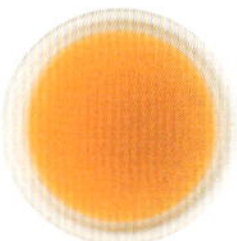

사과 식초 200ml

오렌지 껍질 4줄
(왁스 처리되지 않은 것)

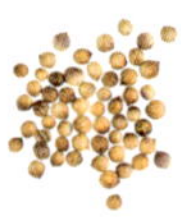

고수 씨 1큰술

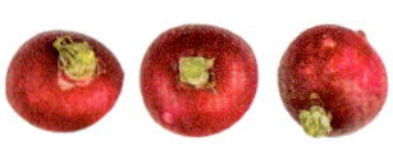

얇게 썬 래디시 200g

+ 소금 1큰술

제 생각에, 냉장고에 두기에 가장 근사한 피클입니다. 또한 '스페셜 데이 연어 토스트(76페이지)'와 완벽한 궁합을 자랑하죠. 아침 식사와 식초 비법을 한 번에 해결하고 싶다면, 그 토스트나 다른 아침 식사 레시피에 피클 무 다섯 조각을 추가하세요.

만드는 방법

1. 사과 식초를 작은 소스팬에 붓고, 오렌지 껍질, 고수 씨, 소금을 넣은 후 중간 불에서 가열한다. 액체가 끓기 시작하면 바로 불을 끄고, 잠시 식혀둔다.
2. 래디시 슬라이스를 멸균된 병에 넣고, 씨앗과 껍질을 포함한 식힌 액체를 부어 완전히 덮는다. 뚜껑을 덮고 냉장 보관한다. 바로 먹어도 좋지만, 절임 액체에 1시간 정도 두면 맛이 더 좋아지고, 시간이 지날수록 풍미가 강해진다. 4주 이내에 사용한다.

500ml 병 1개

준비 시간	15분

글루텐 프리 비건

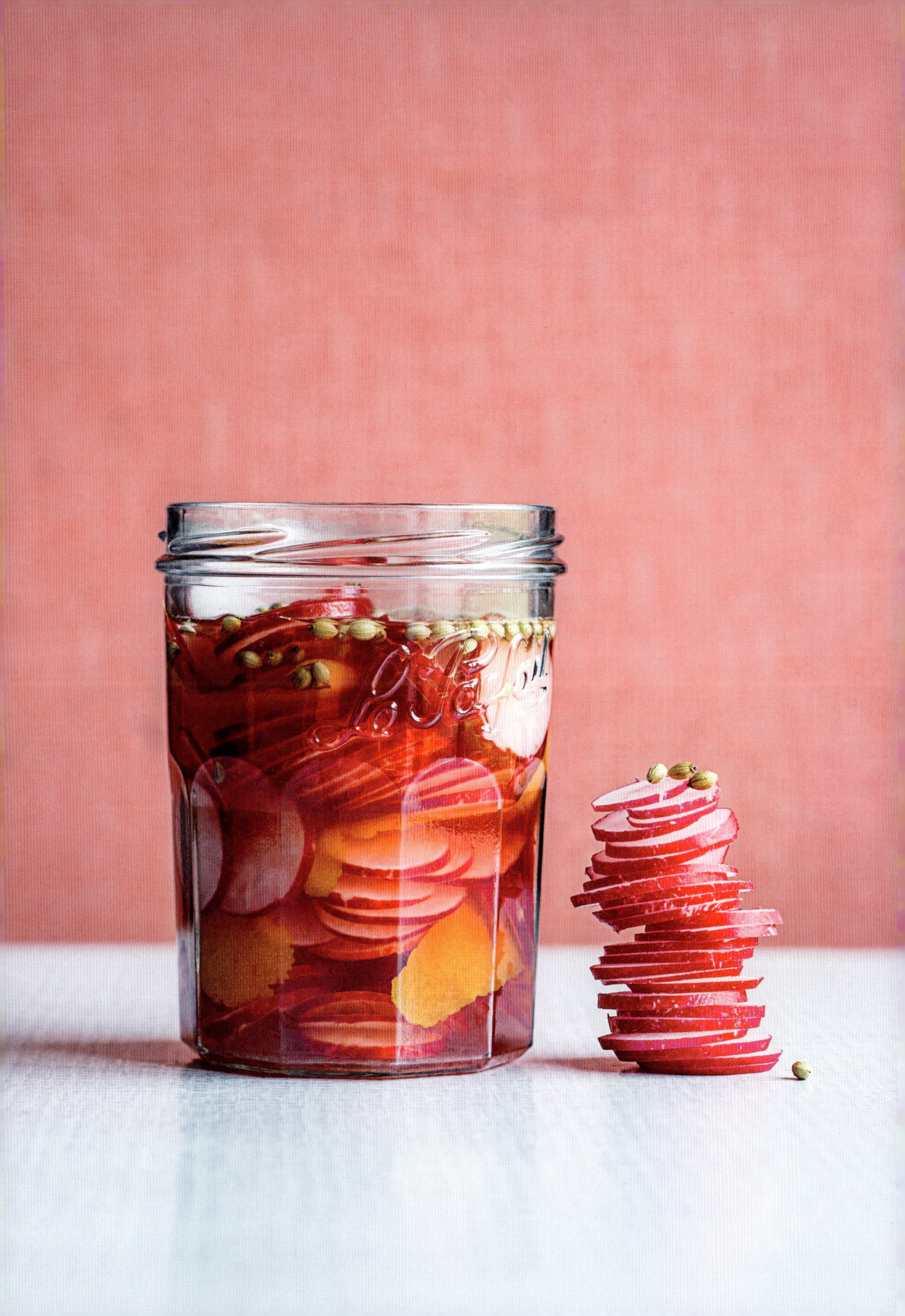

식초
14

따뜻한 시나몬 차

The hot cinnamon tea

필요한 재료

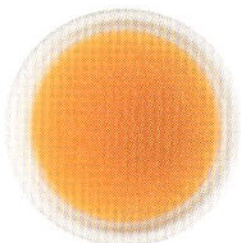

사과 식초 1작은술

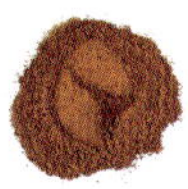

계핏가루 ½작은술

+ 뜨거운 물
(거의 끓는 상태)

+ 계피 스틱
(선택 사항, 장식용)

식초를 차에 넣어 마실 수 있나요? 물론 가능합니다! 식초에 익숙하지 않다면, 이 커뮤니티에서 가장 사랑받는 따뜻한 레시피로 시작해 보세요. 계피가 식초와 완벽하게 어우러져 훌륭한 맛이 나요.

만드는 방법

1 머그잔에 사과 식초와 계핏가루를 잘 섞어준다.

2 뜨거운 물을 부은 후 저어준다.
원한다면 계피 스틱으로 장식한 후, 맛있게 즐긴다!

1인분

준비 시간 5분

글루텐 프리 비건

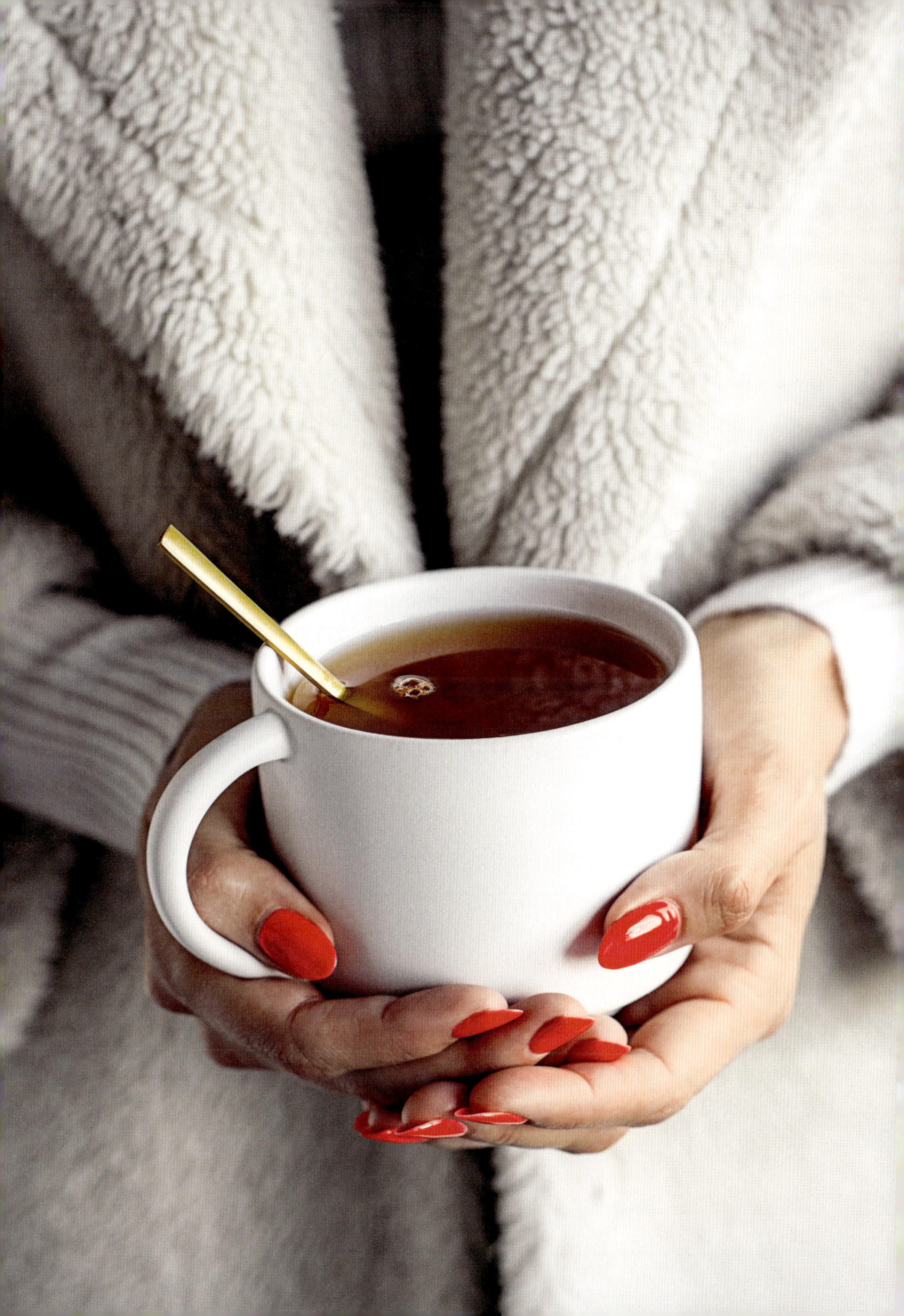

식초

15

강황과 후추 차

Turmeric and pepper tea

필요한 재료

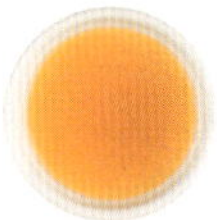

사과 식초
1큰술

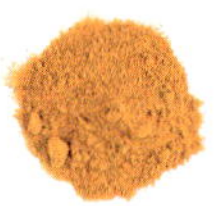

강황 가루
1작은술

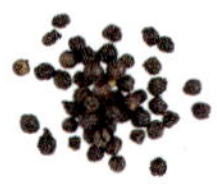

후추 가루
½작은술

+ 뜨거운 물
(거의 끓는 상태)

좋은 아침이에요! 일어나기가 힘들 때, 강황과 후추 차를 한 잔 마셔 보는 건 어떨까요? 마치 차가운 물로 얼굴을 깨우는 것 같지만 훨씬 더 즐겁게 시작할 수 있죠.

만드는 방법

사과 식초, 강황, 후추를 머그잔에 넣고 섞은 뒤 뜨거운 물을 부어 완성한다.

1인분

준비 시간 5분

글루텐 프리 비건

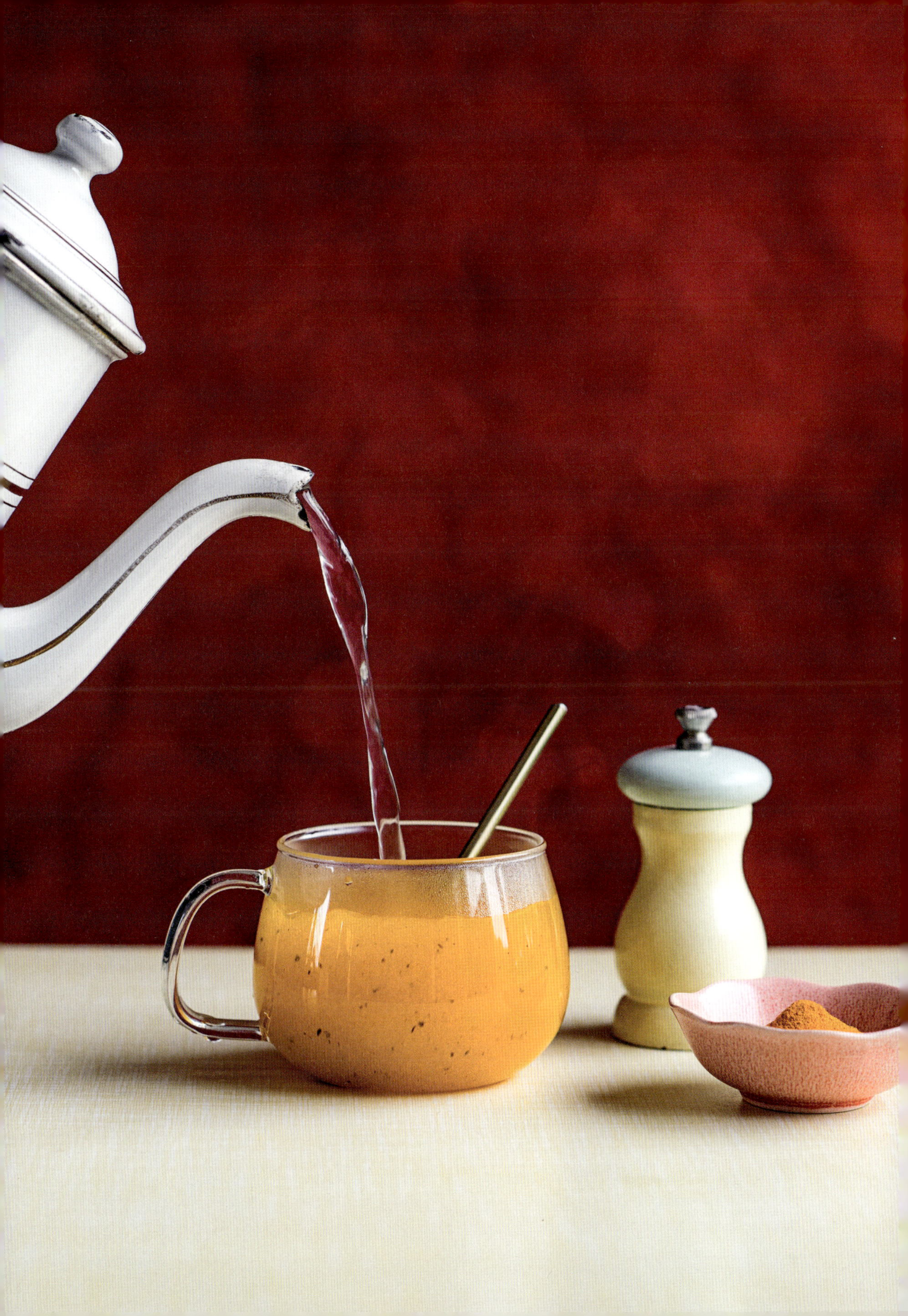

식초

16

넥스트 레벨 파이어 사이다

Next-level fire cider

필요한 재료

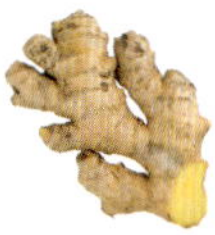

생강 5cm 조각
(굵게 다진 것)

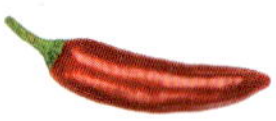

매운 고추 1개
(세로로 반 갈라서)

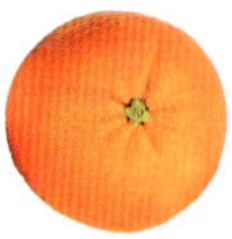

오렌지 ½개
(왁스 처리되지 않은 것, 얇게 썰고 각 조각을 4등분)

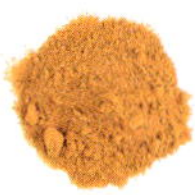

강황 가루 1작은술

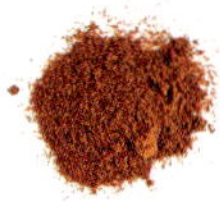

카이엔 페퍼 ½작은술

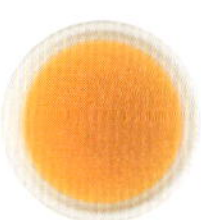

사과 식초 200ml

도전을 좋아하는 사람인가요? 그렇다면 이 매콤한 음료에 도전해 보세요. 탄산수에 한 큰술을 넣어 시원한 음료로 즐기거나, 뜨거운 물에 넣어 차로 마시거나, 올리브유와 머스터드 몇 큰술과 함께 섞어서 놀라운 샐러드 드레싱을 만들어보세요.

참고: 재료들이 어우러지고 맛이 깊어질 수 있도록 이 레시피는 이틀 전에 준비해야 합니다.

만드는 방법

1. 모든 재료를 소독된 병에 넣는다. 병 뚜껑을 닫아 밀봉한 후 잘 흔들어 섞고 냉장 보관한다.
2. 이 '사이다'는 2-3일 후 사용 가능하며, 최대 4주까지 보관할 수 있다. 사용 전에는 반드시 잘 흔들어 준다.

500ml 병 1개

준비 시간 10분

글루텐 프리 비건

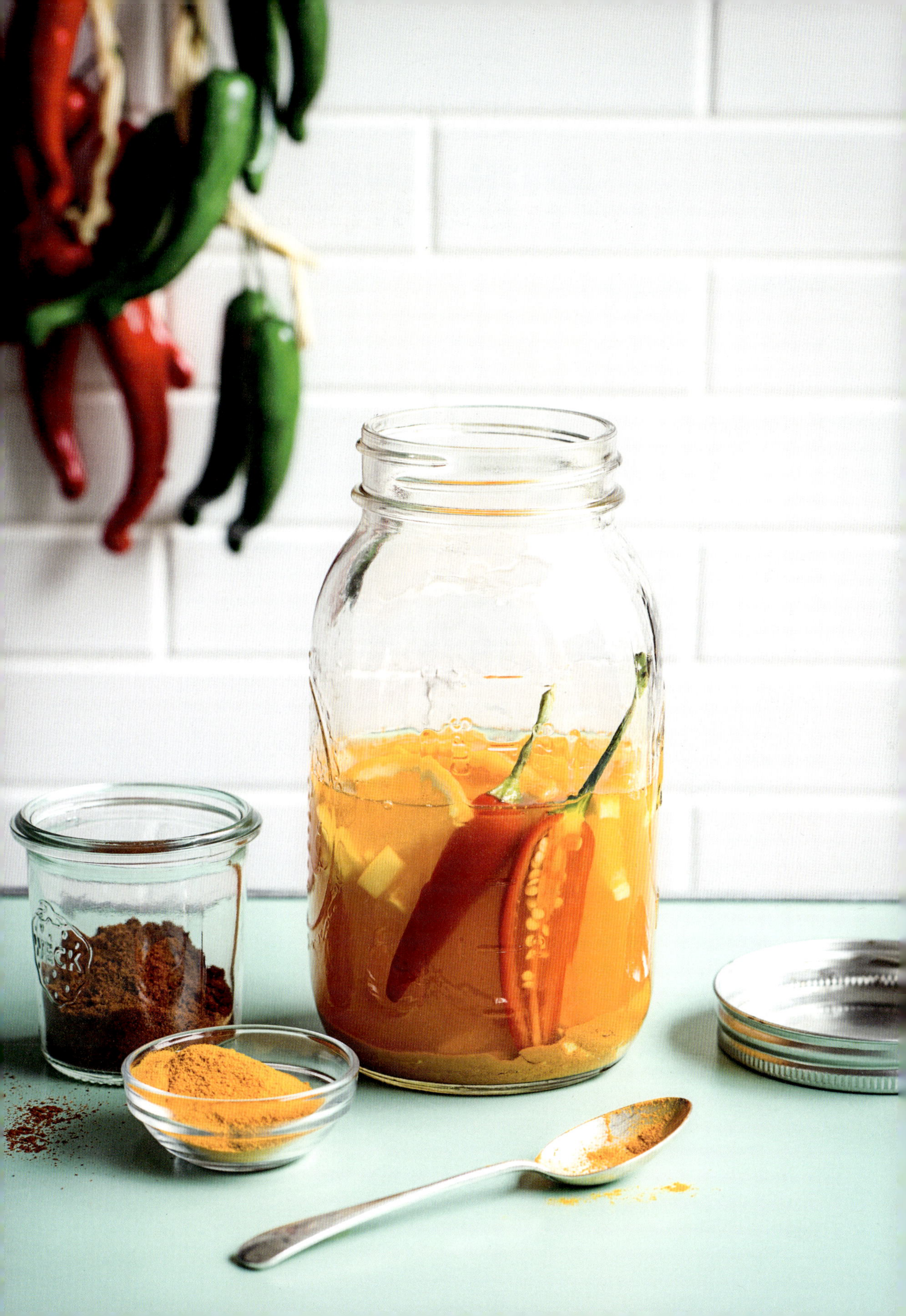
WECK

식초

17-18

오레가노 드레싱

Oregano dressing

필요한 재료

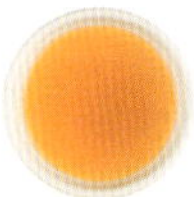

사과 식초
2큰술

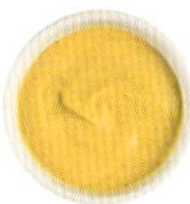

디종 머스타드
2큰술

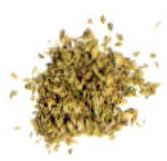

말린 오레가노
1큰술

+ 올리브유 6큰술
+ 소금과 후추

식초 비법을 실천하는 또 다른 간단한 방법은 음식에 드레싱으로 활용하는 것입니다. 다음 몇 페이지에는 제가 가장 좋아하는 드레싱 레시피들이 소개되어 있으며, 이를 통해 혈당 스파이크를 줄일 수 있어요.

만드는 방법

모든 재료와 올리브유를 작은 병에 넣고 소금과 후추로 충분히 간을 맞춘다. 병을 밀봉한 후 드레싱이 유화될 때까지 흔들어준다. 필요할 때까지 냉장 보관한다.

2인분

준비 시간 5분

글루텐 프리 비건

완벽한 파마산 드레싱

Perfect parmesan dressing

필요한 재료

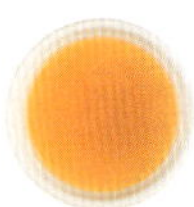

사과 식초
2큰술

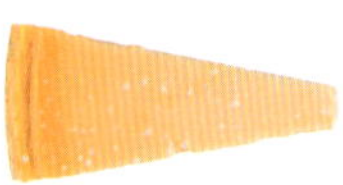

곱게 간 파마산 치즈 4큰술

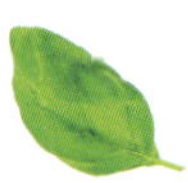

바질 잎 12장
(대충 찢어서)

+ 올리브유 6큰술
+ 소금과 후추

들어보세요, 여러분. 이건 제 잘못이 아닙니다. 저는 파마산 치즈를 먹고 자랐거든요. 제가 30년 동안 먹은 파마산 치즈가 약 150kg쯤 되는 것 같아요. 대략 판다 한 마리의 무게죠. 그래서 이 책에서 파마산 치즈를 자주 보시게 될 거예요. 미리 사과드려요. 하지만 좋은 소식은, 이 치즈가 훌륭한 식초 드레싱을 만들어준다는 점입니다.

만드는 방법

작은 볼에 모든 재료를 넣고 올리브유를 더한 다음 소금과 후추로 간을 해준다. 핸드 블렌더를 사용하여 매끄럽고 아름다운 녹색이 될 때까지 갈아준다. 드레싱은 바로 사용하는 것이 가장 좋지만, 냉장고에서 2-3일 동안 보관할 수 있다. 다만 시간이 지나면 선명한 녹색이 조금 바랠 수 있다.

2인분

준비 시간 7분

글루텐 프리 채식주의

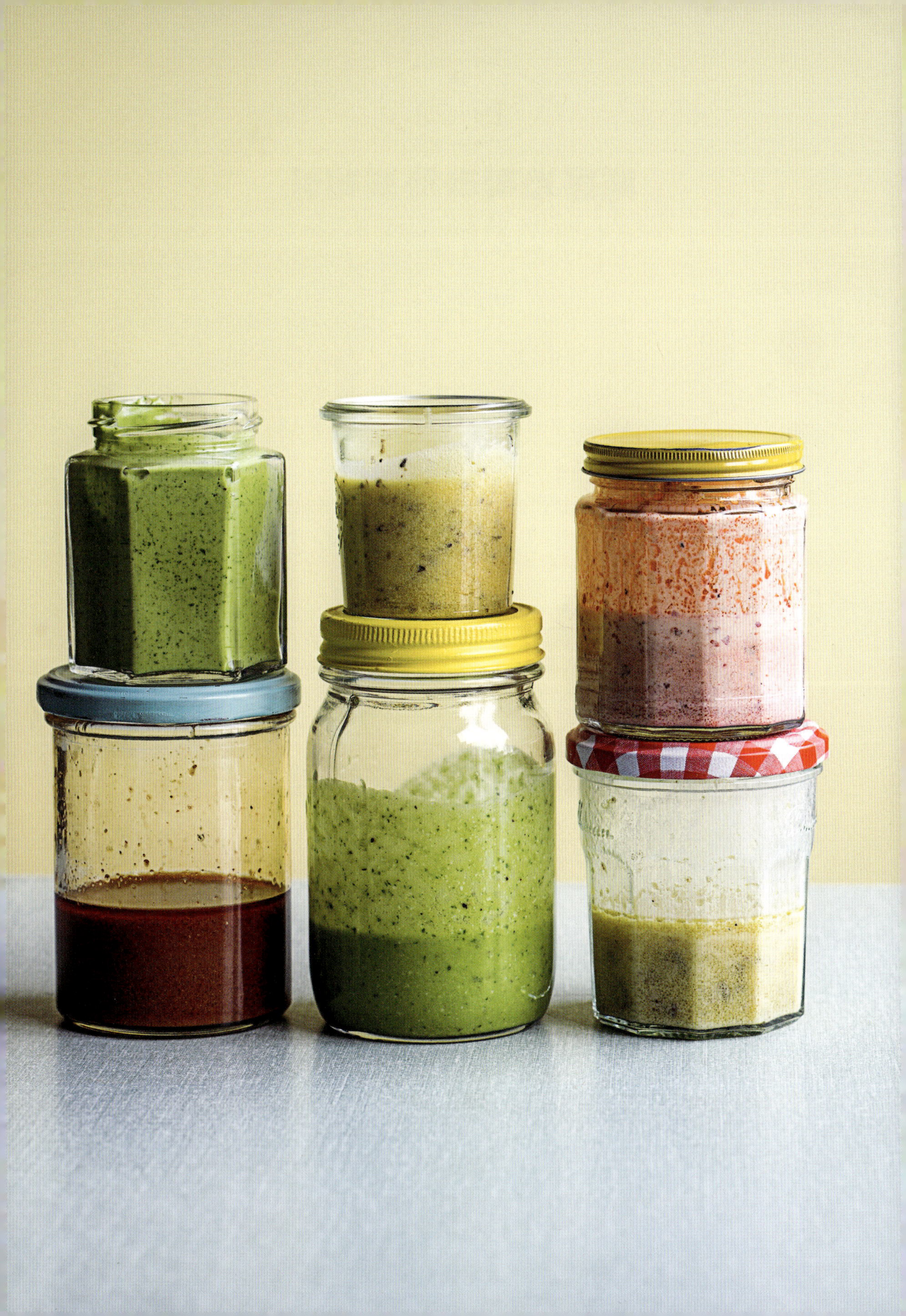

식초

19-22

매운 스리라차 드레싱

Hot sriracha dressing

필요한 재료

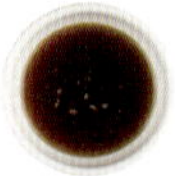

참기름 2큰술

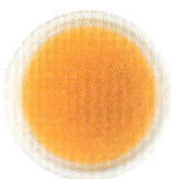

사과 식초 2큰술

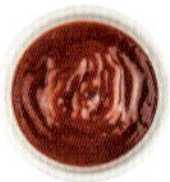

스리라차 소스 2큰술

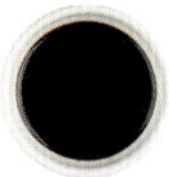

간장 2큰술 (또는 글루텐 프리 간장, 타마리 사용 가능)

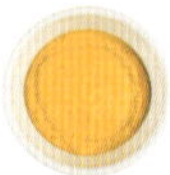

잉글리시 머스터드 4작은술

+ 후추

어떤 사람들은 매운 걸 좋아하고, 어떤 사람들은 차가운 걸 좋아하고, 어떤 사람들은 일주일이 지난 걸 먹는 것도 좋아하죠. 만약 당신이 매운 걸 좋아하는 부류라면, 이 식초 드레싱은 당신을 위한 것입니다. 이 드레싱을 다채로운 코울슬로, 구운 빨간 피망, 또는 루콜라와 호두가 들어간 신선한 샐러드에 뿌려 하루의 식초 비법을 완성해 보세요.

만드는 방법

모든 재료를 병에 넣고 후추로 간을 한다. 병 뚜껑을 닫고 드레싱이 완전히 유화될 때까지 잘 흔든다. 필요할 때까지 냉장 보관한다 (사용하기 전에 한 번 더 흔들어야 할 수 있다).

2인분

준비 시간 5분

글루텐 프리 비건

하리사 요거트 드레싱

Harissa and yogurt dressing

필요한 재료

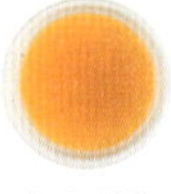

사과 식초 2큰술

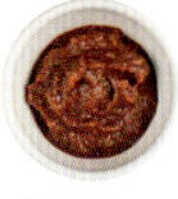

하리사 페이스트 1큰술

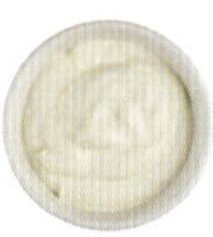

그릭 요거트 2큰술

+ 올리브유 1큰술
+ 소금과 후추

빠르게 넘어가 볼까요(제가 말씀드렸죠, 식초가 생각보다 훨씬 쉽고 재미있을 거라고요)? 이번에는 향긋한 드레싱을 만나보세요. 저는 신선한 케일이나 구운 야채에 요거트 드레싱을 참 좋아해요.

만드는 방법

모든 재료를 올리브유와 함께 병에 넣고,소금과 후추로 간을 맞춘다. 병 뚜껑을 닫고 재료가 완전히 섞일 때까지 잘 흔든다. 냉장 보관하고 5일 이내에 사용한다.

2인분

준비 시간 5분

글루텐 프리 채식주의

올리브 케이퍼 드레싱

Olive and caper dressing

필요한 재료

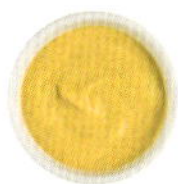
디종 머스터드
2작은술

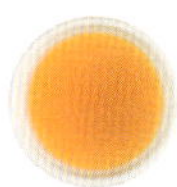
사과 식초
2큰술

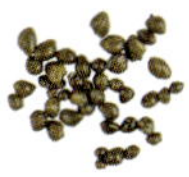
물기 제거한
케이퍼
1작은술

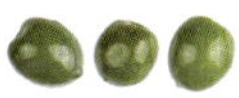
씨를 뺀
그린 올리브
3개

+ 올리브유 3큰술
+ 소금과 후추

모든 영웅이 망토를 두르는 건 아닙니다. 어떤 영웅은 케이퍼를 두르죠. 이 드레싱은 조금 색다르지만, 입맛에 맞는다면 매일 만들게 될지도 몰라요. 모험심이 생길 때 한 번 도전해 보세요.

만드는 방법

모든 재료를 그릇에 넣고 올리브유와 함께 포크로 으깨어 유화되도록 섞는다. (또는 케이퍼와 올리브를 잘게 다진 후 섞는다) 소금과 후추로 간을 맞추고 필요할 때까지 냉장 보관한다.

2인분

준비 시간 7분

글루텐 프리 비건

그린 가디스 드레싱 딥

Green Goddess dressing-dip

필요한 재료

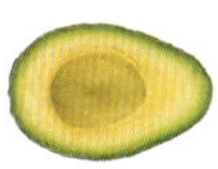
잘 익은 작은
아보카도
½개 (씨 제거)

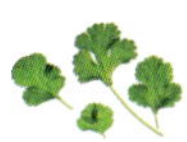
고수 한 줌

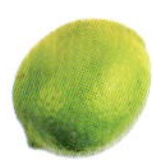
라임
반 개의 즙

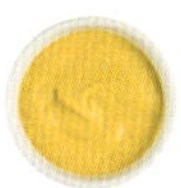
디종
머스터드
1큰술

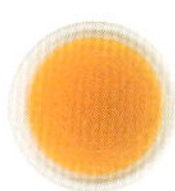
사과 식초
2큰술

+ 올리브유 2큰술
+ 소금과 후추

여신들의 조화로운 만남이라고 할까요? 이 소스를 생야채에 찍어 먹거나 그린 샐러드 위에 드레싱으로 얹어보세요. 아니면 저처럼 이 소스를 정말 좋아한다면 그냥 숟가락으로 떠먹어도 좋아요. 식초 비법에 맛까지 보장되고, 떠먹을 수 있을 만큼 부드럽고 매끄러운 드레싱입니다.

만드는 방법

아보카도와 나머지 재료를 믹서기에 넣고 올리브유와 함께 곱게 갈아준다. 소금과 후추로 간을 맞춘다. 바로 사용하는 것이 가장 좋지만, 냉장 보관하면 24시간 동안 사용할 수 있다(색이 변할 수 있지만, 맛은 동일하다).

2인분

준비 시간 5분

글루텐 프리 채식주의

Veggie

3주 차

채소 스타터

3주 차를 시작하는 사람들에게 멋진 일들이 찾아옵니다.
이제 글루코스 슈퍼우먼, 식이섬유를 만나볼 시간입니다!

Starter

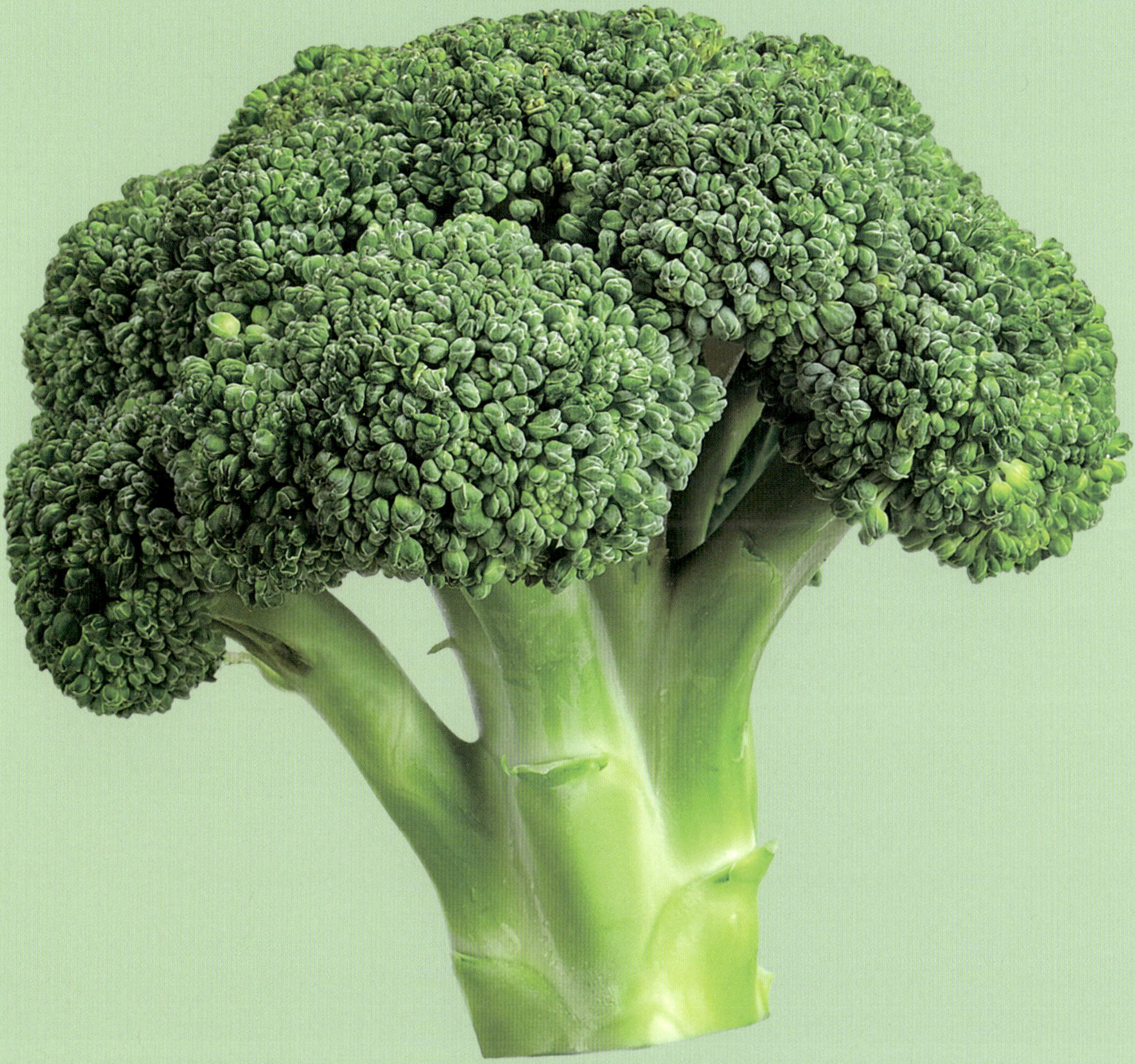

커뮤니티 회원들의 후기

"속이 덜 더부룩하고 잠도 더 잘 자게 되었어요. 첫 3주 동안 음식, 제 몸, 그리고 지금까지 이해하지 못했던 반응들에 대해 많이 배웠습니다. 제가 한 번도 해본 적 없었던 한 가지는 채소를 먼저 먹는 것이었는데, 이게 제 식욕에 큰 차이를 만들더군요."

"1월에 65세가 되는데, 앞으로 남은 인생 동안 아마 이렇게 먹게 될 것 같아요!"

"매일매일 몸이 점점 좋아지고 있어요. 턱에 원치 않던 얼굴 털도 줄어들었어요."

"제가 먹는 음식이 제 몸에 어떤 영향을 미치는지에 대한 인식이 극적으로 높아졌습니다. 예를 들어, 한 번은 채소 스타터와 식초를 건너뛰었더니 거의 '음식 혼수상태(food coma)' 상태에 빠질 뻔했어요. 더 많이 먹지도 않았는데, 그 식사가 저를 엄청 졸리게 하고 기운 빠지고 짜증 나게 만들더군요. 정말 놀라운 깨달음이었어요!"

"이 방법에 정말 감사해요. 1주 차 이후로 제 삶의 질과 전반적인 건강이 개선되고 있어요."

"채소 스타터는 이제 저에게는 필수 습관이 되었고, 몸이 훨씬 좋아졌어요."

"저녁 식사 전에 채소로 시작했더니 야식에 대한 갈망이 줄어든 것을 느꼈어요."

"이번 주가 지나고 나니 채소 스타터 없이는 식사를 시작할 수 없어요… 내가 먹을 음식을 위해 내 몸을 준비하지 않는 건 이제 말이 안 되는 것 같아요."

"식초 주간에는 큰 변화를 느끼지 못했지만, 이제 갈망이 상당히 줄었어요. 채소로 시작하는 식사는 필수예요. 이 프로그램이 너무 좋아요. 방법들이 너무 간단해서 이제 습관이 되었고, 그것이 성공의 비결인 것 같아요!"

"허리 둘레가 줄었고, 몸이 가벼워지고 기분도 더 좋아졌어요. 이제 죄책감 없이 음식을 먹을 수 있게 되었고, 정말 만족합니다."

"이제 우리 아이들은 풍미 있는 아침 식사를 하고, 채소 스타터를 먹어요.
어릴 때부터 이런 훌륭한 습관을 기르니 정말 좋네요."

"이번 주가 힘들 거라고 생각했는데, 결과는 아주 좋았고 우리는 창의적으로 잘 해내고 있어요."

"오후 4시의 간식 욕구를 다루는 법을 배워서 매우 기쁩니다.
이제는 채소 스타터를 먹고 그것을 저녁 식사 전의 간식으로 여기고 있어요.
예전처럼 다른 간식으로 '저녁 식사를 망치고 있다'는 느낌이 들지 않아요."

"이제 하루 종일 안정된 에너지를 유지하고 있어요.
(예전에는 매일 아침 식사 후나 오후, 혹은 어떤 식사를 하고 나면 너무 피곤했는데,
그 이유도 몰랐고 해결 방법도 몰랐었어요. 하지만 이제는 알게 되었어요)
그리고, 어지럽거나 짜증 나거나 갈망 없이 더 오랫동안 식사 간격을 유지할 수 있어요.
(이것이 저에게 가장 큰 변화입니다. 자주 어지럽고 배고플 때 떨림을 느껴서 음식을 빨리 먹어야 한다는
압박감이 있었는데, 이제는 그 악순환을 어떻게 바꿀 수 있는지 알게 되었거든요)"

"식사 전에 빵이나 과자 대신 채소 스타터를 추가하는 것(요리할 때 셀러리를 집어 먹는 것만으로도)이
가장 큰 변화를 가져왔어요. 덕분에 식사 후 한 시간 내로 기력이 떨어지거나 어지러운 증상이 없어졌어요."

"채소를 먼저 먹는 것은 제가 무엇을 먹어야 할지, 먹지 말아야 할지에 대한 불안을 줄여줍니다.
채소 스타터가 제 몸에 좋은 일을 하고 있다는 것을 알기 때문에, 그것만 생각하게 됩니다."

"전반적으로 기분과 브레인 포그가 확실히 개선된 것을 느껴요."

"최근에 친구와 만나서 와인을 몇 잔 마셨는데, 놀라운 변화가 있었어요.
지난 1년 동안은 와인 한 잔만 마셔도 수면에 영향을 미쳐서 거의 완전히 피하고 있었거든요—
건강에 좋은 음료가 아니란 걸 알지만, 가끔 한 잔 정도도 즐길 수 없는 지경에 이르렀었죠.
그런데 며칠 전 밤에, 외출하기 전에 채소 스타터와 진한 레몬수를 마셨어요.
우리는 와인과 함께 올리브와 치즈를 주문했는데, 저녁을 즐길 수 있었고,
더 좋았던 건 그날 밤에도 비교적 잘 잘 수 있었다는 거예요! 정말 놀라워요!"

"생각했던 것보다 식사 전에 채소를 먹는 것이 훨씬 쉬워요.
그냥 냉장고에 미리 잘라서 준비해 두기만 하면 돼요. 확실히 더 에너지가 생긴 것 같아요."

3주 차 당신의 목표

함께하는 여정의 절반을 넘긴 것을 축하한다! 이 시점에서 당신의 혈당은 안정되고, 염증은 줄어들고 있으며 노화 속도는 느려지고 있다. 당신의 몸은 내부에서부터 깊은 긍정적인 변화를 경험하고 있다. 오늘은 뇌가 더 좋아지고 장기적으로 질병을 예방하는 데 도움을 주고 있다. 자랑스러워해도 좋다.

이번 주의 핵심은 식사 시작에 식이섬유를 추가하는 것이다. 혈당 곡선을 위한 진정한 구세주인 식이섬유는 주로 채소에 많이 들어있다. 그래서 이번 주 계획은 다음과 같다:

앞으로 2주 동안 하루에 한 끼 식사 전, 채소 한 접시를 식사의 시작으로 추가하는 것이다. 즉, 평소 식사에 음식을 더하는 것이다.

나는 이것을 "채소 스타터"라고 부른다. 이 채소 스타터는 식사의 약 30%를 차지해야한다.

채소를 익히든 생이든, 드레싱을 곁들이든, 그냥 먹든 상관없다. 채소 스타터와 나머지 식사 사이에 기다릴 필요도 없고, 나머지 식사를 전혀 바꿀 필요도 없다. 채소 스타터에 식초 드레싱을 곁들여 두 가지 방법을 한 번에 해결할 수도 있다. 두 가지를 결합하는 레시피를 표시해 두었다(예를 들어, 164페이지와 180페이지의 레시피).

파일럿 실험 중 많은 참가자들이 이 방법이 의외로 가장 어려운 방법 중 하나라고 보고했다. 이유는 준비 과정이 꽤 필요했기 때문이다. 그래서 다음 페이지들에는 내가 좋아하는 레시피들을 많이 포함시켰다. 모두 매우 간단하게 준비할 수 있으며, 대부분은 요리가 필요 없는 빠른 조립형 레시피들이다. 앞으로 2주 동안 채소 스타터를 계획하고, 자세한 장보기 목록을 작성할 것을 권장한다. 실제로 얼마나 많은 채소가 필요한지 놀랄 수도 있다! 그리고 기억하라 — 우리는 1주 차와 2주 차의 풍미 있는 아침 식사와 식초 비법도 계속해서 실천해야 한다는 것이다.

과학

식이섬유는 채소에 풍부하게 포함된 식물성 물질이다. 언제든 식이섬유를 식단에 포함하는 것은 도움이 되지만, 식사 시작 부분에 섭취할 때 특히 혈당 수치에 강력한 영향을 미친다.

앞서 본 것처럼, 식이섬유가 다른 음식보다 먼저 위장에 도착하면 놀라운 변화를 일으킨다. 식이섬유는 장 벽에 붙어 점성 있는 보호망을 형성하며, 이 망은 몇 시간 동안 유지된다. 이 보호망은 이후 식사 중에 소화기관으로 들어오는 포도당 분자의 흡수를 줄여주며, 결과적으로 혈당이 혈류로 유입되는 속도와 강도를 낮추고 혈당 스파이크를 줄인다.

채소 스타터 후에는 평소 먹는 음식을 무엇이든 먹을 수 있다. 보호막 역할을 하는 식이섬유 덕분에 식사 후 혈당 스파이크가 줄어들 것이라는 점을 알 수 있다. 예를 들어 식사 순서만 바꿔서 음식을 섭취하는 연구에서는 채소를 먼저 먹고 탄수화물을 나중에 먹으면 식사의 **혈당 스파이크가 최대 75%까지 감소**하는 것으로 나타났다. 식사의 내용을 전혀 바꾸지 않고, 단지 채소를 먼저 먹음으로써 식이섬유의 힘을 활용해 이러한 효과를 얻은 것이다. 놀라운 결과다.

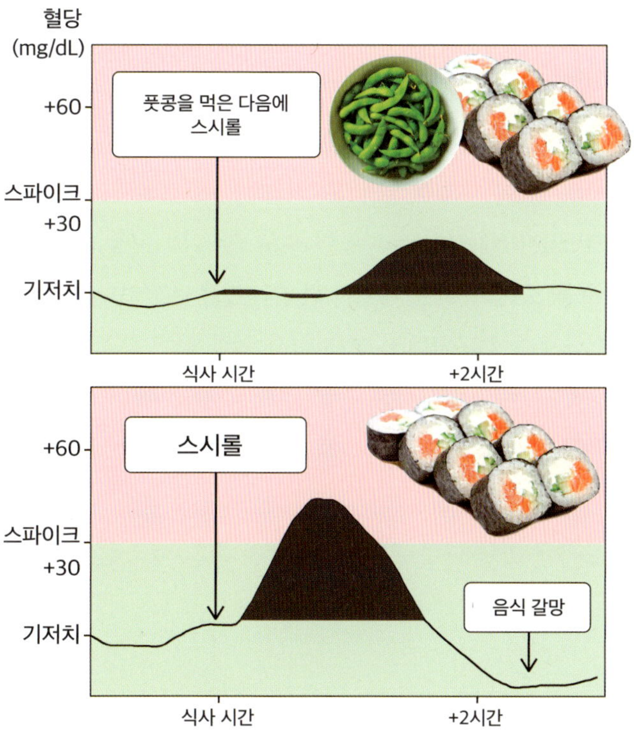

채소 스타터가 혈당 스파이크에 미치는 강력한 효과

나만의 채소 스타터 만드는 방법

채소 스타터는 아주 간단하게(예: 올리브 10-12개) 또는 고급스럽게(예: 구운 펜넬, 204페이지 참고) 만들 수 있다. 여기에 영감을 받을 수 있는 30개 이상의 레시피 아이디어가 있다.

직접 채소 스타터를 만들고 싶다면, 다음을 따라 해보자: 좋아하는 채소를 선택하고, 원하는 방식으로 준비한다(생으로, 익히거나, 굽는 등). 원한다면 단백질이나 지방을 더할 수 있지만, 설탕은 피하는 것이 좋다. 그리고 선택한 식사 전에 먹으면 된다.

식당에서 식사할 때는 식사 시작 전에 사이드 샐러드를 요청하거나, 채소 위주의 에피타이저를 고르거나, 메뉴의 "사이드 메뉴" 섹션을 살펴보자. 보통 먼저 먹을 수 있는 채소 사이드 메뉴가 있다. 예를 들어, 볶은 시금치, 코울슬로, 혹은 그린빈 같은 것들이다.

여행 중일 때는 베이비 당근, 방울토마토, 오이 슬라이스를 지퍼백에 담아 가지고 가면 된다. 짜잔!

올바르게 하고 있는지 확인하는 방법

채소 스타터가 해당 식사에서 전체 식사량의 약 30%를 차지한다면, 이 방법을 제대로 실천하고 있다. 식사의 양에 따라 레시피 분량을 조절해 이 목표를 달성할 수 있다. 예를 들어, 채소가 남는다면 다음 날을 위해 보관해 두자. 채소 준비에 약간의 시간이 걸릴 수도 있지만, 한 번에 많은 양을 준비해 두거나 냉장고에 생채소를 보관해 두면 외출시 간편하게 활용할 수 있다.

채소를 먹을 때는, 채소의 식이섬유가 소화기관에 도착해서 남은 식사 동안 당신을 보호하기 위해 자리잡는 모습을 상상해 보자. 이후에 평소 먹던 식사를 덜 먹게 될 수도 있지만, **식사량을 줄이는 것이 목표는 아니다.** 평소처럼 식사를 하고, 단지 그 식사의 앞부분에 채소 스타터를 추가하는 것을 권장한다.

식사에 이미 채소가 포함되어 있다면, 접시에 있는 다른 음식을 먹기 전에 그 채소들을 먼저 먹는 것만으로도 채소 스타터를 실천할 수 있다.

TIP

커뮤니티 팁

- 가능한 한 미리 많이 준비하세요. 일주일 치 채소를 대량으로 준비해 냉장고에 보관하는 것이 좋습니다.
- 하루 중 어느 식사 전에 이 방법을 적용할지 결정하세요. 커뮤니티에서는 거의 반반으로 나뉘는데, 약 50%는 점심 전에, 50%는 저녁 전에 채소를 섭취합니다. 소수는 아침 식사 전에 채소를 먹기도 합니다.
- 채소 스타터 드레싱에 식초를 추가하는 것은, 따로 식초를 섭취하는 것이 어려운 경우 식초 섭취 방법을 쉽게 실천할 수 있는 방법입니다.
- '딜과 요거트를 곁들인 래디시 샐러드' (196페이지)는 아이들과 부모 모두가 좋아하는 가족 단골 메뉴입니다.
- 채소를 먹는 데 익숙하지 않다면, 장이 새로운 식이섬유에 적응하면서 더부룩함을 느낄 수 있습니다. 이 경우 생채소 대신 익힌 채소를 선택하는 것이 소화에 더 편할 수 있습니다.
- 이 방법을 위해 다양한 채소를 꼭 시도할 필요는 없습니다. 어떤 채소든 괜찮으니, 편하게 먹는 채소를 선택해 매일 즐기세요.
- 채소 스타터를 먹는다고 해서 본 식사에 채소를 추가로 먹지 못하는 것은 아닙니다.
- 채소 스타터는 가족과 함께 나누기에 좋습니다. 생채소를 식탁에 올려두거나, 식사를 준비하는 동안 아이들에게 나눠줘 간식으로 먹게 하세요.

디저트가 좋은 아이디어인 이유

1주 차에는 풍미 있는 아침 식사의 중요성과, 아침에 설탕 섭취를 피하는 것이 혈당을 안정적으로 유지하는 데 핵심이라는 것을 배웠다. 이번 주에는 채소 스타터가 그 이후에 섭취하는 전분이나 설탕으로 인한 혈당 스파이크를 줄이는 데 가장 좋다는 것을 배우고 있다. 이 두 가지 팁은 중요한 교훈을 알려준다: 포도당(전분과 설탕을 포함한)은 공복 상태이거나 식사를 시작할 때 처음으로 먹어서는 안 된다는 것이다.

단 음식을 먹기 가장 좋은 시간은 식사 후, 즉 디저트로 먹는 것이다. 설탕을 마지막에 먹으면, 이미 소화 중인 다른 음식들이 설탕으로 인한 혈당 스파이크를 완화시켜 준다. 특히 식사를 채소로 시작했다면 더욱 좋다. 보호막 역할을 하는 식이섬유가 당분의 흡수를 느리게 하는 데 큰 도움을 준다.

따라서 비스킷이나 좋아하는 초콜릿 아이스크림을 먹고 싶다면, 공복 상태에서 먹지 말고 디저트로 먹는 것이 좋다. 이렇게 하면 갈망의 롤러코스터를 유발할 위험을 줄이면서 디저트를 즐길 수 있다. 이는 매우 강력한 통제력을 발휘할 수 있는 방법이다.

커뮤니티에서 자주 묻는 질문

식초 음료와 채소 스타터 중 무엇을 먼저 먹어야 하나요? 두 가지 방법을 한 끼에 모두 실천하려면, 이상적으로는 식초 음료를 먼저 마시고 채소 스타터를 두 번째로 먹는 것이 좋다. 또는 채소 스타터에 식초 기반 드레싱을 추가해 두 가지 방법을 결합할 수도 있다.

얼마나 많은 채소를 먹어야 할까? 채소 스타터가 전체 식사량의 약 30%를 차지하도록 하는 것이 목표이다. 만약 어느 날 시간이 없어서 방울토마토 몇 개만 먹을 수 있다면, 그것도 괜찮다. 적은 양의 채소라도 전혀 먹지 않는 것보다는 낫다.

아침에도 채소 스타터를 할 수 있나요? 물론이다! 이번 주에는 하루 한 끼에 채소 스타터를 추가하도록 요청하고 있는데, 아침도 그 선택지 중 하나이다. 다만 대부분의 사람들이 아침에 채소를 먼저 먹는 것을 크게 선호하지 않기 때문에, 점심이나 저녁이 더 인기 있는 선택이긴 하다.

채소 스타터와 본 식사 사이에 얼마나 기다려야 할까요? 기다릴 필요는 전혀 없지만, 만약 기다리고 싶다면 최대 90분까지가 상한선이다. 즉, 집에서 채소 스타터를 먹고 나서 외식하러 나가도 괜찮다는 뜻이다.

오늘 채소 스타터를 깜빡했다면 어떻게 해야 할까요? 문제될 것 없다. 우리 모두 그런 경험이 있다. 해야 할 일이 많으니 가끔 잊어버리는 것은 자연스러운 일이다. 그냥 내일부터 다시 시작하면 된다. 기억하라, 80% 정도만 이 방법을 실천해도 효과가 있다는 것을. 또한, 40-47페이지에 있는 워크북을 활용해 자신의 진행 상황을 추적하는 것도 도움이 된다.

사우어크라우트는 채소 스타터로 인정되나요? 그렇다. 사우어크라우트는 양배추로 만들어지며, 양배추는 맛있는 채소다.

피클도 채소 스타터로 인정되나요? 그렇다. 피클도 채소이므로 채소 스타터로 먹을 수 있다. 피클이 식사의 약 30%를 차지하도록 양을 늘리는 것이 좋다. 좋은 소식은 피클이 식초 비법에도 해당된다는 것이다! 단, 피클을 상점에서 구입할 경우 설탕이 포함되지 않은 제품을 선택해야 한다. 직접 만들고 싶다면 136-140페이지를 참고하라.

올리브, 아보카도, 렌틸, 콩류도 해당되나요? 그렇다. 올리브는 10-15개 정도 먹으면 된다.

수프도 가능한가요? 건더기가 있는 수프는 가능하나(206페이지의 '5분 수프' 레시피를 참고하라). 하지만 너무 곱게 갈은 수프는 식이섬유 입자가 부서져 보호막을 형성하는 데 덜 효과적이므로 권장하지 않는다.

채소를 퓌레로 먹어도 될까? 이상적으로는 그렇지 않다. 퓌레로 만들면 식이섬유 입자가 손상되기 때문이다. 하지만 가끔 딱딱한 것을 씹고 싶지 않다면(최근에 치과치료를 받았을 수도 있다), 188페이지의 '부드러운 콩 퓌레' 레시피를 참고하라.

채소 스타터를 먹고 나서 더 이상 배가 고프지 않다면 괜찮을까요? 괜찮다. 자주 일어나는 일이다. 다음에는 채소 스타터의 양을 줄여서 나머지 식사를 먹을 공간을 남겨두는 것이 좋다. 하지만 전혀 문제될 것은 없다.

채소 스타터는 하루에 몇 번 먹어야 하나요? 하루 한 번이면 충분하고, 그것이 목표이다. 하지만 점심과 저녁 모두에 채소 스타터를 추가할 수 있다면, 혈당 관리에 더욱 도움이 될 것이다.

채소 스타터에 식초를 어떻게 조합하나요? 간단하다. 좋아하는 식초를 선택해 채소 스타터에 한 스푼 추가하면 된다. 2주 차에 소개된 식초 드레싱(148-151페이지)을 사용할 수도 있다.

채소 스타터에 드레싱이나 추가 재료를 넣어도 될까요? 그렇다. 이렇게 하면 더 맛있어진다. 올리브유, 요거트, 식초, 머스터드, 허브, 향신료 모두 훌륭한 선택이다. 단백질과 지방이 포함된 재료(치즈, 견과류, 고기, 생선)를 추가해도 좋다. 다만, 과도하게 많이 넣지 않으면 된다(방울토마토 하나에 치즈 1kg을 얹는 것은 채소 스타터로 인정되지 않는다). 그리고 추가하는 재료에 단맛이나 전분이 포함되지 않는 한 문제없다.

채소를 먼저 다 먹고, 그다음에 단백질, 마지막으로 탄수화물을 먹어야 하나요? 아니, 그렇게 할 필요는 없다. 물론, 과학적으로 보면 이것이 혈당에 가장 이상적인 식사 순서이긴 하다(내 이전 책 《글루코스 혁명》의 첫 번째 꿀팁을 참조). 하지만 이 방법에서는 채소를 먼저 먹는 것에만 집중하고 있다. 나머지 음식은 원하는 대로, 한꺼번에 섞어서 먹어도 되고 원하는 순서대로 먹어도 된다. 채소를 더 추가해서 먹는 것도 좋다.

채소 스타터를 추가하면 식사 칼로리가 늘어나서 체중이 증가하지 않을까요? 채소 스타터에서 추가되는 칼로리는 좋은 칼로리다. 이들은 포만감을 유지시켜 주고, 식욕을 줄이며, 인슐린 분비와 염증을 줄이는 데 도움을 준다. 이러한 긍정적인 변화는 건강을 개선하고, 체중 감량에도 도움이 될 수 있다.

채소 스타터만 식사로 해도 될까요? 만약 그렇게 하고 싶다면, 문제없다. 채소 스타터 후에 단백질을 추가로 섭취하는 것도 좋다. 또한, 영감을 얻으려면 메인 요리 레시피를 참고하라(238-263페이지).

채소 스타터 후에 메인 식사로 무엇을 먹어야 하나요? 238-263페이지에 준비된 메인 요리 아이디어를 참고하면 된다.

채소 스타터

1

즉석 식이섬유

Express fibre

필요한 재료

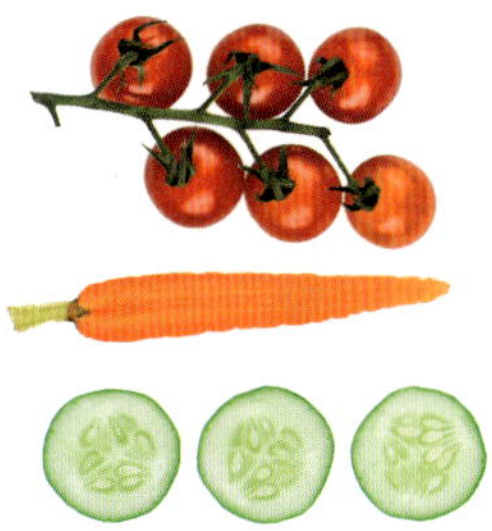

방울토마토 5개,
베이비 당근 5개 또는
오이 슬라이스 5개
(또는 이 세 가지 모두)

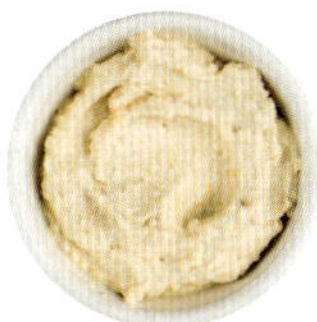

후무스 3큰술 (선택 사항)

시간이 없고, 에너지도 없고, 재료도 없다고요? 문제없어요! 냉장고에서 몇 가지 채소를 꺼내 맛있는 딥 소스와 함께 먹거나, 그냥 먹어도 됩니다. 이렇게 하면 빠르고 건강한 채소 스타터가 완성됩니다. 이상적으로는 채소 스타터가 식사의 약 3분의 1을 차지하는 것이 좋지만, 그게 어려울 때는 방울토마토 몇 개라도 충분히 도움이 됩니다. 아무것도 안 먹는 것보단 훨씬 낫죠!

만드는 방법

1. 방울토마토, 당근 또는 오이(또는 다른 채소)를 준비한다. 원한다면 후무스를 곁들여도 되고, 다른 딥 소스를 사용해도 된다.
2. 채소를 입에 넣고 즐긴다.

1인분

준비 시간 3분

글루텐 프리 비건

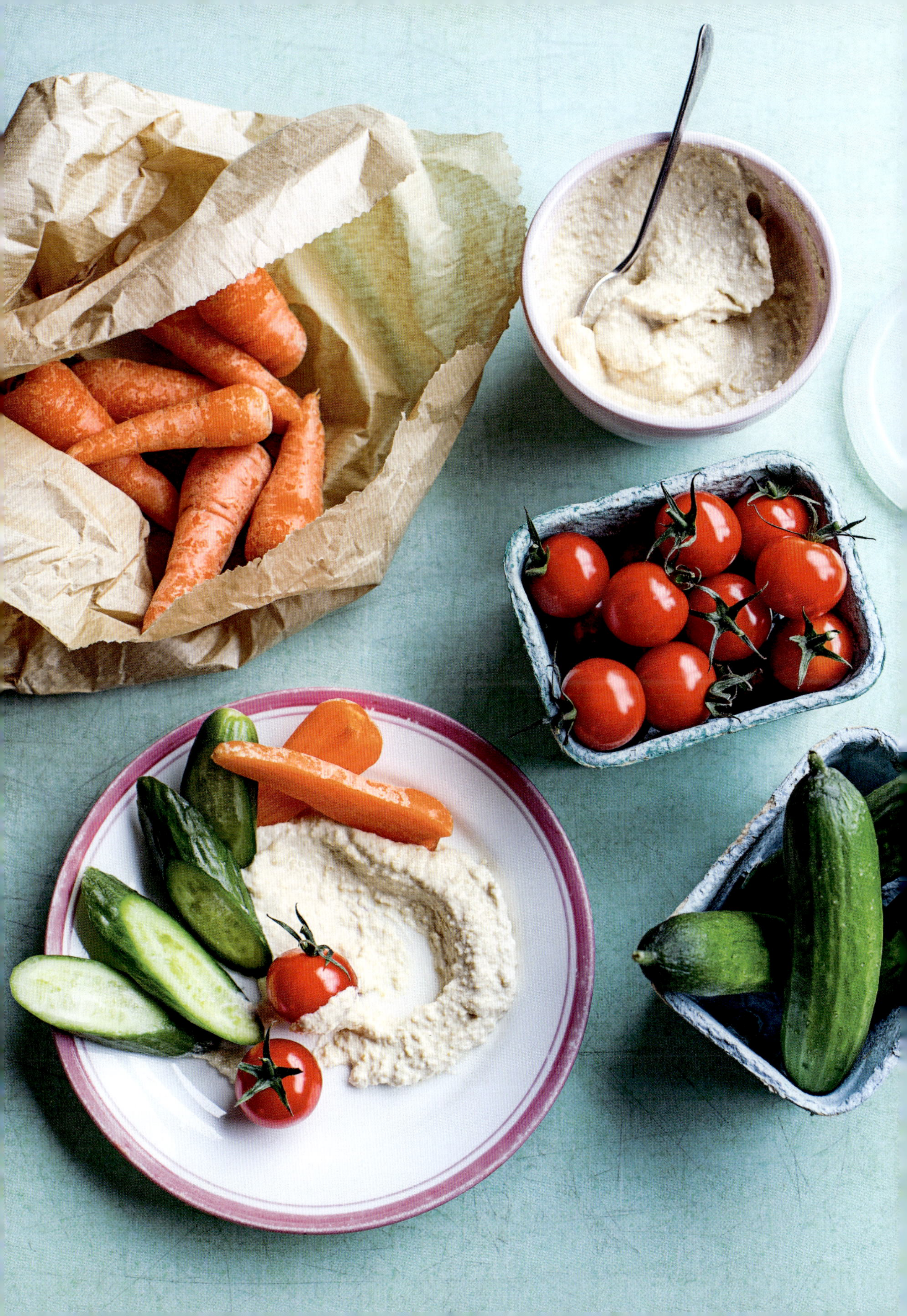

콜리플라워 샐러드

오늘의 식초 비법까지 해결되는 레시피

Cauliflower salad

필요한 재료

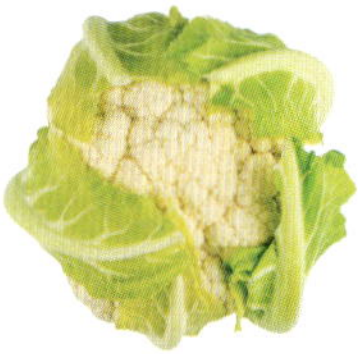

작은 콜리플라워 1/2개
(잘게 썰기, 잎도 사용)

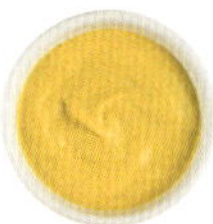

디종 머스터드
2작은술

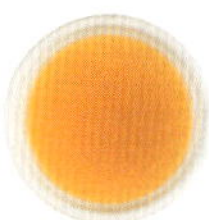

사과 식초
1큰술

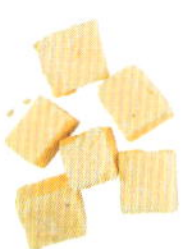

20g 체다 치즈
(으깨거나 정육면체 모양으로 자르기)

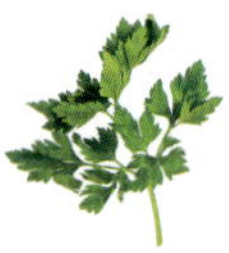

파슬리 한 줌
(잘게 자르기)

+ 올리브유 4큰술
+ 소금과 후추

제가 가장 좋아하는 채소 스타터 중 하나로, 요탐 오토렝기(Yotam Ottolenghi)의 레시피에서 영감을 받았습니다. 여기서 치즈를 넣는다는 걸 눈치채셨나요? 괜찮냐고요? 물론이죠! 채소 스타터에 단백질이나 지방을 추가하는 것은 전혀 문제없으며, 채소에 포함된 식이섬유의 효능을 줄이지 않아요.

만드는 방법

1. 오븐을 220°C(팬 기능 사용 시 200°C)로 예열한다. 잘게 썬 콜리플라워를 로스팅 팬에 넣고 올리브유 2큰술과 섞은 뒤 소금과 후추로 간을 한다. 팬을 오븐에 넣고 25분 동안 굽되, 중간에 한 번 뒤집어 준다.
2. 그동안 드레싱을 준비한다. 작은 용기에 남은 올리브유 2큰술, 디종 머스터드, 사과 식초를 넣고 섞어 준다. 소금과 후추로 간을 맞춘다.
3. 콜리플라워가 다 구워지면 오븐에서 꺼내 체다 치즈와 다진 파슬리를 골고루 뿌려 준다. 준비한 드레싱을 뿌린 후 서빙한다.

TIP 구운 헤이즐넛을 추가하면 좋고, 구운 닭고기를 곁들이면 멋진 메인 요리가 된다.

1인분

준비 시간	10분
총 요리 시간	25분

글루텐 프리 채식주의

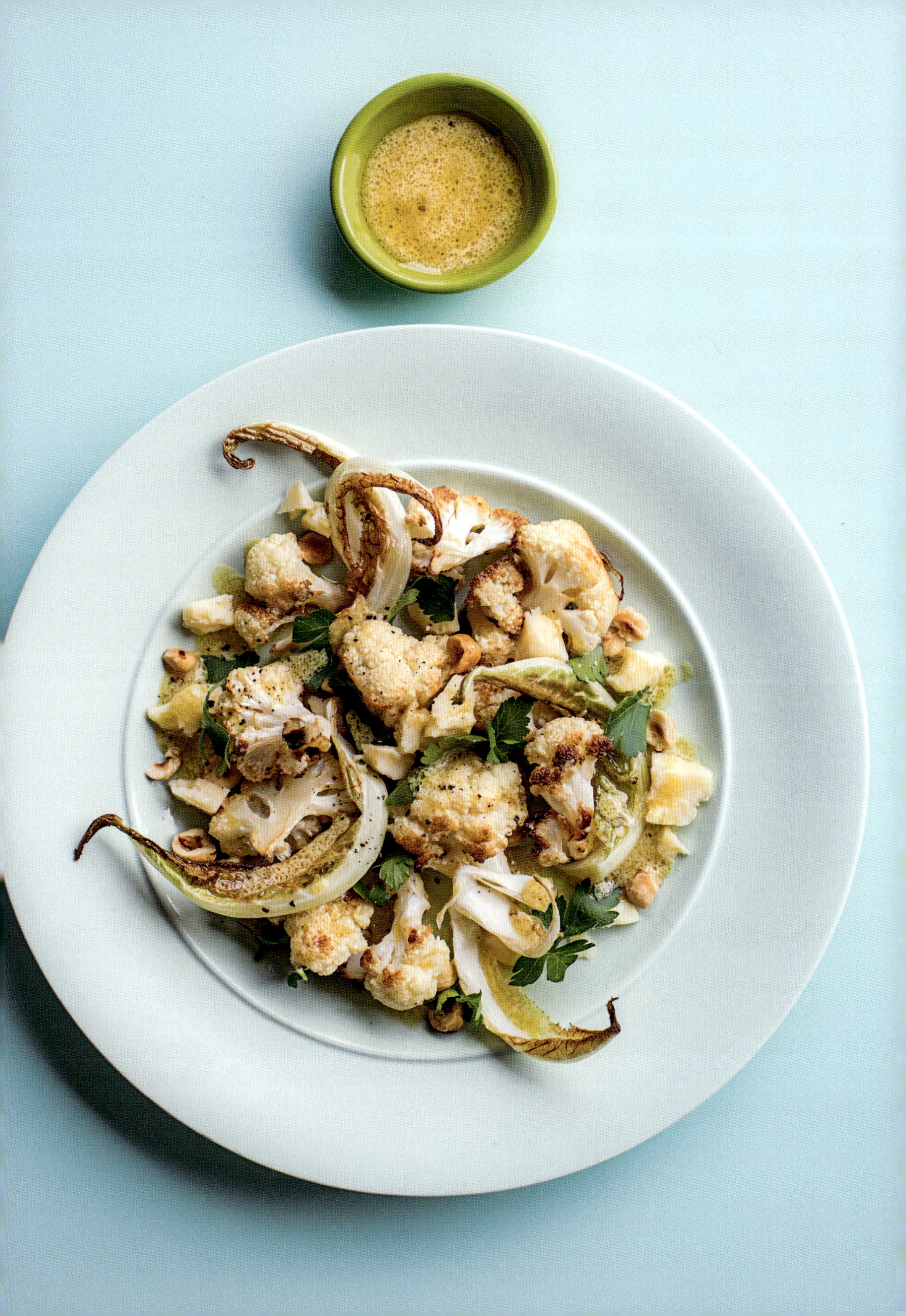

채소 스타터
3

사촌의 미소 시금치

My cousin's miso spinach

필요한 재료

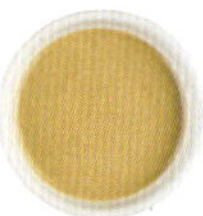

타히니 2작은술

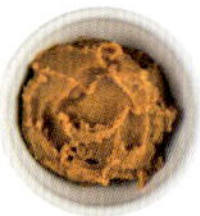

흰색 또는 갈색 미소(된장)
1작은술

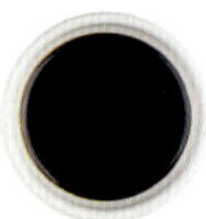

간장 1작은술 (또는
글루텐 프리일 경우 타마리)

레몬 반 개의 즙

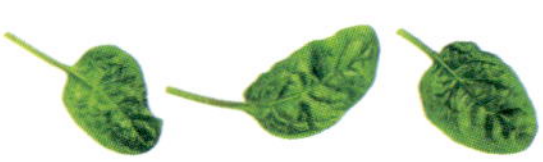

시금치 한 줌 (약 75g)

+ 소금과 후추

사촌 아서가 만든 신선한 시금치와 미소 드레싱은 저를 미소 짓게 만들 정도로 환상적이에요. 그가 이 레시피를 여러분과 공유하도록 허락해줘서 정말 기뻐요. 미소 드레싱은 상큼한 맛을 내면서도 시원한 시금치의 본연의 맛을 돋보이게 합니다. 우리가 꿈꾸는 완벽한 채소 스타터이며, 이 책에서 제가 가장 좋아하는 레시피 중 하나입니다.
경고: 중독성이 매우 강해요!

만드는 방법

1 타히니, 미소(일본식 된장), 간장(또는 타마리), 레몬즙을 물 2작은술과 함께 섞어 부드럽고 크리미한 드레싱을 만든다.

2 시금치를 서빙 볼에 담고 드레싱을 부어준다.시금치 잎을 드레싱에 골고루 버무린 뒤 소금과 후추로 간을 맞춘다. 새롭게 즐길 수 있는 채소 스타터를 맛보세요!

1인분

준비 시간	5분

글루텐 프리 비건

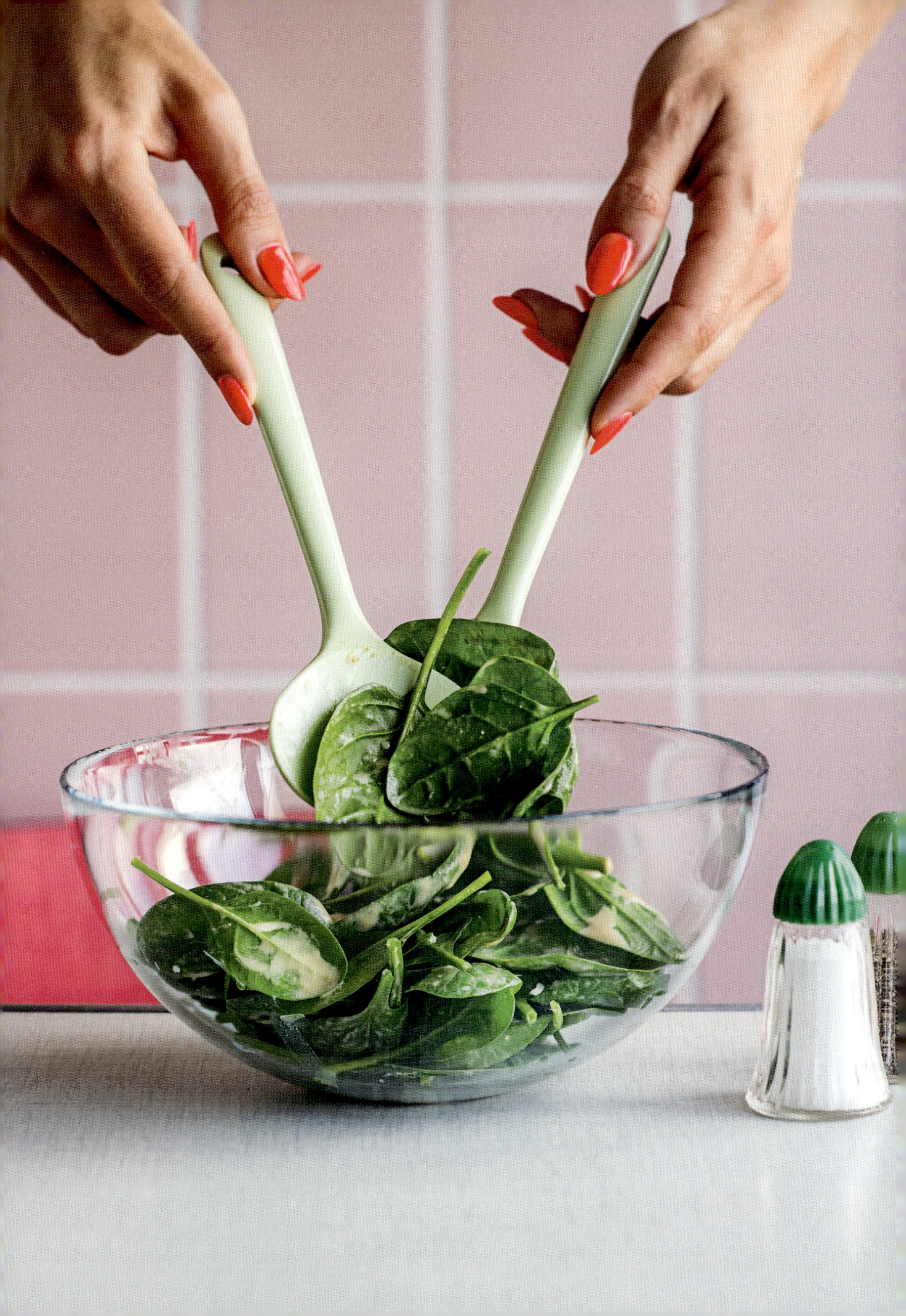

채소 스타터

4

땅콩 브로콜리

Peanut broccoli

필요한 재료

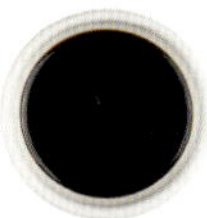

간장 1작은술
(또는 글루텐 프리일 경우 타마리)

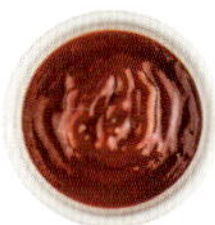

스리라차 소스 1작은술

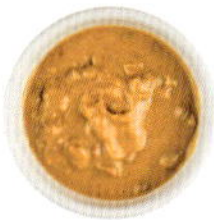

무가당 땅콩버터 1작은술
(100% 땅콩 성분인지 확인)

따뜻한 물 1작은술

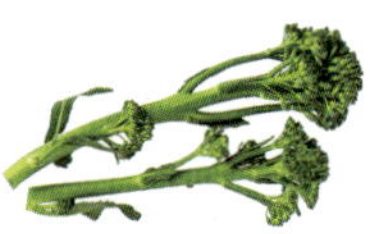

긴 브로콜리 6-7줄기
(질긴 끝부분 제거)

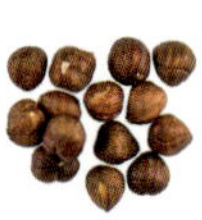

다진 견과류
(선택 사항)

브로콜리는 식이섬유 함량이 매우 높아 채소 스타터로 인기 있는 재료입니다. 특히 이 레시피의 땅콩버터 드레싱은 맛의 놀라움을 선사하고 혈당에도 좋은 영향을 줘요(네, 진짜입니다!).

만드는 방법

1. 작은 볼에 간장(또는 타마리), 스리라차, 땅콩버터, 따뜻한 물을 넣고 포크로 잘 저어 섞는다. 처음엔 분리된 것처럼 보일 수 있지만 계속 저으면 부드럽게 섞인다.
2. 작은 냄비에 물을 끓인 후, 브로콜리를 넣고 2분간 데쳐서 살짝 부드러워지게 한다. 물기를 빼고 서빙 접시에 옮긴다.
3. 드레싱을 브로콜리 위에 골고루 뿌리고, 다진 견과류가 있다면 식감을 위해 뿌린다.

1인분

준비 시간	3분
총 요리 시간	3분

글루텐 프리 비건

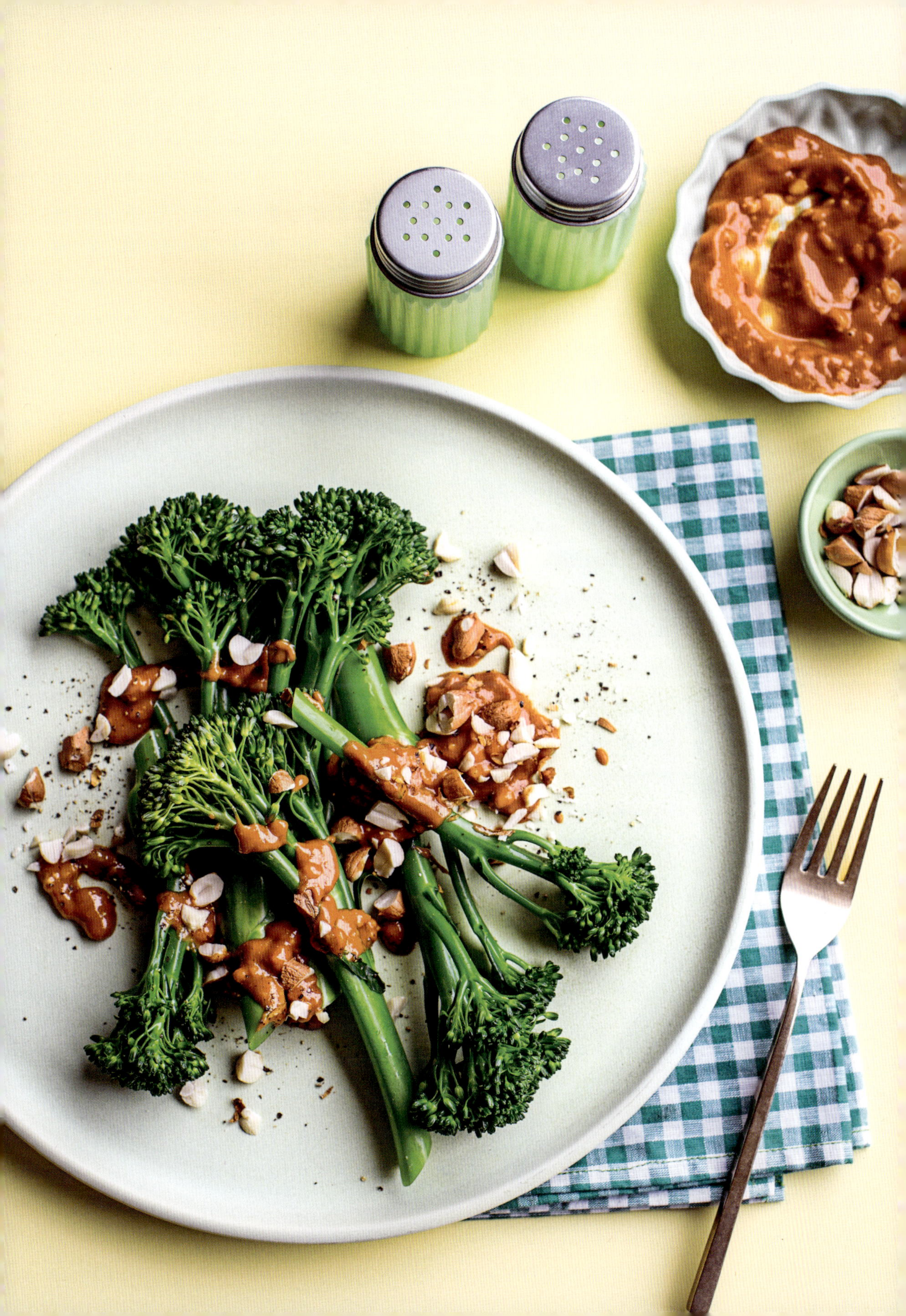

채소 스타터

5

완벽한 구운 채소 모듬

Beautiful batch of roasted veggies

필요한 재료

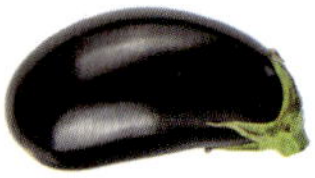

작은 가지 1개,
2cm 크기로 자른 것

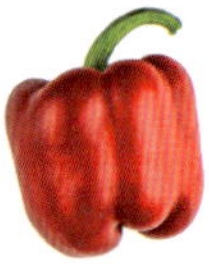

빨간 피망 1개, 씨를 제거하고
2cm 크기로 자른 것

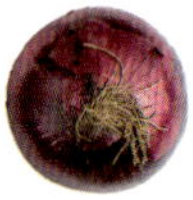

작은 빨간 양파 1개, 껍질을 벗기고 굵게 썬 것

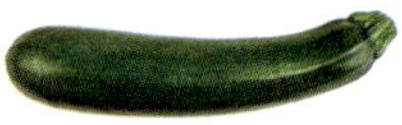

작은 애호박 1개,
2cm 두께로 썬 것

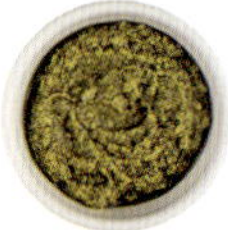

바질 페스토 1큰술

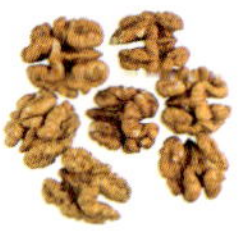

다진 견과류 한 줌 (호두 등)

+ 올리브유 2큰술
+ 소금과 후추

커뮤니티에서 추천하는 채소 스타터를 쉽게 준비하는 팁 중 하나는 미리 여러 번 먹을 분량을 한 번에 조리해 두는 것입니다. 냉장고에 보관하고 식사 전 간단히 꺼내 먹을 수 있는 4인분 레시피를 소개합니다. 정말 간단하죠!

만드는 방법

1. 오븐을 220°C(팬 기능 사용 시 200°C)로 예열하고, 큰 로스팅 팬에 베이킹 페이퍼를 깔아 준다.
2. 준비된 채소를 트레이에 고르게 펼친다. 올리브유를 뿌리고 채소가 잘 코팅되도록 버무린다. 소금과 후추로 간을 한다.
3. 채소를 오븐에서 20-25분 동안 굽는다. 중간에 한 번 뒤집어 주고, 노릇노릇하게 익을 때까지 구워준다.
4. 구운 채소를 서빙 접시에 담고 페스토를 추가한 후 잘 섞는다. 마지막으로 다진 견과류를 뿌린다.
5. 남은 채소는 일주일 동안 사용할 수 있도록 보관한다.
   밀폐 용기에 담아 냉장고에 보관하면 3-4일 동안 신선하게 유지할 수 있다.

4인분

준비 시간	8분
총 요리 시간	25분

글루텐 프리　채식주의

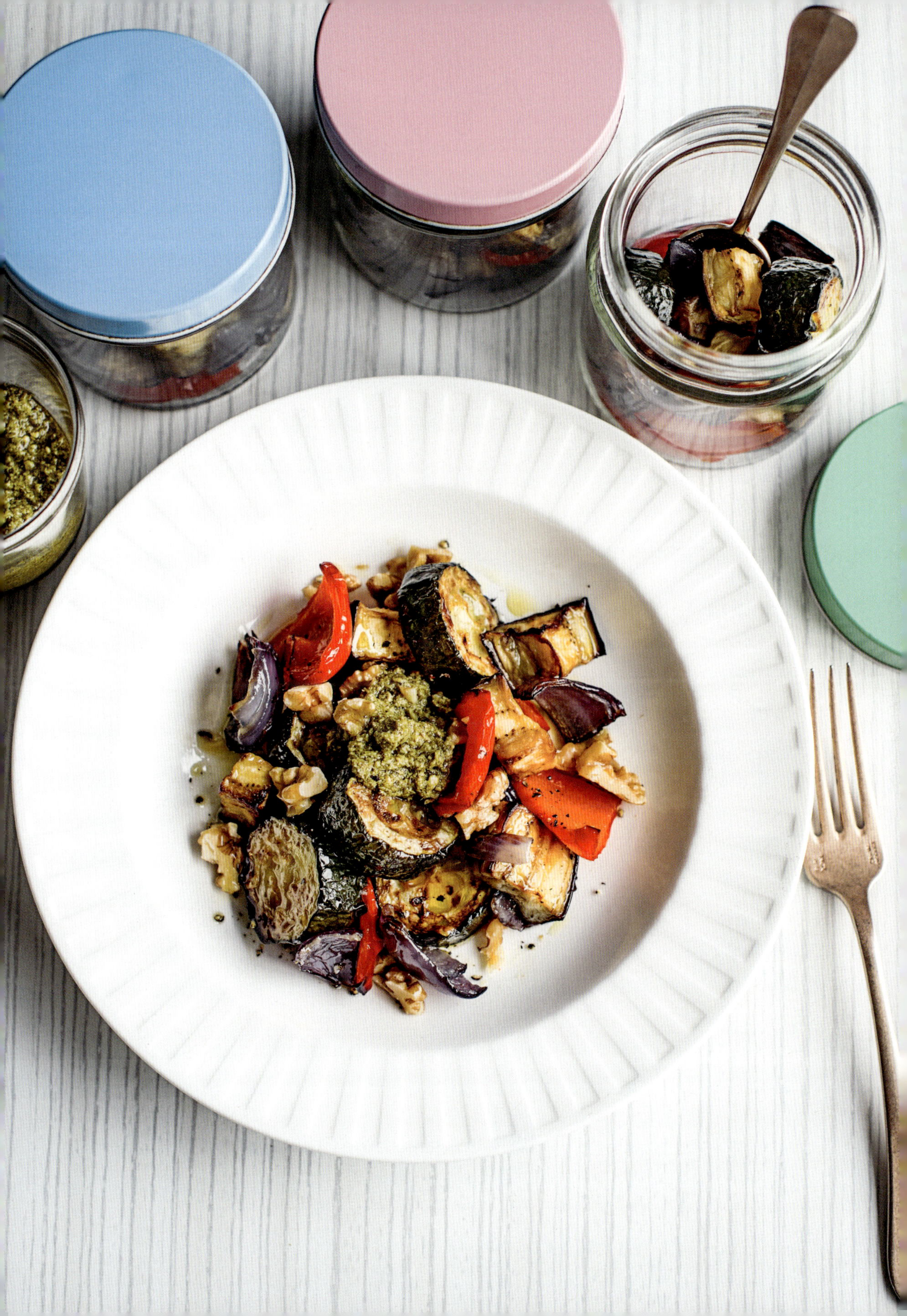

채소 스타터
6

알록달록 한입 샐러드

오늘의 식초 비법까지 해결되는 레시피

The gumball machine

필요한 재료

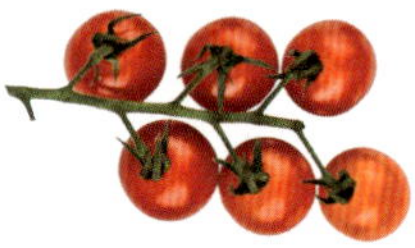

방울토마토 7개,
반으로 자른 것

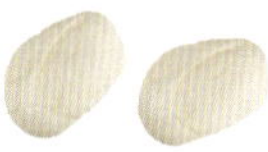

모짜렐라 미니볼 7개
(보콘치니)

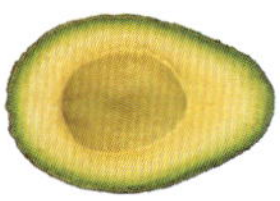

아보카도 1/2개,
씨를 제거하고 덩어리로
자르거나 동그랗게
모양 내기

발사믹 식초 1큰술

+ 올리브유 1큰술
+ 소금과 후추

이 레시피는 제가 처음으로 만든 채소 스타터 중 하나이며, 지금까지도 꾸준히 사랑받는 메뉴입니다. 예쁜 비주얼과 먹는 재미까지 더해지니 특별하죠.

만드는 방법

1. 반으로 자른 토마토, 모짜렐라, 아보카도를 그릇에 담고 발사믹 식초와 올리브유를 고루 뿌린다.
2. 소금과 후추로 간을 하고 바로 서빙한다.

1인분

준비 시간	5분

글루텐 프리 채식주의

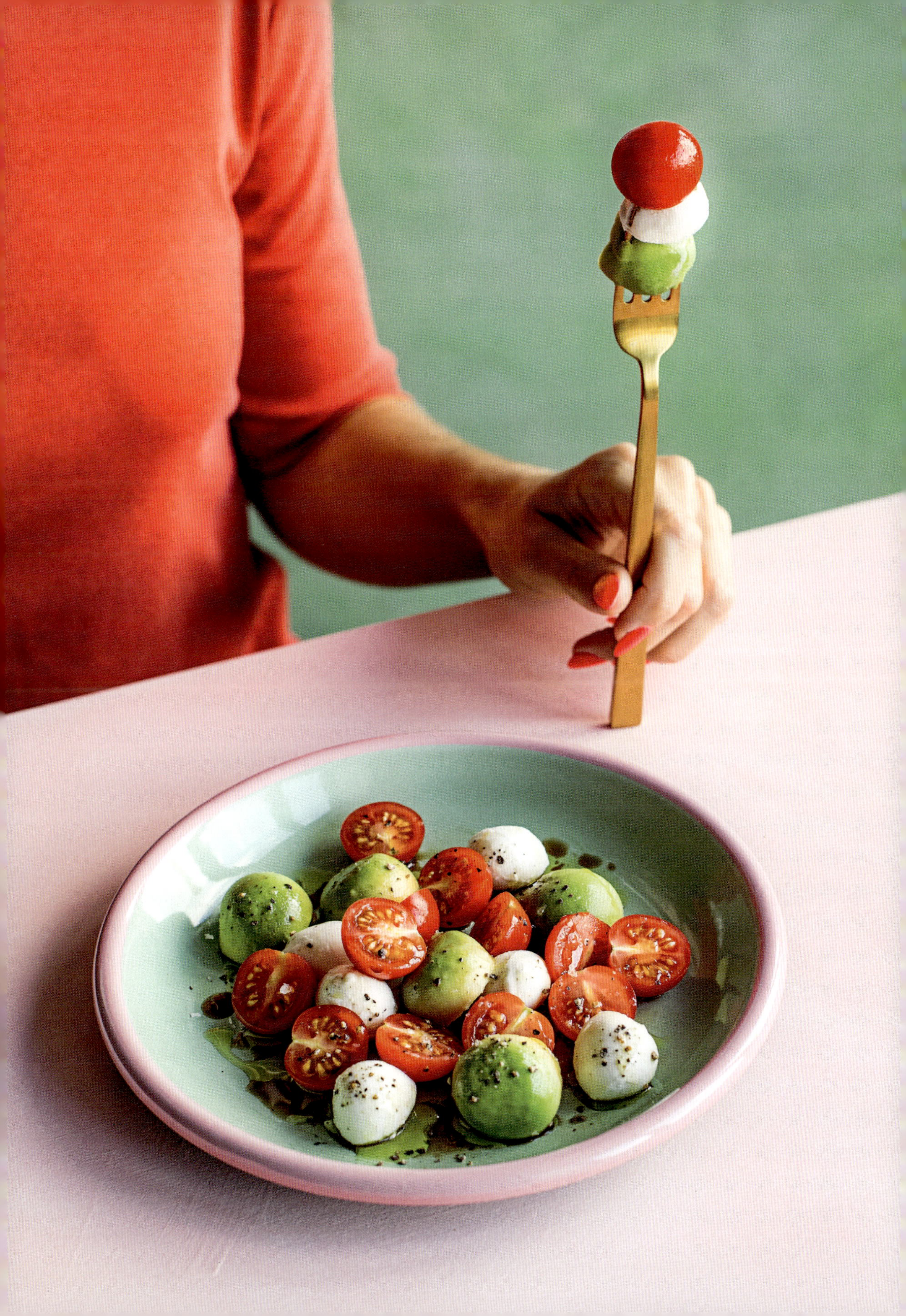

채소 스타터

7

치미추리 콜리플라워

Chimichurri cauliflower

필요한 재료

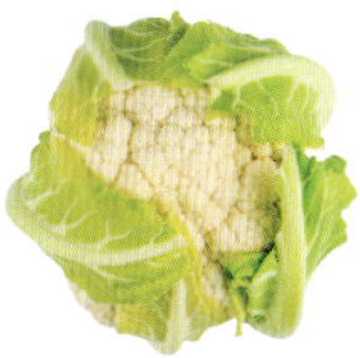

콜리플라워 1/2개,
작은 덩어리로 자른 것
(잎도 함께 사용)

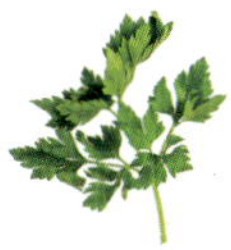

파슬리 한 줌

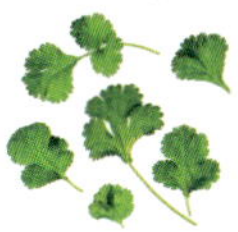

고수 한 줌

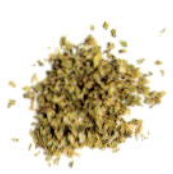

말린 오레가노
1작은술

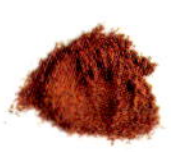

파프리카 가루
1작은술

레몬 1/2개의 즙

+ 올리브유 2큰술
+ 소금과 후추

다시 등장한 콜리플라워! 이 맛있는 치미추리 소스와 함께 식이섬유 가득한 콜리플라워는 혈당 스파이크를 줄여줄 훌륭한 채소입니다. 이번 소스는 남겨두었다가 다른 요리에 활용할 수도 있어요. 콜리플라워가 당신의 혈당을 안정시켜주는 모습을 상상해 보세요!

만드는 방법

1. 오븐을 200°C(팬 기능 사용 시 180°C)로 예열하고, 로스팅 팬에 베이킹 페이퍼를 깐다. 콜리플라워 덩어리와 잎을 팬에 고르게 펼치고 오븐에 넣어 20-25분간 부드러워질 때까지 굽는다.
2. 그동안 치미추리 드레싱을 만든다. 파슬리, 고수, 말린 오레가노, 파프리카 가루, 레몬즙, 올리브유를 작은 푸드 프로세서에 넣고 부드럽게 갈아준다(푸드 프로세서가 없으면 허브를 잘게 다져서 액체 재료와 섞으면 된다). 소금과 후추로 간을 한다.
3. 콜리플라워가 다 구워지면 서빙 접시에 옮기고, 치미추리 드레싱을 뿌린 뒤 서빙한다.
4. 남은 치미추리 소스는 작은 밀폐 용기에 담아 냉장고에서 최대 5일간 보관할 수 있다. 이 소스는 구운 채소 위에 뿌려 먹으면 매우 맛있다.

1인분

준비 시간	8분
총 요리 시간	25분

글루텐 프리　비건

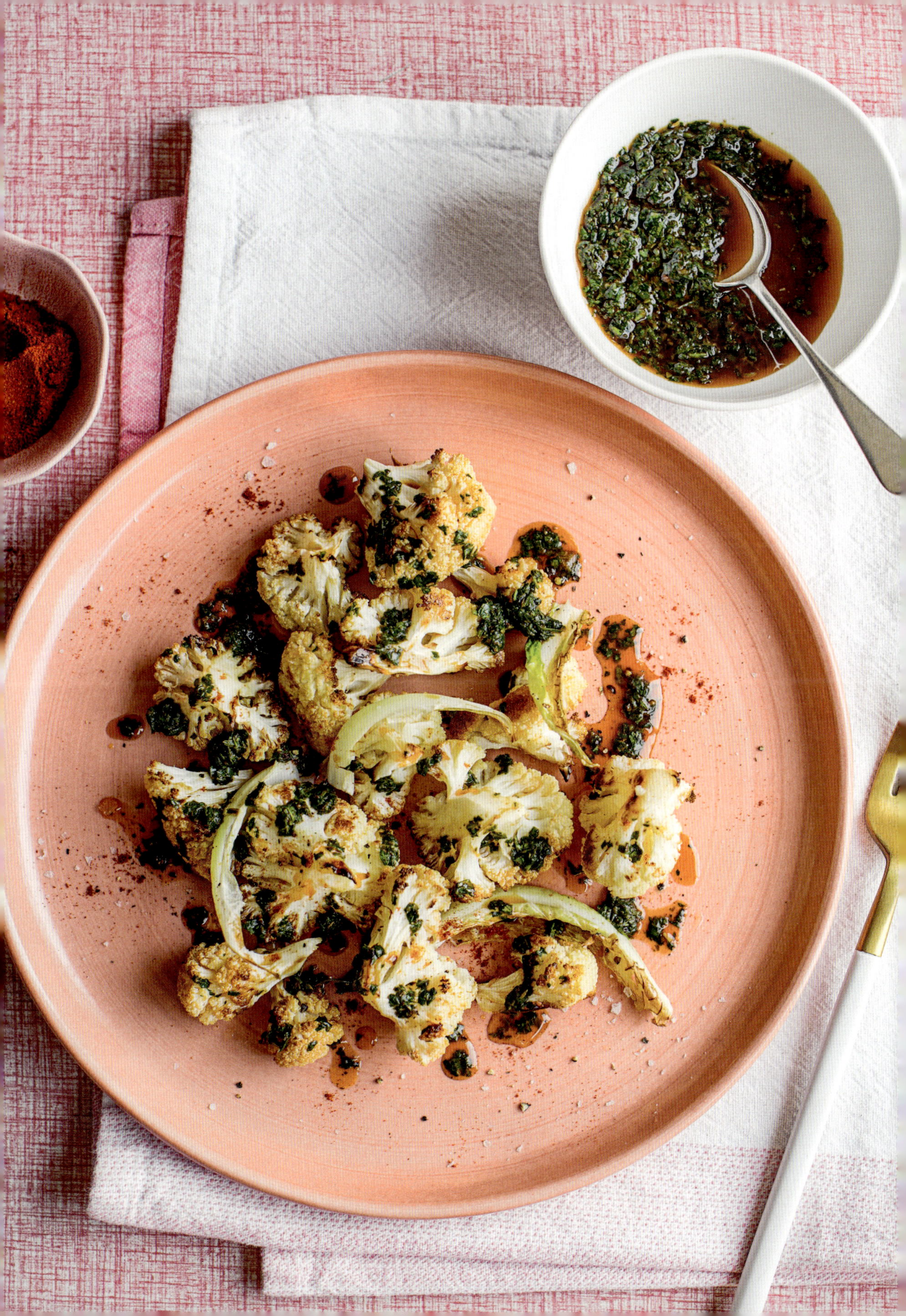

채소 스타터

8

요거트 드레싱을 곁들인 쌉쌀한 잎채소 샐러드

Bitter leaf salad with yogurt dressing

필요한 재료

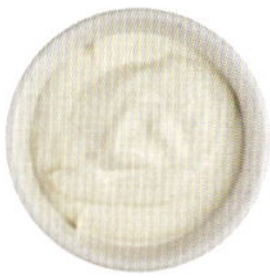

그릭 요거트 1큰술

레몬 1/2개의 즙

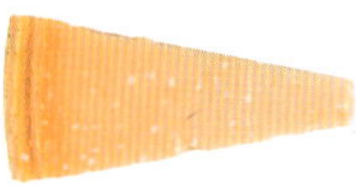

잘게 간 파마산 치즈 2큰술

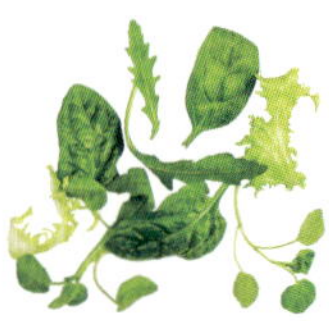

혼합 잎채소 2줌

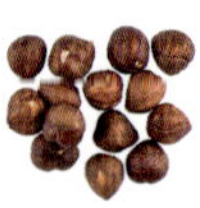

헤이즐넛 한 줌
(선택 사항,
원하면 블랜치 처리)

+ 올리브유 1큰술
+ 소금과 후추

"물론, 난 조금 씁쓸할 수도 있지만, 적어도 옷차림은 훌륭하지!" 이 샐러드의 온라인 소개글이라면 아마 이런 문구가 들어갈 겁니다. 오른쪽으로 스와이프하고 이 채소 스타터와 데이트를 즐겨보세요. 틀림없이 환상의 짝이 될 거예요.

만드는 방법

1. 그릭 요거트, 레몬즙, 파마산 치즈, 올리브유를 섞어 드레싱을 만들고, 소금과 후추로 간을 한다.
2. 잎채소를 그릇에 담고 드레싱을 골고루 뿌린다. 잎이 드레싱에 충분히 코팅될 때까지 잘 섞은 후, 원하면 헤이즐넛을 뿌려서 서빙한다.

1인분

준비 시간	8분

글루텐 프리　채식주의

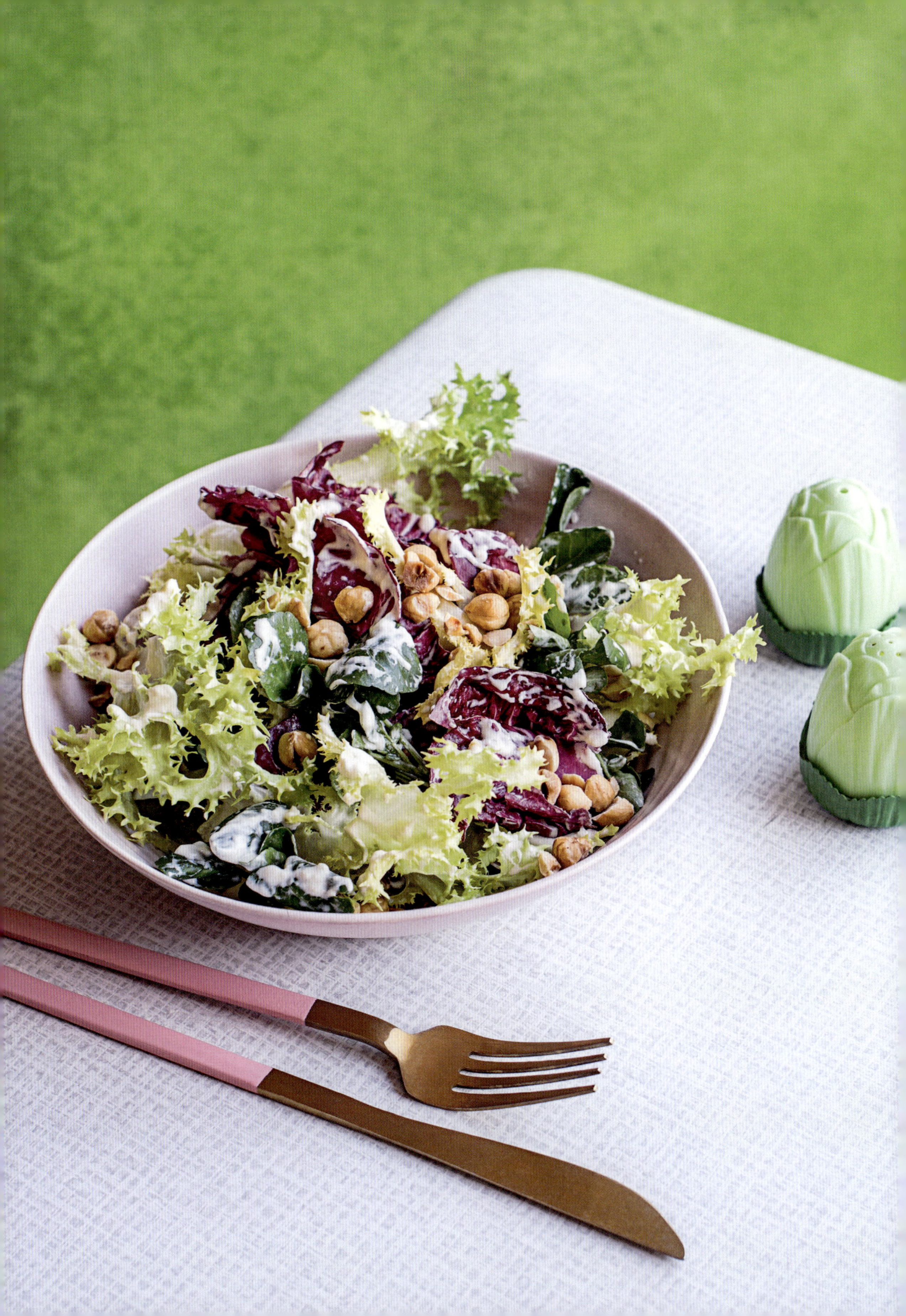

채소 스타터

9

베이컨과 헤이즐넛을 곁들인 구운 방울양배추

Charred Brussels sprouts with bacon and toasted hazelnuts

필요한 재료

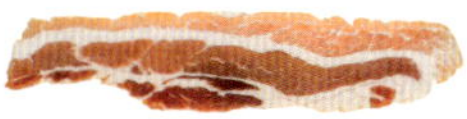

베이컨 2장,
작은 조각으로
자른 것

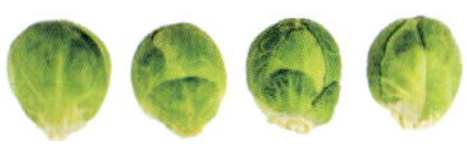

방울양배추 12개,
반으로 자른 것

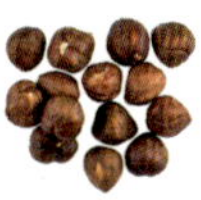

헤이즐넛 20g,
취향에 따라 껍질을
벗긴 후 거칠게 다진 것

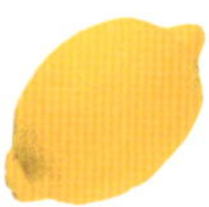

레몬즙 약간

+ 올리브유 1½큰술
+ 소금과 후추

베이컨이라는 말에 이미 넘어갔군요!

만드는 방법

1. 중간 크기의 프라이팬에 올리브유 1/2큰술을 두르고 중간 불에서 예열한다. 잘게 썬 베이컨을 넣고 3분간 볶아 갈색이 돌고 바삭해질 때까지 조리한다. 베이컨은 팬에서 꺼내 따로 두고, 남은 기름은 팬에 남겨둔다.
2. 방울양배추를 팬에 넣고 중간 불에서 자주 뒤집어 가며 약 10분간 노릇하게 구워준다. 그런 다음 베이컨을 다시 팬에 넣어 함께 데운 후, 모든 재료를 서빙 볼이나 접시에 담는다.
3. 헤이즐넛, 레몬즙, 남은 올리브유를 뿌리고 소금과 후추로 간을 한다.

1인분

준비 시간	8분
총 요리 시간	15분

글루텐 프리

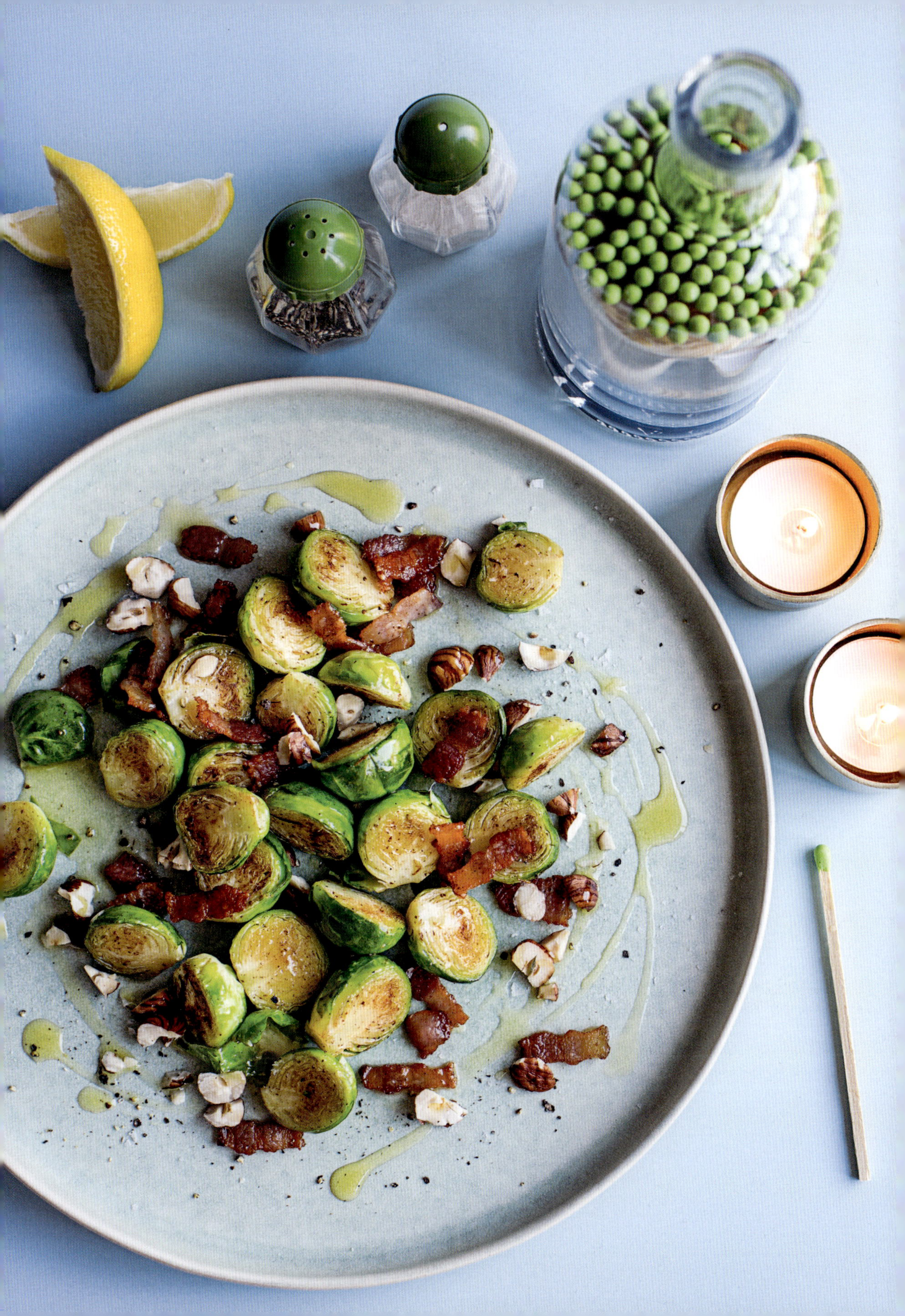

채소 스타터

10

프렌치 아스파라거스

오늘의 식초 비법까지 해결되는 레시피

Frenchie asparagus

필요한 재료

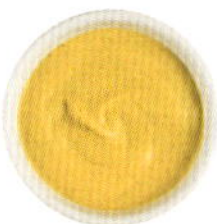

디종 머스터드 2작은술

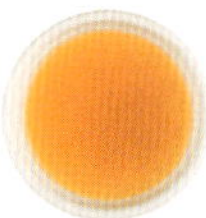

식초 1큰술
(어떤 종류든 사용 가능)

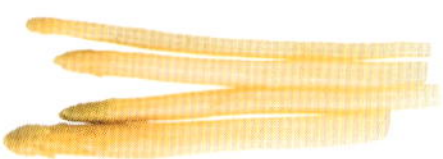

화이트 아스파라거스 1병
(물기 제거 후 약 200g)

+ 올리브유 2작은술
+ 소금과 후추

Bonjour! 사촌이 너무 많아서 그들의 레시피를 다 소개하기엔 공간이 부족하네요. 이것도 친척에게서 전수받은 우리 가족이 사랑하는 또 다른 레시피입니다. 간단한 준비와 놀라운 풍미 덕분에 자주 찾게 되는 채소 스타터예요. 요리할 필요도 없고, 하루의 식초 비법까지 해결할 수 있어요. Oui, oui. Merci beaucoup!

만드는 방법

1. 작은 볼에 머스터드, 식초, 올리브유를 넣고 포크로 잘 섞어 드레싱을 만든다. 소금과 후추로 간을 한다.
2. 접시에 화이트 아스파라거스를 담고 드레싱을 뿌린 후, 소금과 후추로 간을 맞추고 서빙한다.

1인분

준비 시간	5분

글루텐 프리 비건

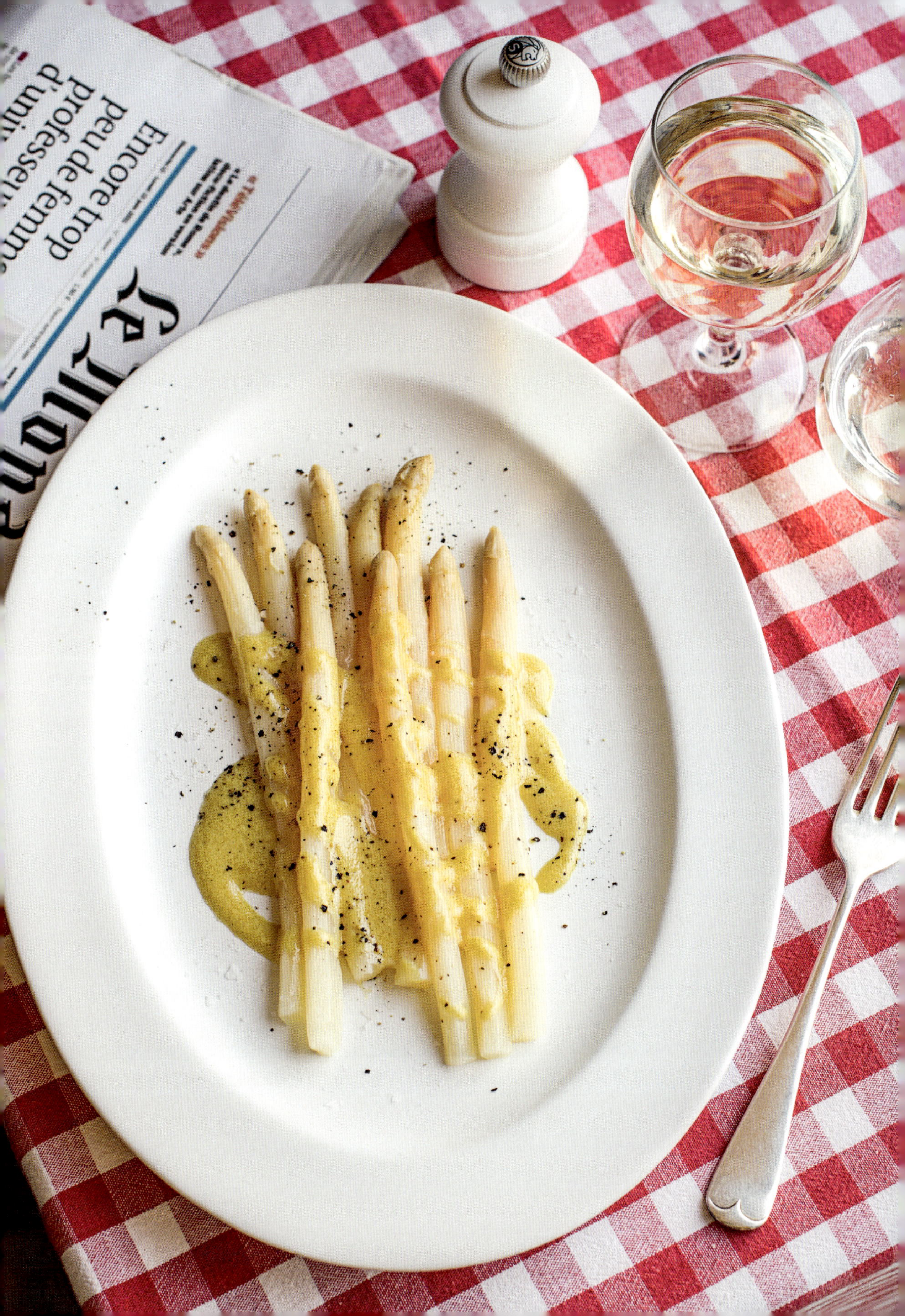

채소 스타터

11

거꾸로 익히는 브로콜리

Backwards broccoli

필요한 재료

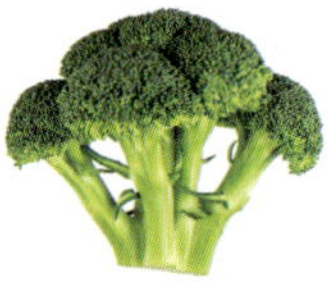

브로콜리 1/4개, 잘게 썬 것

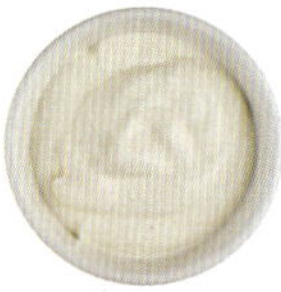

그릭 요거트 3큰술

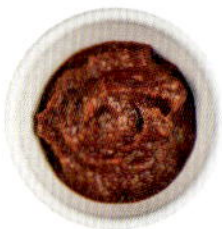

하리사 페이스트
1½작은술

+ 소금과 후추
+ 주전자에서 끓인 물

우리 모두 끓는 물에 생채소를 넣어 본 적은 있지만, 생 브로콜리 위에 끓는 물을 부어본 적은 있나요? 아마 없을 거예요. 직접 해봐야 믿을 수 있는 그런 방법일지도 몰라요. 주전자에 물을 채우고 끓이기 시작해 보세요!

만드는 방법

1. 브로콜리를 내열 용기에 담고 주전자에서 끓인 물을 부어 덮어준다. 브로콜리가 부드러워질 때까지 2분 동안 그대로 둔다.
2. 그동안 요거트를 접시에 펴 바르고, 하리사(고추 페이스트)를 섞는다.
3. 브로콜리의 물기를 빼고 하리사 요거트 위에 골고루 얹는다. 소금과 후추를 넉넉히 뿌린 뒤 서빙한다.

1인분

준비 시간	5분
총 요리 시간	2분

글루텐 프리 채식주의

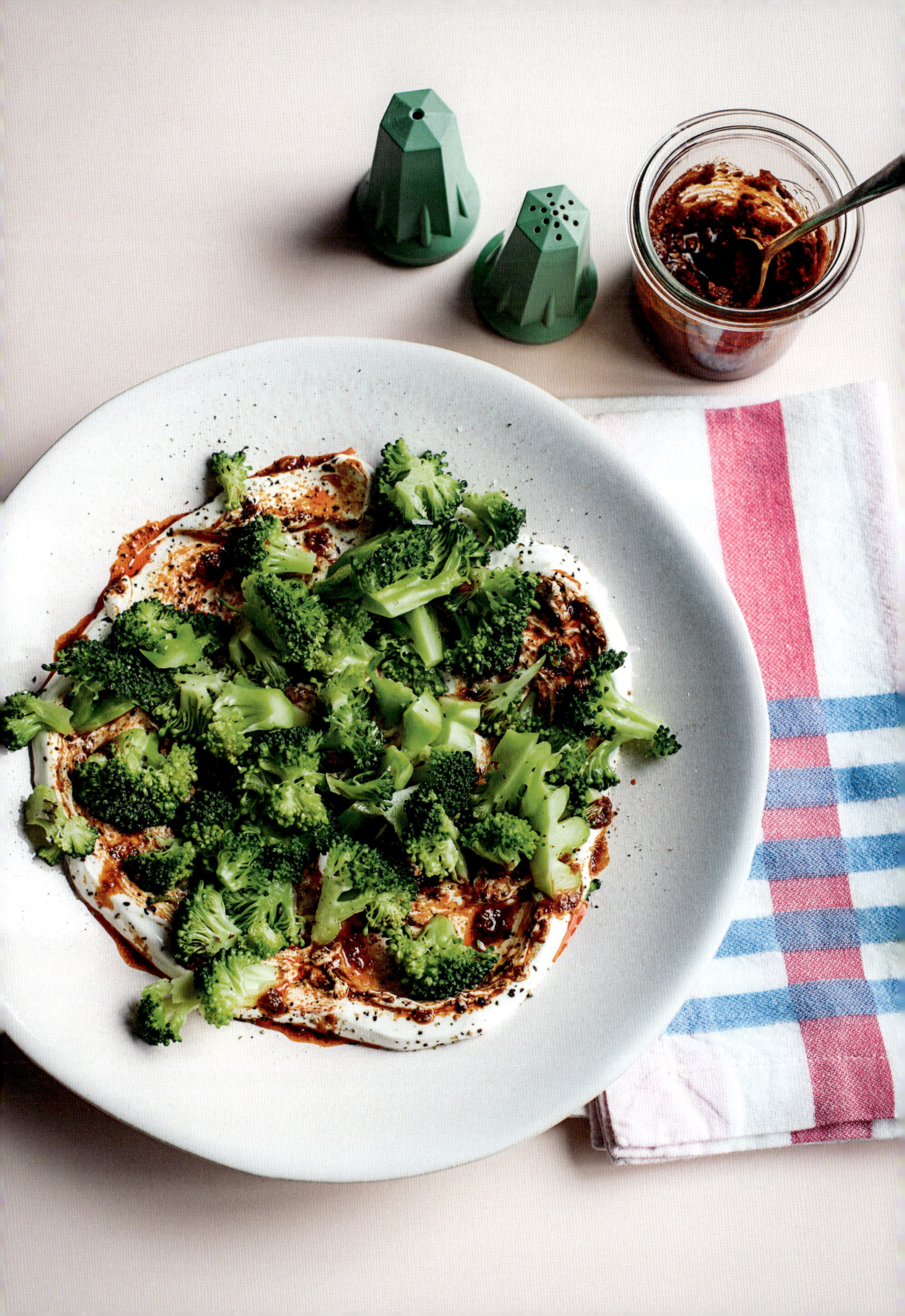

채소 스타터
12

타히니와 녹색 채소

Tahini greens

필요한 재료

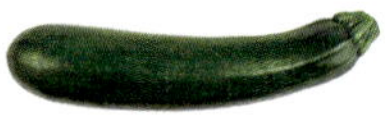

애호박 1/2개, 세로로 반을 갈라 얇게 반달 모양으로 썬 것

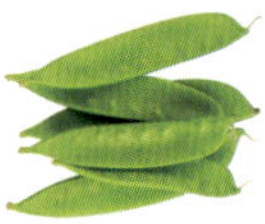

스냅 완두콩 한 줌, 대충 다진 것

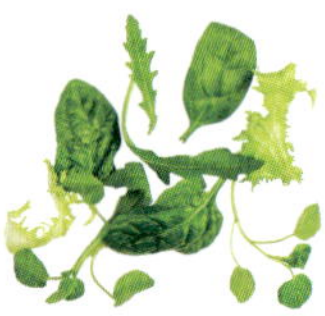

혼합 샐러드 잎 한 줌

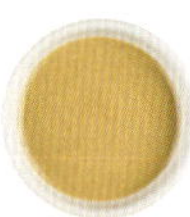

타히니 1큰술

레몬 1/2개의 즙

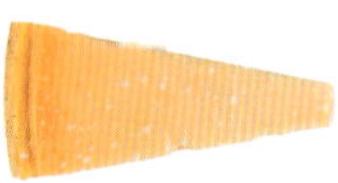

파마산 치즈 2큰술, 굵게 간 것

+ 소금과 후추
+ 차가운 물 1큰술

"한 스푼 타히니, 한가득 초록 채소 먹으니, 나쁜 맘이 싹 사라지니!" 이 라임은 제가 앞으로 시를 쓰겠다는 신호는 아니니 안심하세요! ☺ 하지만 이 맛있는 채소 스타터를 만드는 건 확실히 계속할 겁니다. 방울양배추, 상추, 그린빈, 심지어 완두콩까지 손에 있는 모든 그린 채소를 큰 그릇에 담아 맛있는 타히니 드레싱과 파마산 치즈를 얹어 보세요. 정말 맛있답니다!

만드는 방법

1. 썰어놓은 애호박, 다진 슈거스냅(스냅 완두콩), 상추를 서빙 볼에 함께 섞어준다.
2. 작은 볼에 타히니와 레몬즙을 넣고 차가운 물과 양념을 더해 드레싱을 만든다. 이 드레싱을 채소 위에 골고루 뿌린다.
3. 파마산 치즈를 위에 뿌린 뒤, 소금과 후추로 간을 맞춰 서빙한다.

1인분

준비 시간 10분

글루텐 프리 채식주의

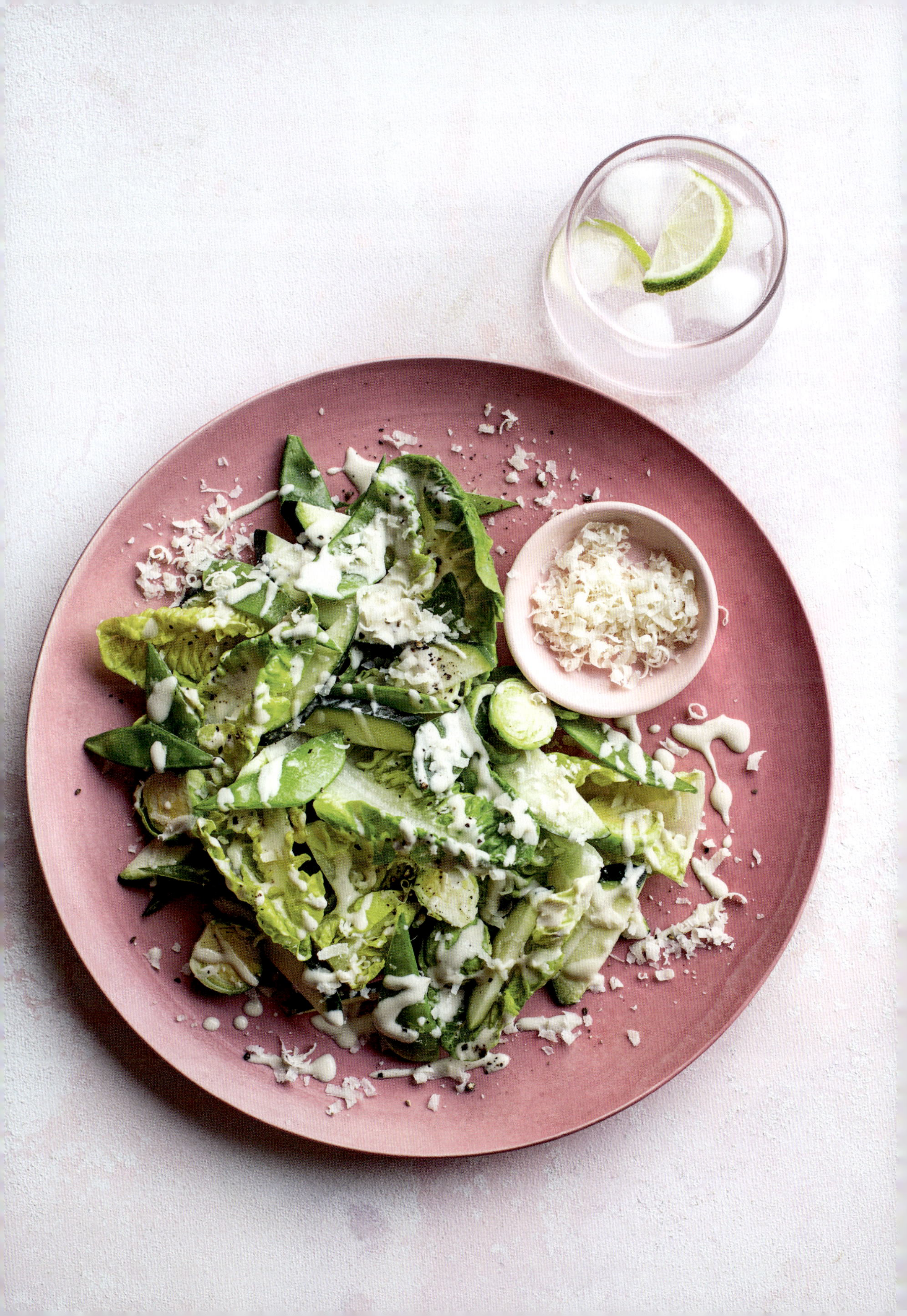

채소 스타터

13

냉장고 속 라따뚜이

Fridge ratatouille

필요한 재료

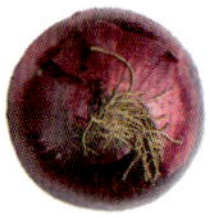

적양파 1개,
대충 다진 것

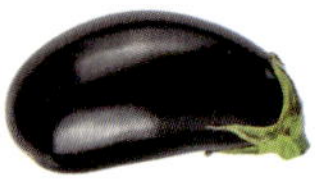

가지 1개, 2cm 크기로
자른 것

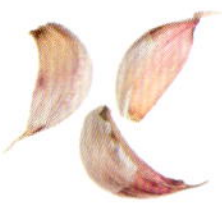

마늘 3쪽,
대충 다진 것

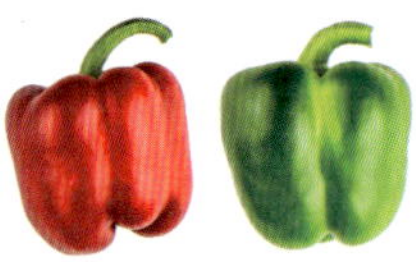

파프리카 3개(다양한 색으로),
씨를 제거하고 대충 다진 것

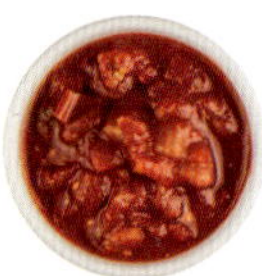

다진 토마토 400g 1캔

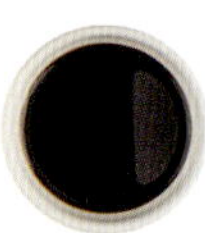

발사믹 식초
2큰술

+ 올리브유 2큰술
+ 소금과 후추

글루코스 여신의 비법을 먼저 완성한 멋진 사람들로부터의 꿀팁: 채소 스타터를 미리 한꺼번에 만들어 냉장고에 보관하고 먹기 전에 꺼내 드세요. 이 팁에 딱 맞는 또 하나의 레시피를 소개합니다. 이 레시피는 4인분을 만들 수 있고, 직장에 가져가 먹기에도 훌륭한 선택입니다. 참고로, 여기서 이 레시피에 발사믹 식초가 들어가지만, 하루 식초 비법으로는 충분하지 않다는 점을 기억하세요.

만드는 방법

1. 중간 크기의 냄비에 올리브유를 두르고 중간 불로 예열한다. 다진 적양파와 가지를 넣고 2분 동안 볶는다. 다진 마늘을 추가하고 30초 더 볶는다.
2. 큼직하게 썬 파프리카, 다진 토마토, 발사믹 식초를 넣고 잘 섞는다. 혼합물이 끓기 시작하면, 팬 뚜껑을 단단히 덮고 센 불에서 15분간 조리한다. 채소가 부드러워질 때까지 가끔 뚜껑을 열고 저어준다.
3. 라따뚜이를 소금과 후추로 간을 맞춘 뒤 식힌다. 그런 다음 밀폐 용기에 옮겨 냉장고에 보관한다. 최대 5일 동안 보관 가능하다.

4인분

준비 시간	10분
총 요리 시간	20분

글루텐 프리 비건

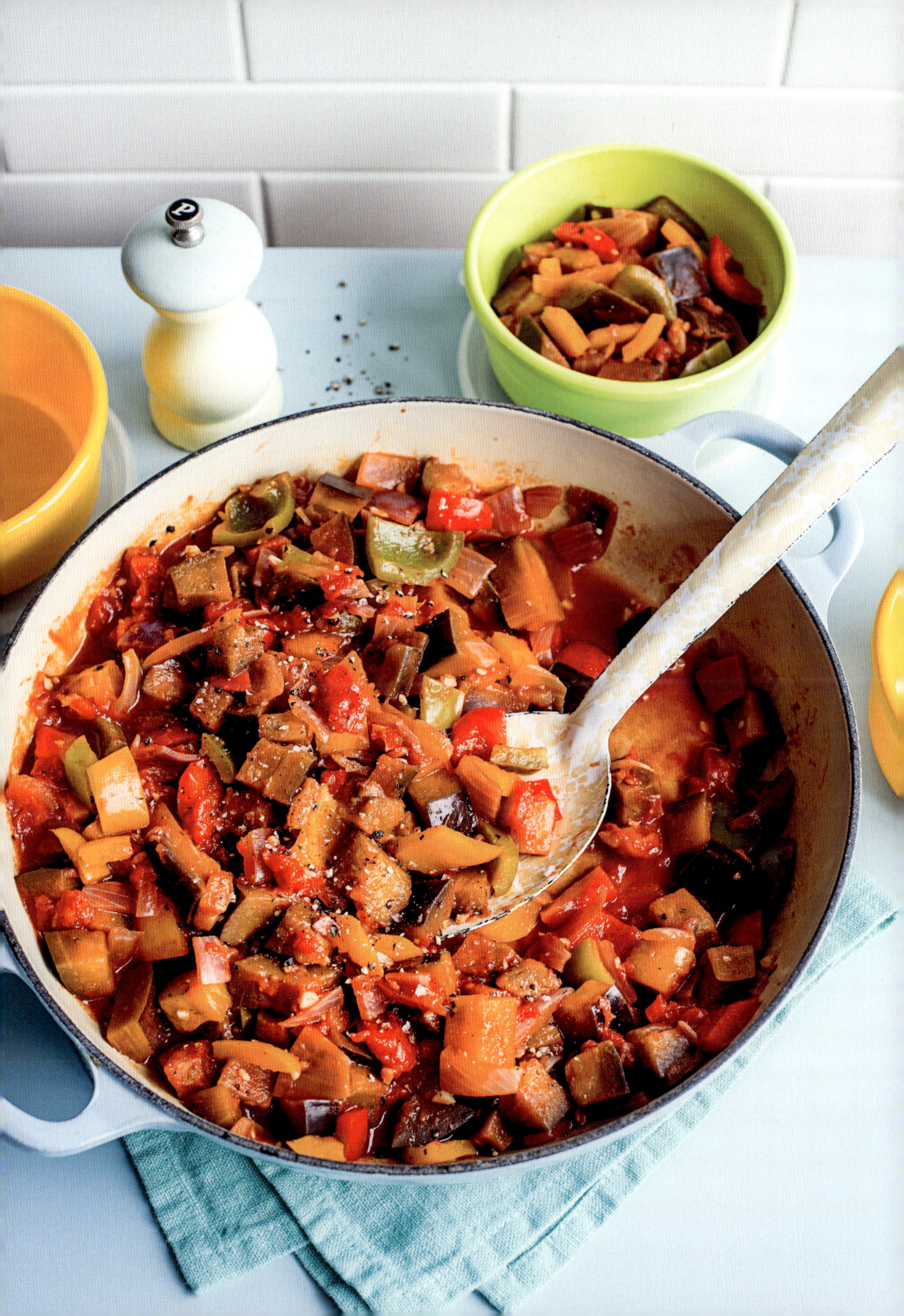

채소 스타터

14

부드러운 콩 퓌레

No-teeth bean purée

필요한 재료

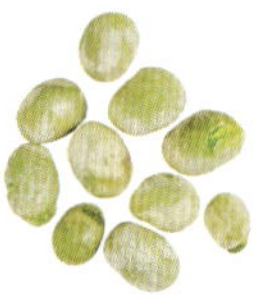

냉동 누에콩 100g

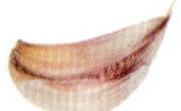

마늘 1쪽,
껍질을 벗긴 것

레몬 1/2개의 제스트
(얇게 벗긴 껍질)와 즙

+ 올리브유 2큰술
+ 소금과 후추

치아가 약해도 문제없어요! 물론 채소는 통째로 섭취하는 것이 가장 좋습니다(믹서로 갈면 식이섬유의 효능이 줄어들 수 있습니다). 하지만 가끔은 마실 수 있는 형태의 음식이 딱 필요한 순간이 있죠. 이 퓌레는 각종 채소와 함께 디핑 소스로 사용해도 아주 좋아요.

만드는 방법

1 작은 냄비에 물을 넣고 센 불에서 끓인다. 끓으면 약불로 줄이고, 냉동 누에콩과 마늘 한 쪽을 넣고 콩이 부드러워질 때까지 1분간 끓인다.

2 콩과 마늘의 물기를 빼고, 깊은 볼로 옮긴다. 올리브유와 레몬 제스트, 레몬즙을 넣는다.

3 핸드 블렌더를 사용해 부드럽게 갈아준다. 소금과 후추로 간을 맞춘다.

1인분

준비 시간	5분
총 요리 시간	1분

글루텐 프리 비건

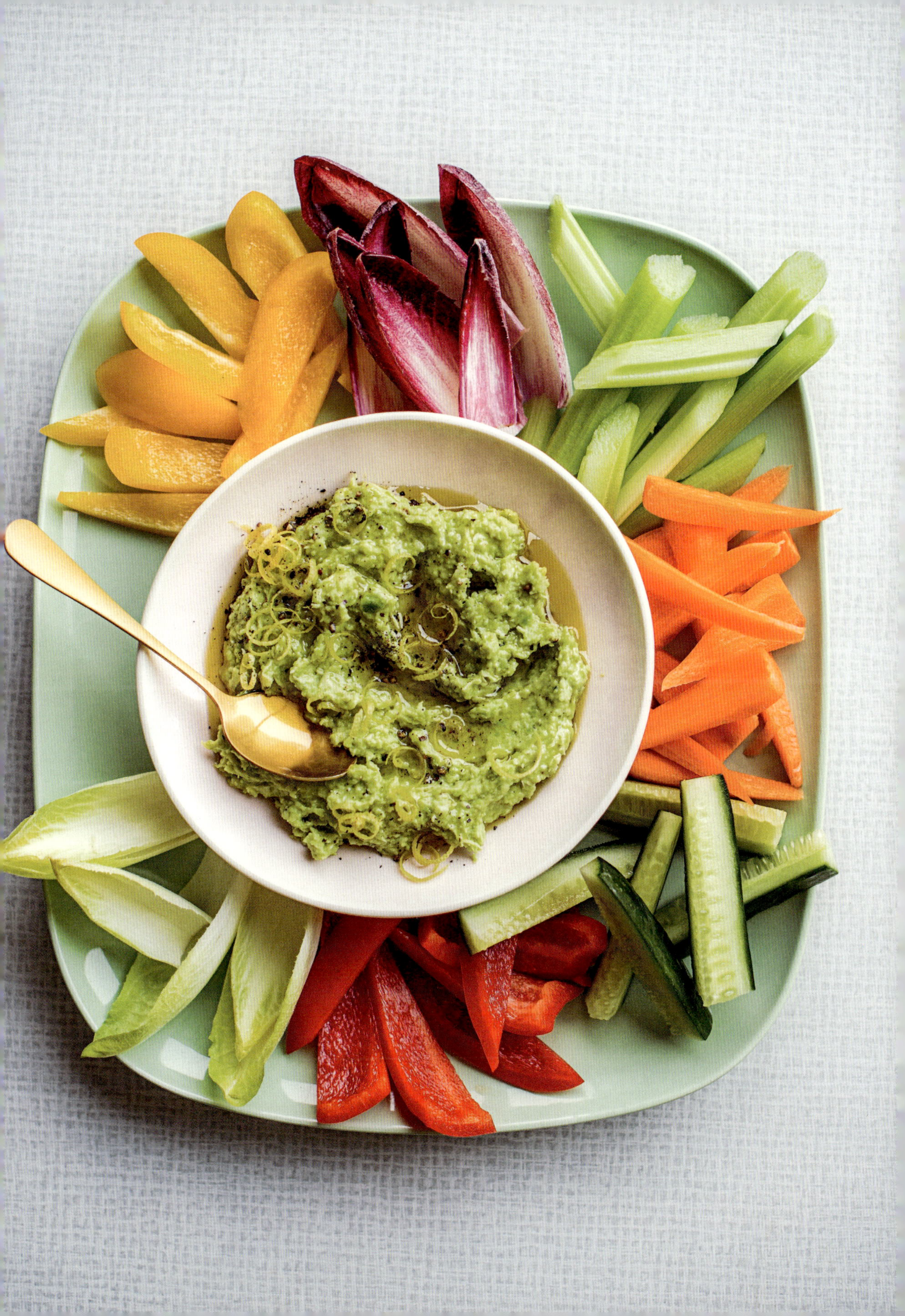

채소 스타터

15

함께 나누는 고급 애호박 롤

Fancy courgette rolls to share

필요한 재료

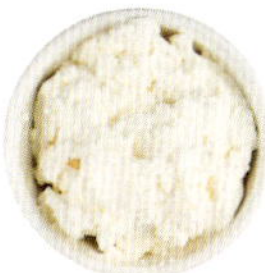

리코타 치즈 60g

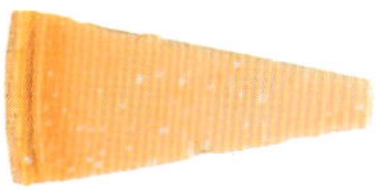

곱게 간
파마산 치즈 2큰술

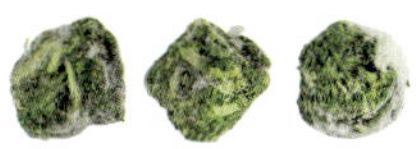

냉동 시금치 50g,
해동하여 물기를
꽉 짜낸 것

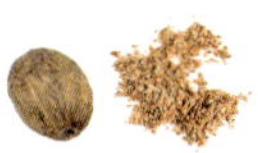

간 육두구(넛맥) 1작은술

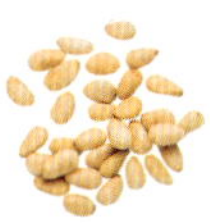

구운 잣 1큰술

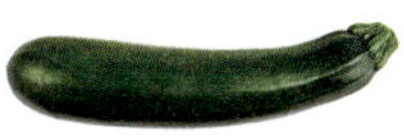

애호박 1개, 만돌린 또는
필러로 리본 모양으로
얇게 썬 것

+ 소금과 후추

이 레시피를 만들 때 시금치의 물기를 충분히 제거하는 것이 중요합니다. 손으로 꾹 짜면 얼마나 많은 물이 나오는지 보고 놀랄 거예요. 남는 것은 전부 식이섬유로, 바로 우리가 원하는 부분이죠! 참고로, 이 리코타 속재료는 레몬즙을 살짝 더해 파스타 소스로도 훌륭합니다. 많은 사람을 대접할 때는 레시피 양을 늘려주세요.

만드는 방법

1. 리코타 치즈, 파마산 치즈, 시금치, 육두구, 구운 잣을 잘 섞어 속재료를 만든다. 소금과 후추로 넉넉히 간을 한다.
2. 얇게 자른 애호박을 리본 모양으로 펼치고 속재료를 각 리본의 길이에 따라 고르게 발라준다.
3. 리본을 하나씩 돌돌 말아 나선 모양으로 만든다. 완성된 롤을 서빙 접시에 담고 바로 서빙한다.

2인분

준비 시간	15분

글루텐 프리 채식주의

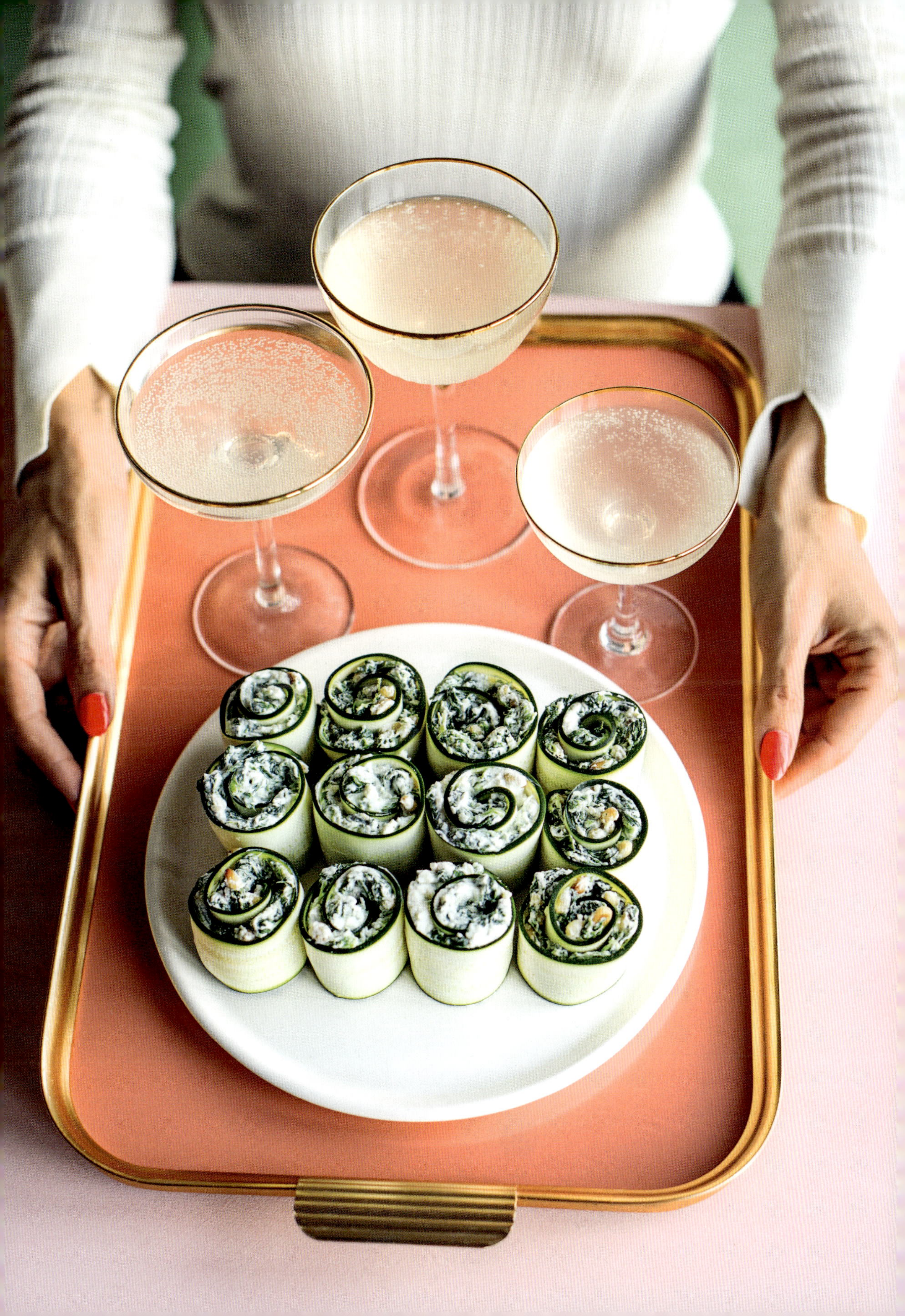

채소 스타터

16

이모의 보라빛 적양배추 샐러드

My Aunt's
purple red cabbage salad

필요한 재료

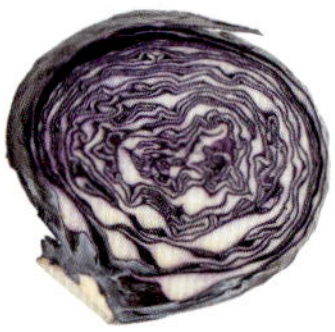

적양배추 1/4개,
잘게 썬 것

레몬 1/2개의 즙

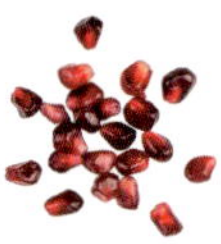

석류알 한 줌(20g)

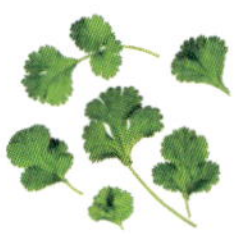

고수 5-6줄기,
잎만 따서 대충 다진 것

+ 올리브유 1큰술
+ 소금과 후추

제가 이렇게 친척들의 레시피를 계속 가져오다 보면, 이 책이 요리책보다는 가족 족보처럼 보일지도 모르겠어요. 하지만, 뭐 어때요? 어쨌든 이 양배추 샐러드는 맛뿐만 아니라 시각적으로도 정말 아름답습니다. 양배추의 선명한 보라색과 석류 씨앗의 깊은 붉은색이 어우러져 마치 예술 작품 같은 비주얼을 자랑하죠. 손님을 대접하거나 다른 사람들을 위해 요리할 때 훌륭한 채소 스타터가 될 거예요.

만드는 방법

1. 얇게 썬 양배추를 볼에 담고 레몬즙과 올리브유를 넣어 잘 섞어준다.
2. 그런 다음 나머지 재료를 모두 추가하고 고루 버무린다.
   소금과 후추로 간을 맞춘 뒤 서빙한다.

1인분

준비 시간	10분

글루텐 프리 비건

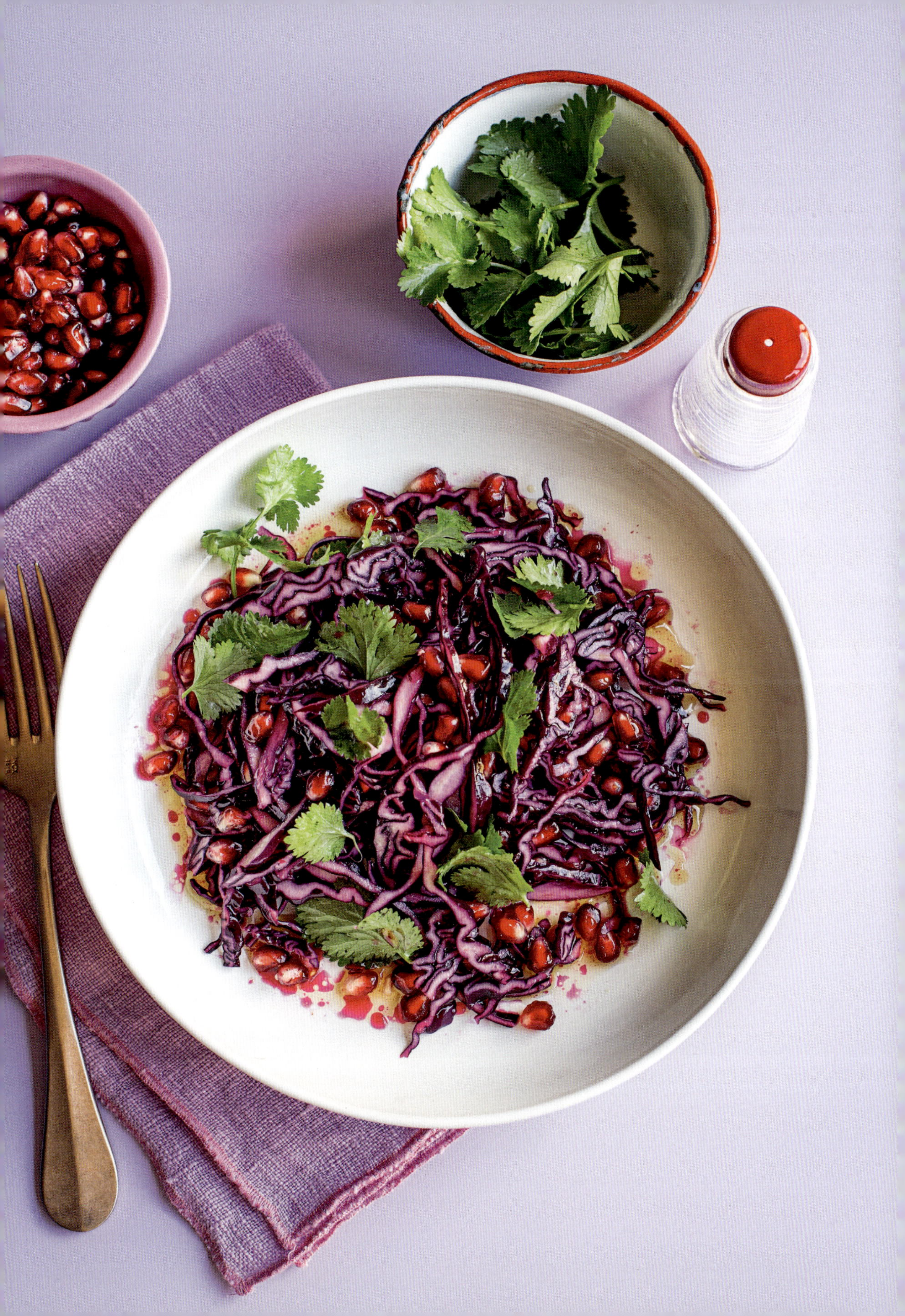

채소 스타터

17

따뜻한 로메인 그릴 샐러드

Hot romaine

필요한 재료

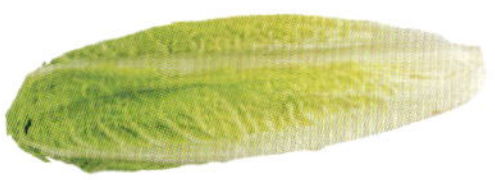

로메인 상추 1개,
길게 반으로 자른 것

+ 올리브유 1큰술
+ 소금과 후추

저는 차갑고 아삭한 상추 잎을 정말 좋아한다고 생각했는데, 상추를 구워보니 생각이 완전히 바뀌었어요. 이 레시피는 채소 스타터 게임의 판도를 바꿔줘요. 주 재료인 로메인 상추 하나만 있으면 되고, 나머지 재료는 집에 항상 있을 만한 것들이니 시간이나 식재료가 부족할 때 훌륭한 선택이 될 수 있어요!

만드는 방법

1. 그릴 팬이나 큰 프라이팬에 올리브유를 두르고 센 불로 예열한다.
2. 팬이 뜨거워지면, 반으로 자른 로메인 상추를 자른 면이 아래로 향하게 팬에 올린 후, 약 2분간 굽는다, 아래쪽이 갈색으로 변하기 시작하면 조심스럽게 뒤집어, 반대쪽 면도 2분간 더 구워준다.
3. 소금과 후추를 넉넉히 뿌려 간을 맞추고 접시에 담아 서빙한다.

1인분

준비 시간	2분
총 요리 시간	4분

글루텐 프리 비건

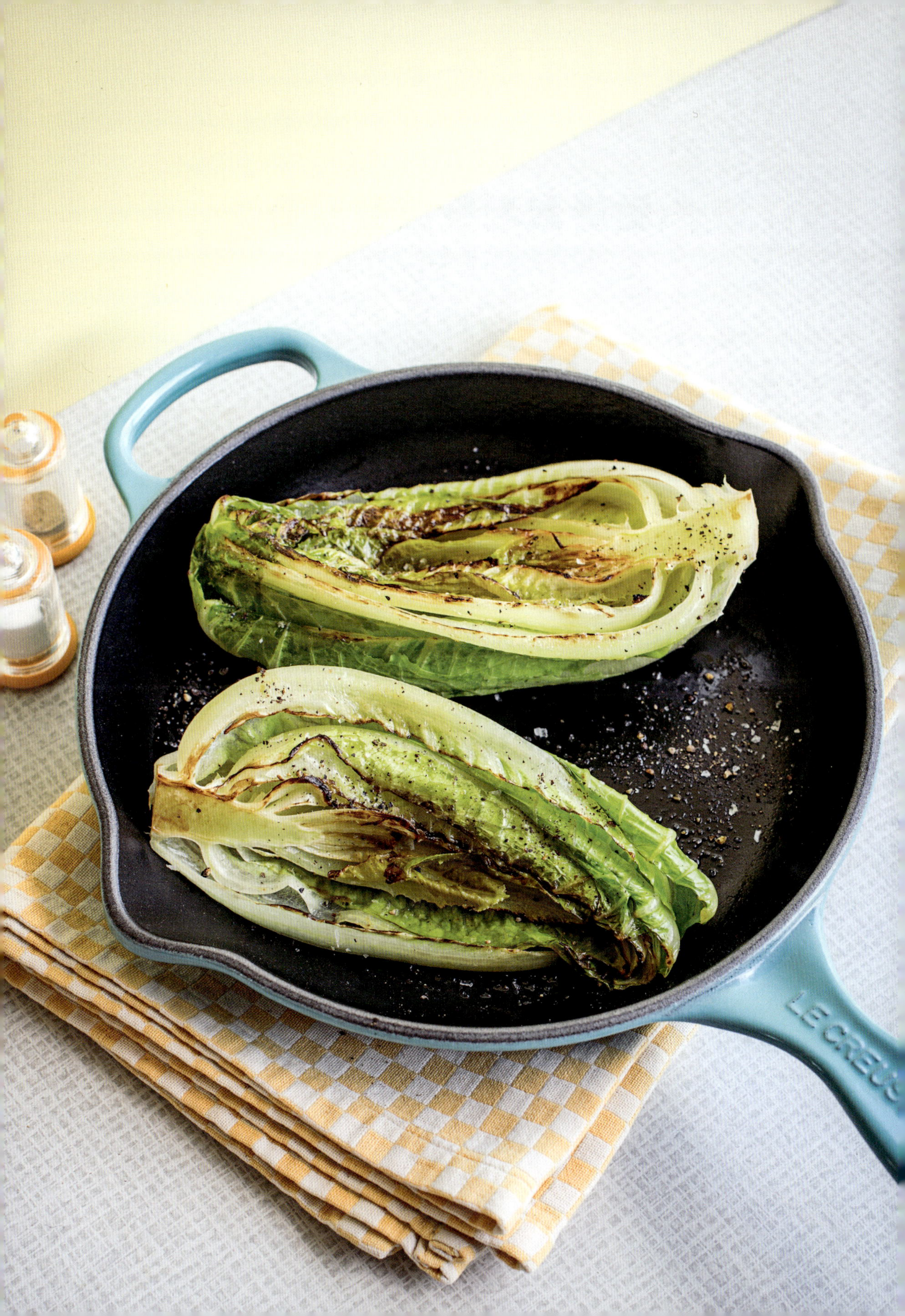

딜과 요거트를 곁들인 래디시 샐러드

Baby radishes with dill and yogurt

필요한 재료

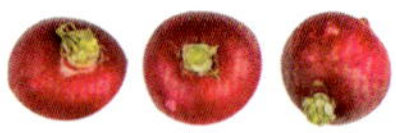

래디시 12개,
반으로 자른 것

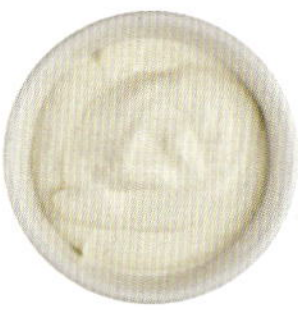

그릭 요거트 1큰술

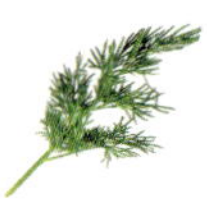

딜 5-6줄기,
잎만 따서 곱게 다진 것

+ 올리브유 1큰술
+ 소금과 후추

커뮤니티에서 사랑받는 이 채소 스타터는 먹기 맛있을 뿐만 아니라 준비도 아주 간단합니다. 특히, 집에 있는 아이들이 채소 스타터 열차에 탑승하고 싶어 한다면 딱 좋은 선택이죠!

만드는 방법

모든 재료를 올리브유와 함께 서빙 볼에 넣고 잘 섞어준다. 소금과 후추를 넉넉히 뿌려 간을 맞추고 서빙한다.

2인분

준비 시간 5분

글루텐 프리

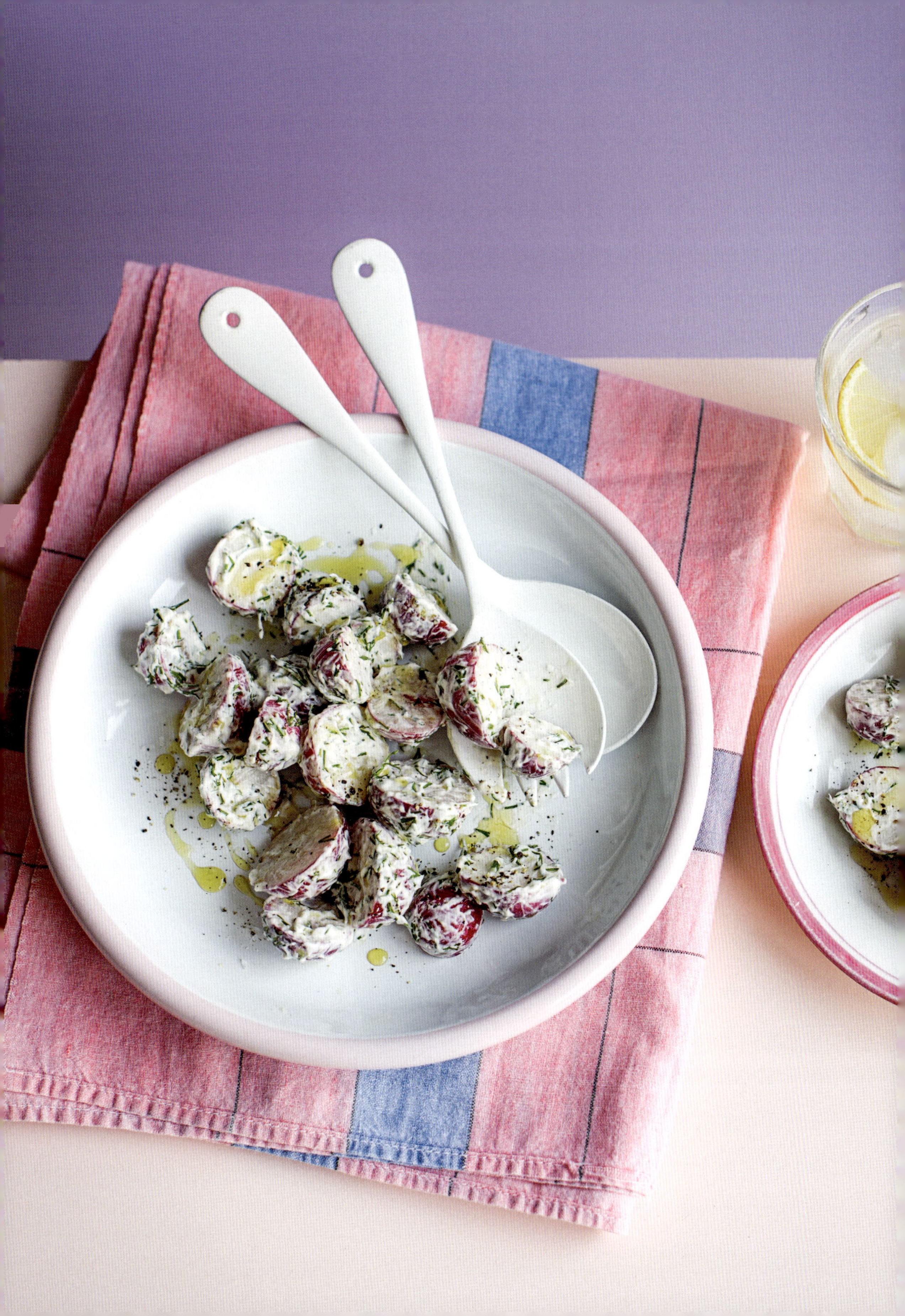

채소 스타터

19

엄마의 느긋하게 볶는 대파 요리

My Mom's slow-cooked leeks

필요한 재료

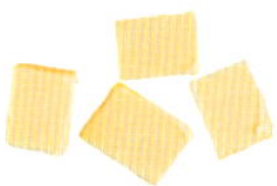

버터 한 덩이

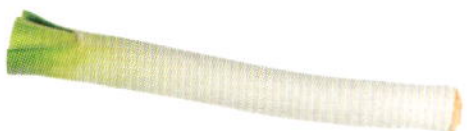

작은 대파 1개, 얇게 썬 것

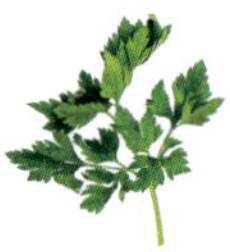

파슬리 한 줌,
잎만 따서 대충 다진 것

+ 소금과 후추

엄마의 요리만큼 위안을 주는 것은 없죠. 이 요리는 시간이 넉넉할 때 만들기 좋아요. 대파를 팬에서 천천히 캐러멜라이즈하는 데 30분 정도 걸리거든요. 기다릴 가치가 충분해요.

만드는 방법

1. 중간 크기의 프라이팬에 버터를 넣고 중간 불에서 녹인다.
2. 버터가 녹으면 불을 아주 약하게 줄이고, 얇게 썬 대파를 넣는다. 25-30분 동안 가끔 저어가며 부드럽고 실키해질 때까지 볶는다. 소금과 후추로 간을 하고, 다진 파슬리를 얹어 서빙한다.

1인분

준비 시간	5분
총 요리 시간	30분

글루텐 프리 채식주의

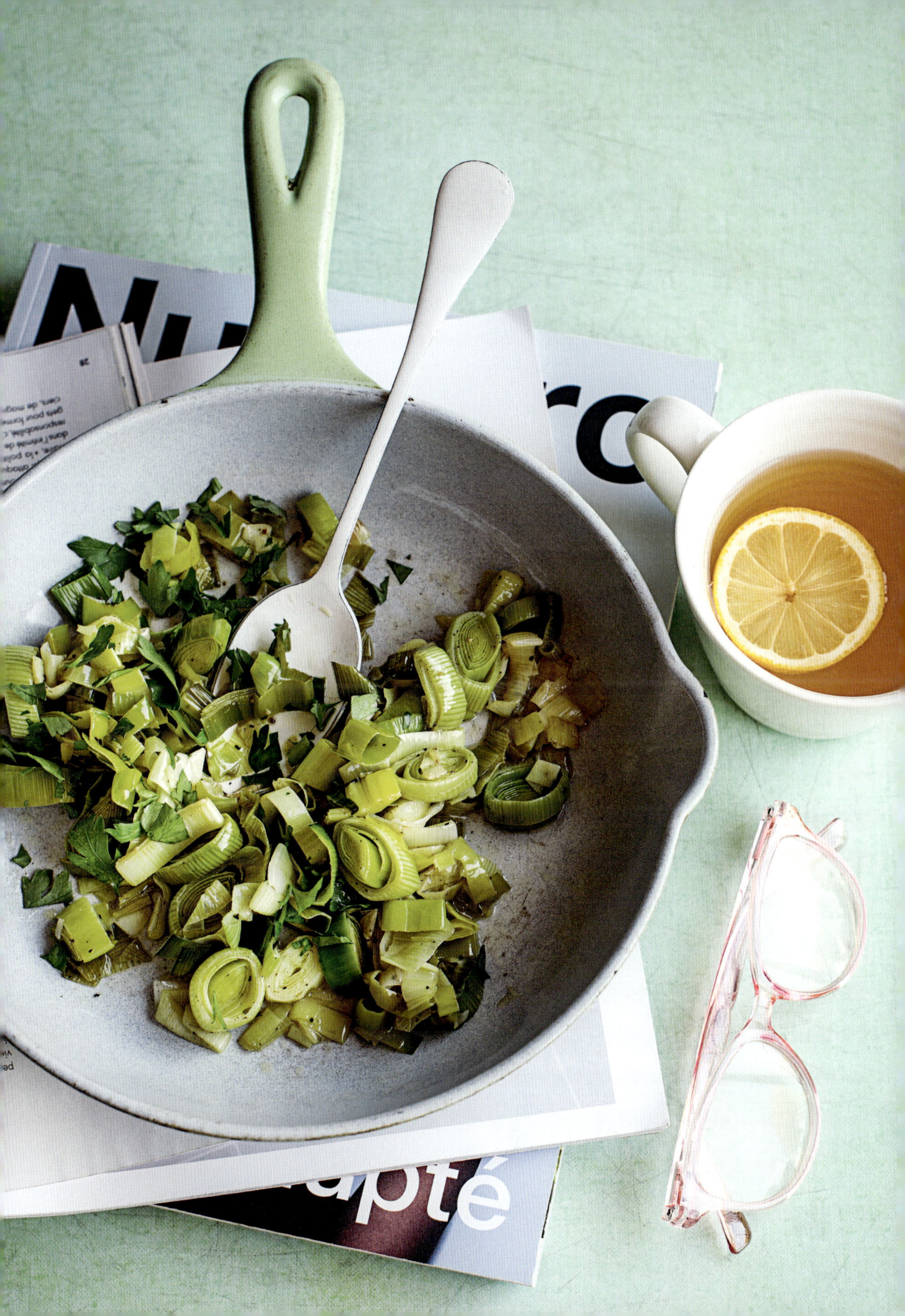

채소 스타터

20

미안하지만, 또 파마산! 갈릭 그린빈

Sorry, more parmesan garlic green beans

필요한 재료

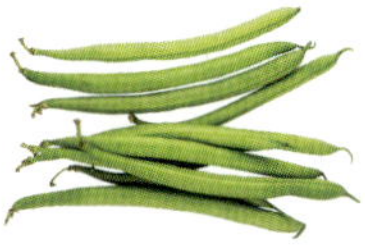

그린빈 150g, 다듬은 것

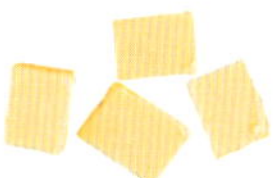

부드럽게 녹인 버터 1큰술

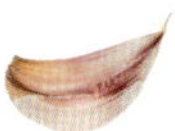

마늘 1쪽,
잘게 다지거나 강판에 간 것

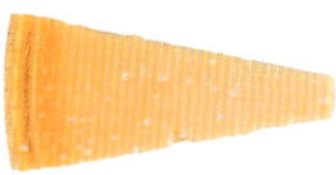

곱게 간 파마산 치즈
2큰술

+ 소금과 후추

사실, 전혀 미안하지 않아요.☺ 채소 스타터에 맛을 더하기 위해 추가하는 모든 단백질과 지방 중에서 파마산 치즈는 제가 가장 좋아하는 재료 중 하나입니다. 정말 아름다운 맛이죠.

만드는 방법

1. 오븐을 200°C(팬 기능 사용 시 180°C)로 예열하고, 작은 로스팅 팬에 베이킹 페이퍼를 깔아준다.
2. 볼에 그린빈을 넣고 부드럽게 녹인 버터와 다진 또는 갈아낸 마늘을 넣어 잘 버무려 코팅한다.
3. 코팅된 그린빈을 베이킹 페이퍼 위에 단층으로 펼치고, 그 위에 파마산 치즈를 고루 뿌린다.
4. 소금과 후추로 간을 한 후, 오븐에서 15분간 굽는다. 치즈가 황금빛으로 바삭해지면 꺼내어 서빙한다.

1인분

준비 시간	5분
총 요리 시간	15분

글루텐 프리 채식주의

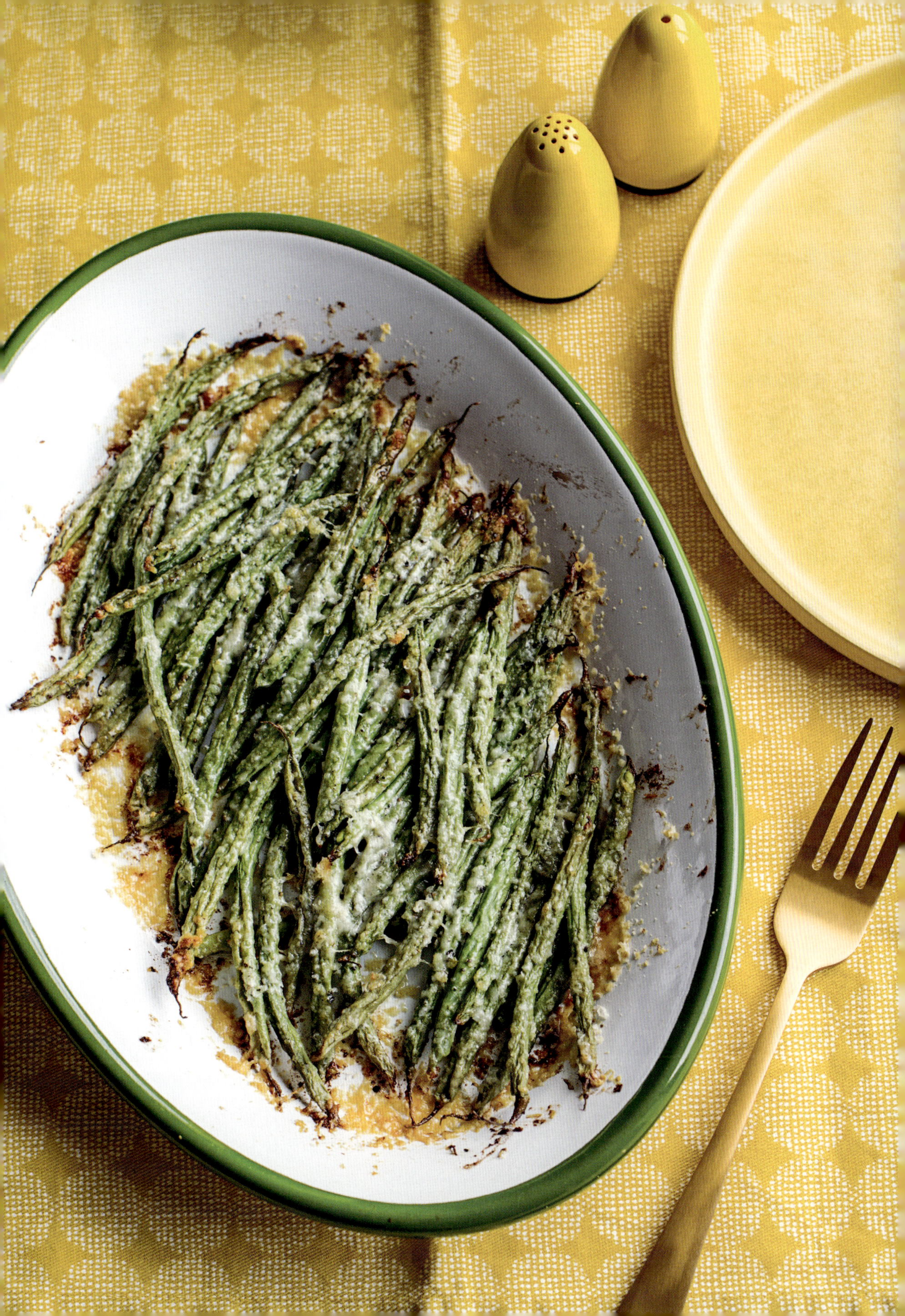

채소 스타터

21

앤초비를 곁들인 애호박 볶음

Courgettes with anchovies

필요한 재료

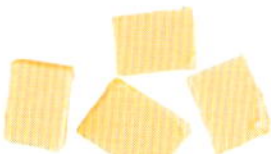

버터 한 덩이

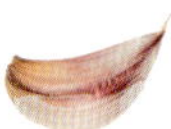

마늘 1쪽, 대충 다진 것

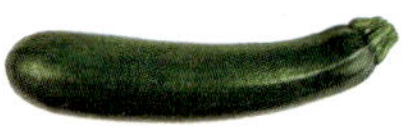

애호박 1개,
1cm 두께로 썬 것

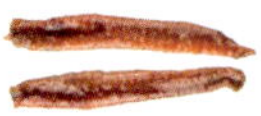

병에 든 앤초비 2개,
물기를 빼고 대충 다진 것

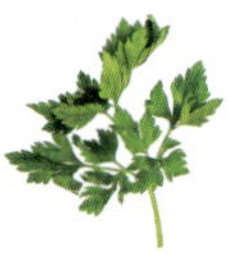

파슬리 한 줌,
잎만 따서 대충 다진 것

레몬즙 (선택 사항)

+ 소금과 후추

채소 스타터에 맛을 더하는 또 다른 강력한 방법: 앤초비! (호불호가 갈릴 수 있지만, 좋아한다면 이 레시피는 당신을 위한 것이에요) 앤초비는 오메가-3 지방산이 풍부해 심장 건강에 아주 좋아요. 냉장고에 앤초비 한 병을 보관해두고, 브로콜리, 양배추, 방울양배추 등 다른 채소에도 동일하게 활용해보세요.

만드는 방법

1. 중간 불에서 프라이팬에 버터를 녹인다. 버터가 녹으면 마늘과 애호박을 넣고 5-7분간 볶아 부드러워지고 약간 갈색이 돌 때까지 조리한다.
2. 잘게 썬 앤초비를 넣고 1분 더 볶는다.
3. 팬을 불에서 내린 뒤, 다진 파슬리를 추가하고 소금과 후추로 간을 맞춘다. 신선한 레몬이 있다면 레몬즙을 살짝 뿌려 서빙한다.

1인분

준비 시간	8분
총 요리 시간	8분

글루텐 프리

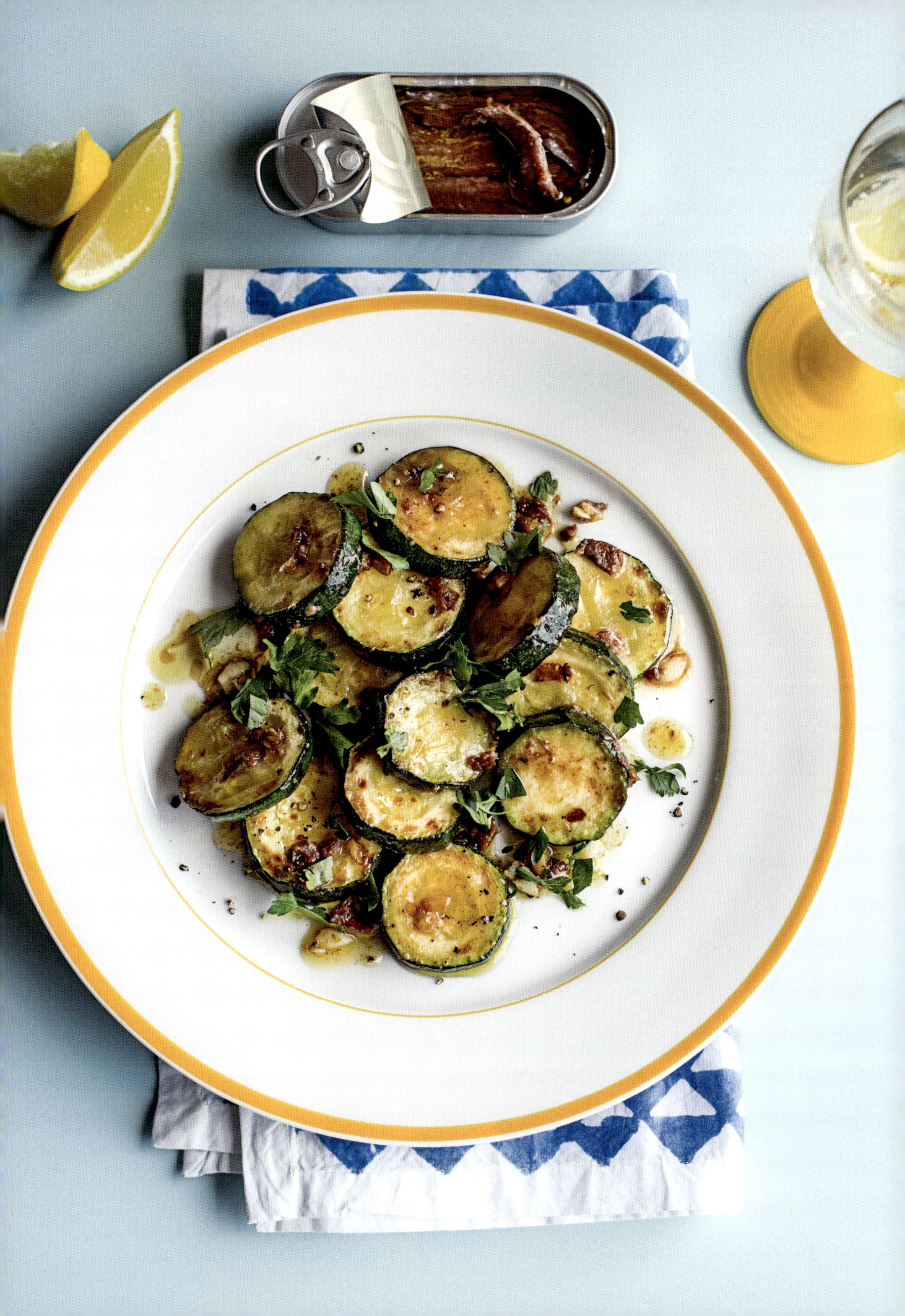

채소 스타터

22

구운 펜넬

Baked fennel

필요한 재료

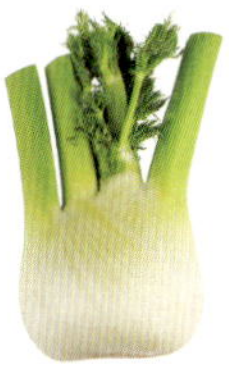

펜넬 1개, 다듬어서 웨지 모양으로 자른 것

레몬 1/2개, 웨지 모양으로 자른 것

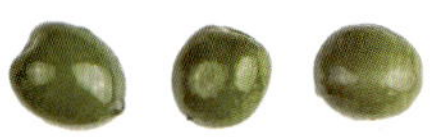

씨를 제거한 그린 올리브 약 10개, 반으로 자른 것

+ 올리브유 1큰술
+ 소금과 후추

만약 펜넬을 구워본 적이 없다면, 이번 기회에 시도해 보세요. 최고의 채소 스타터 요리입니다.

만드는 방법

1. 오븐을 200°C(팬 기능 사용 시 180°C)로 예열한다. 펜넬 조각, 레몬 웨지, 올리브 조각을 로스팅 팬에 담고, 올리브유를 뿌린 뒤 소금과 후추로 간을 한다.
2. 오븐에서 20분 동안 구워 펜넬이 부드러워지고 살짝 그을리기 시작할 때까지 익힌다.
3. 오븐에서 꺼낸 후 식힌다. 구운 레몬 웨지에서 즙을 살짝 짜내어 함께 서빙한다.

1인분

준비 시간	5분
총 요리 시간	20분

글루텐 프리 비건

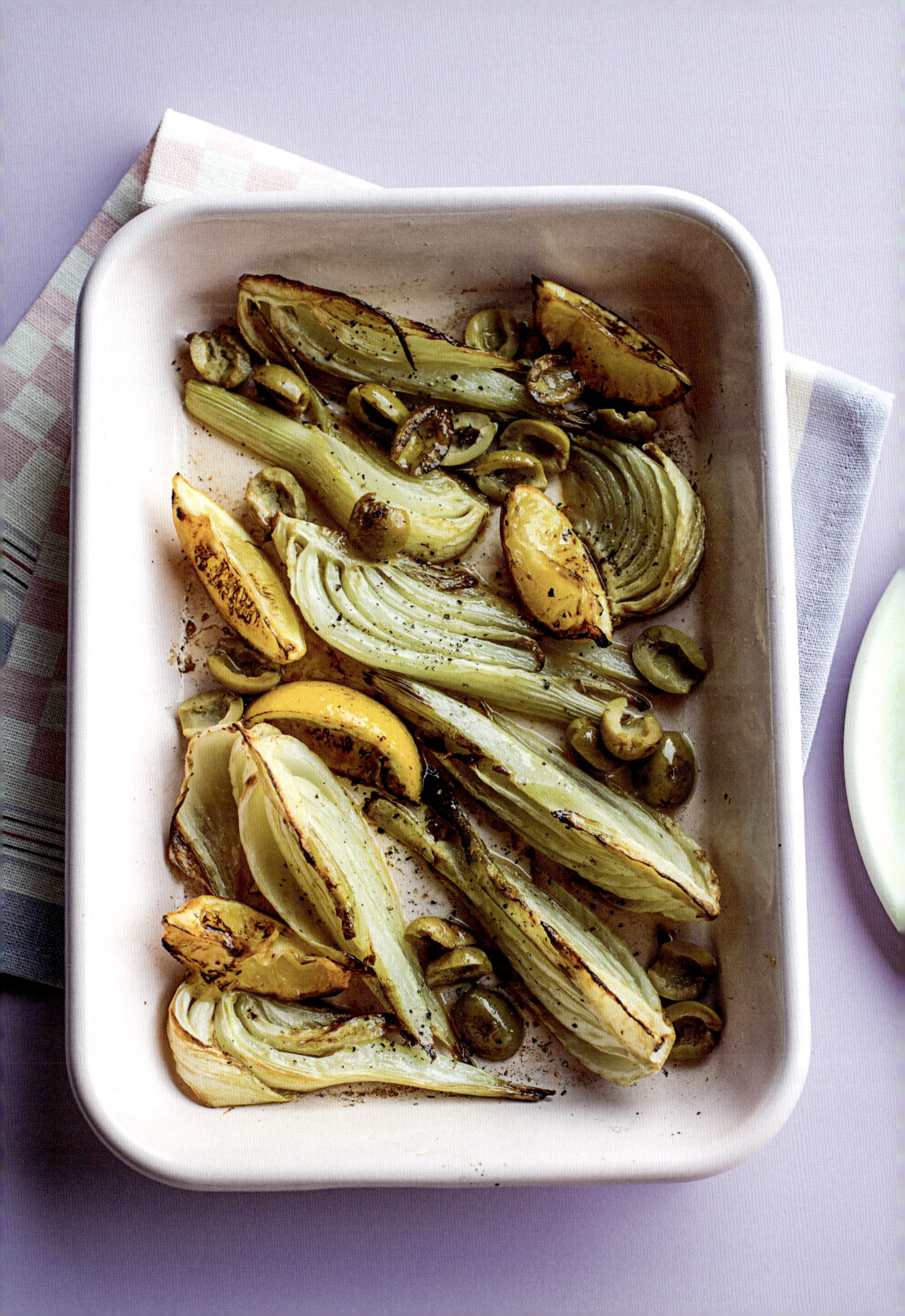

채소 스타터

23

5분 수프

5-minute soup

필요한 재료

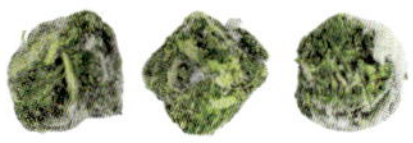

냉동 시금치 50g

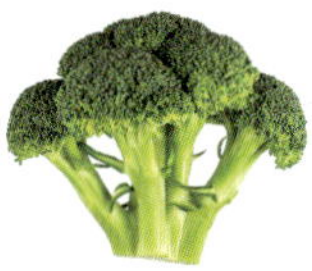

작은 브로콜리 1/4개
(약 100g),
잘게 다진 것

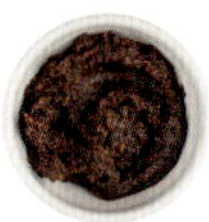

**흰색 또는
갈색 된장 1큰술**

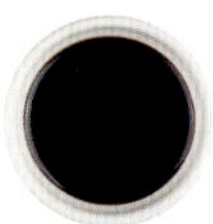

간장 1큰술
(또는 글루텐 프리일 경우
타마리 소스)

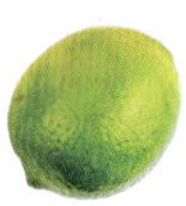

라임 1/2개의 즙

+ 끓인 물 300ml

아직 기네스북 기록을 확인해보진 않았지만, 아마도 이건 역사상 가장 빠르게 준비할 수 있는 수프 중 하나일 거예요. 게다가 채소가 통째로 들어 가니 식이섬유가 그대로 유지되기 때문에, 우리의 채소 스타터 목표에 딱 맞는 수프입니다. 준비되셨나요? 시작해 볼까요?

만드는 방법

1. 중간 크기의 냄비에 냉동 시금치와 다진 브로콜리를 넣고, 끓는 물을 부어준다. 뚜껑을 덮은 상태로 센 불에 올려 물이 다시 끓어오를 때까지 약 45초간 가열한다. 채소가 익으면 불을 끈다.
2. 된장, 간장(또는 타마리 소스), 라임즙을 넣어 잘 섞은 후 서빙한다.

1인분	
준비 시간	5분
총 요리 시간	5분

글루텐 프리 비건

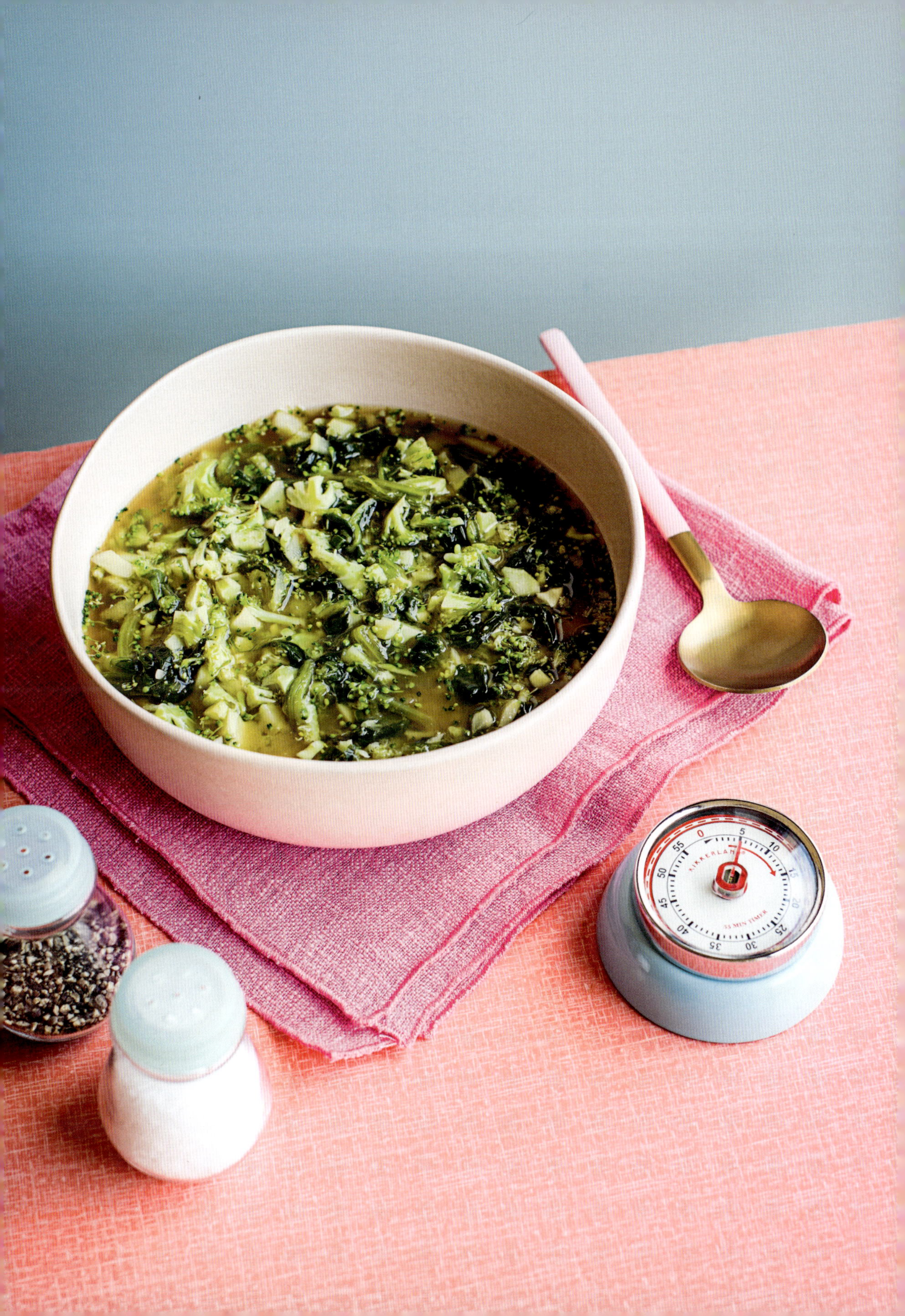

채소 스타터

24

구운 케일

Crispy kale

필요한 재료

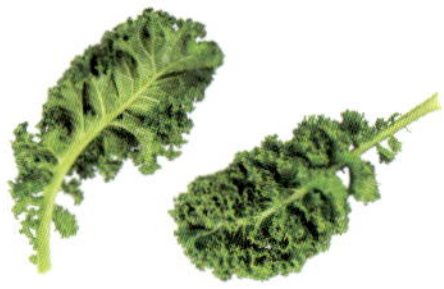

케일 80g,
단단한 줄기는 제거하고
얇게 썬 것
(또는 슬라이스된 케일 사용)

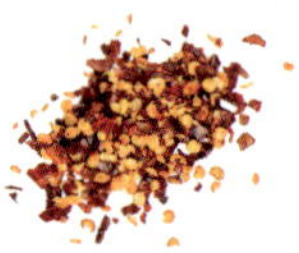

칠리 플레이크
1/2-1작은술
(기호에 따라 맵기 조절)

+ 올리브유 1큰술
+ 소금과 후추

예전에 케일을 별로 좋아하지 않았다면, 이 레시피로 다시 한번 도전해 보세요. 칠리 플레이크가 살짝 매콤한 맛을 더하고, 오븐에서 구우면 케일의 강한 맛이 부드러워져 더 매력적으로 느껴질 거예요. 미리 만들어 차갑게 먹어도 좋은 초간단 채소 스타터입니다.

만드는 방법

1. 오븐을 200°C(팬 기능 사용 시 180°C)로 예열한다. 케일을 로스팅 팬에 넣고, 올리브유를 뿌린 뒤 칠리 플레이크를 뿌린다. 소금과 후추로 간을 한다.
2. 손을 사용해 올리브유가 케일에 골고루 묻도록 마사지한다.
3. 오븐에서 7분 동안 구워 케일이 부드러워지고 가장자리가 바삭해질 때까지 익힌다. 중간에 한 번 뒤집어 주면 고르게 익는다. 바로 먹어도 좋고, 차갑게 식힌 뒤 나중에 즐겨도 좋다.

1인분

준비 시간	3분
총 요리 시간	7분

글루텐 프리　비건

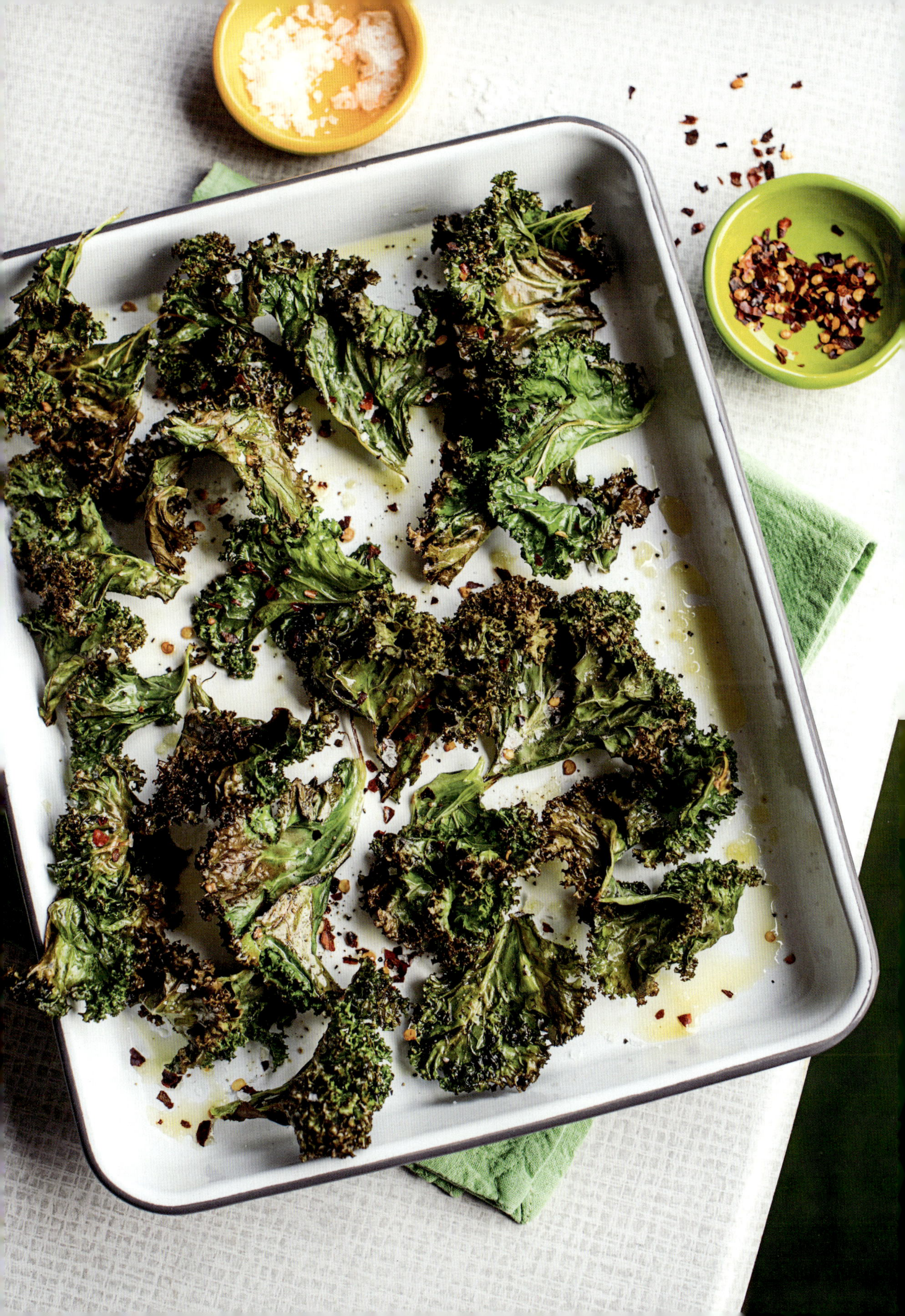

채소 스타터

25

간편한 차지키 샐러드

Lazy tzatziki

필요한 재료

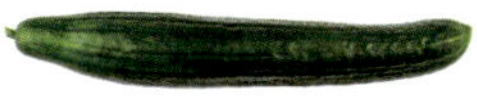

큰 오이 1/2개,
세로로 반 갈라 씨를
긁어내고 덩어리로 자른 것

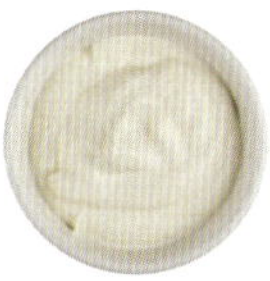

그릭 요거트 2큰술

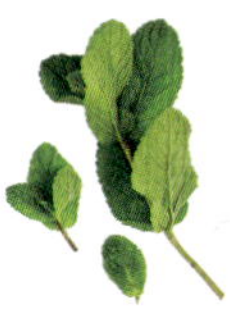

민트 잎 한 줌

+ 올리브유 1큰술
+ 소금과 후추

글루코스 여신의 비법을 실천하기 위해서는 열심히 하기보다 똑똑하게 하는 것이 중요해요. 이 레시피는 그 좋은 예시인데요, 민트 잎은 통째로 사용하고 오이는 크게 썰어 간단하게 만듭니다.

만드는 방법

1. 큼직하게 썬 오이, 요거트, 민트 잎, 올리브유를 볼에 넣는다.
2. 오이에 드레싱이 골고루 묻도록 가볍게 버무리거나 섞어준다. 소금과 후추로 간을 맞춘 뒤 바로 서빙한다.

1인분

준비 시간	5분

글루텐 프리 채식주의

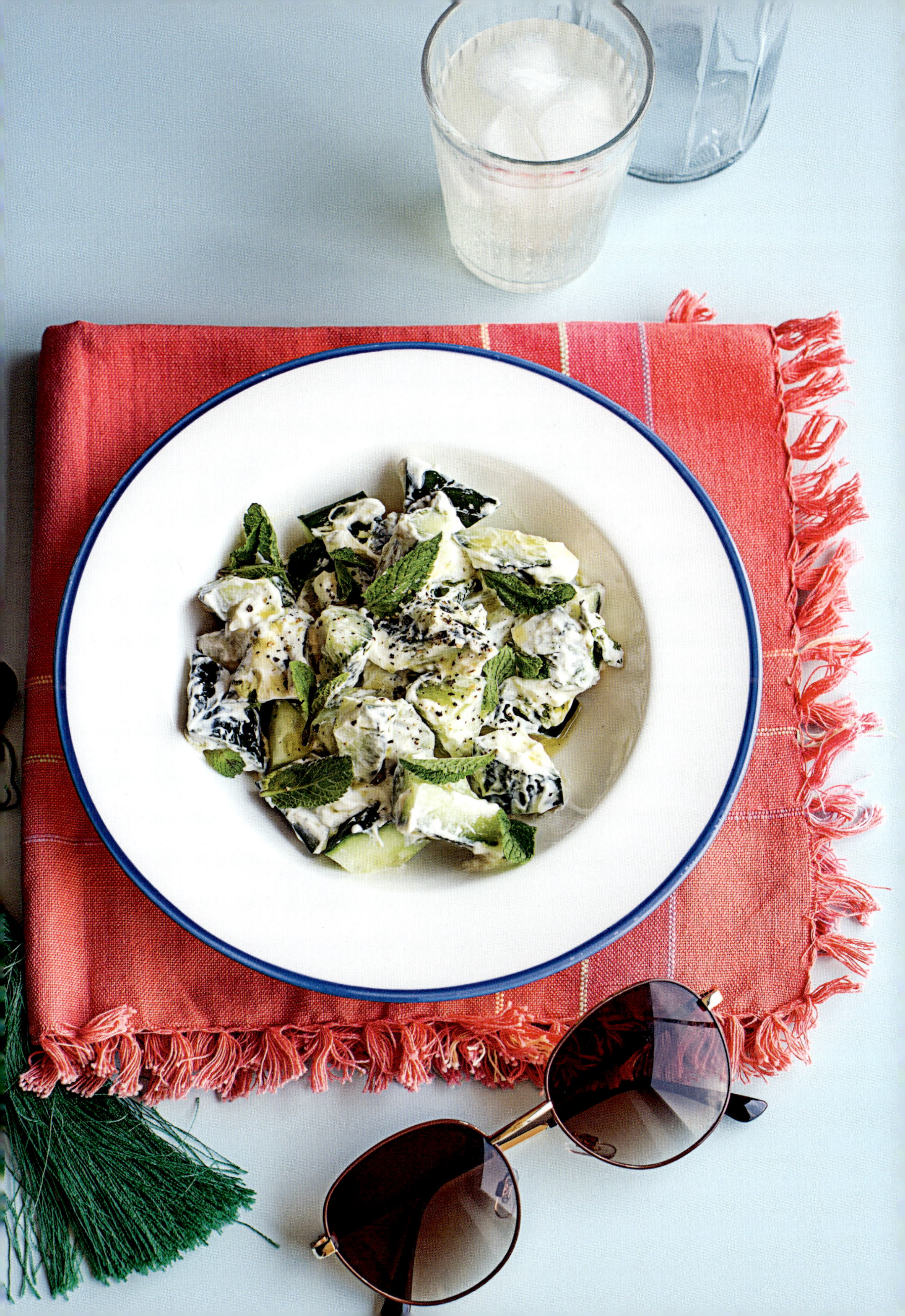

채소 스타터

26

파마산과 발사믹 환상 듀오 샐러드

오늘의 식초 비법까지 해결되는 레시피

Parmesan and balsamic couple

필요한 재료

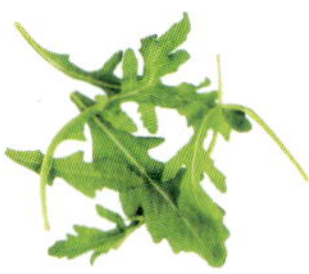

루콜라 한 줌

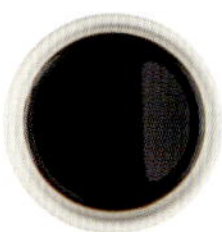

발사믹 식초 1큰술

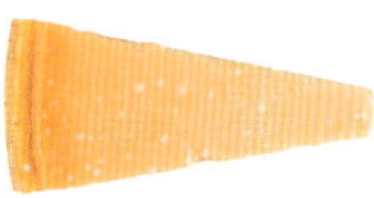

파마산 치즈 2큰술, 곱게 갈거나 얇게 슬라이스한 것

+ 올리브유 2작은술
+ 소금과 후추

음식 세계에서는 진정한 환상 궁합이 무엇인지에 대한 논쟁이 끊이지 않죠. 땅콩버터와 잼, 포도와 치즈, 초콜릿과 또 초콜릿 같은 조합이 대표적인 후보일 텐데요. 제 생각엔 파마산과 발사믹이야말로 역대 최고의 요리 커플입니다.

만드는 방법

1. 볼에 루콜라를 넣고 발사믹 식초와 올리브유로 가볍게 버무린다.
2. 소금과 후추로 간을 한 뒤, 곱게 간 또는 얇게 슬라이스한 파마산 치즈를 위에 뿌려 마무리한다.

1인분

준비 시간 3분

글루텐 프리 채식주의

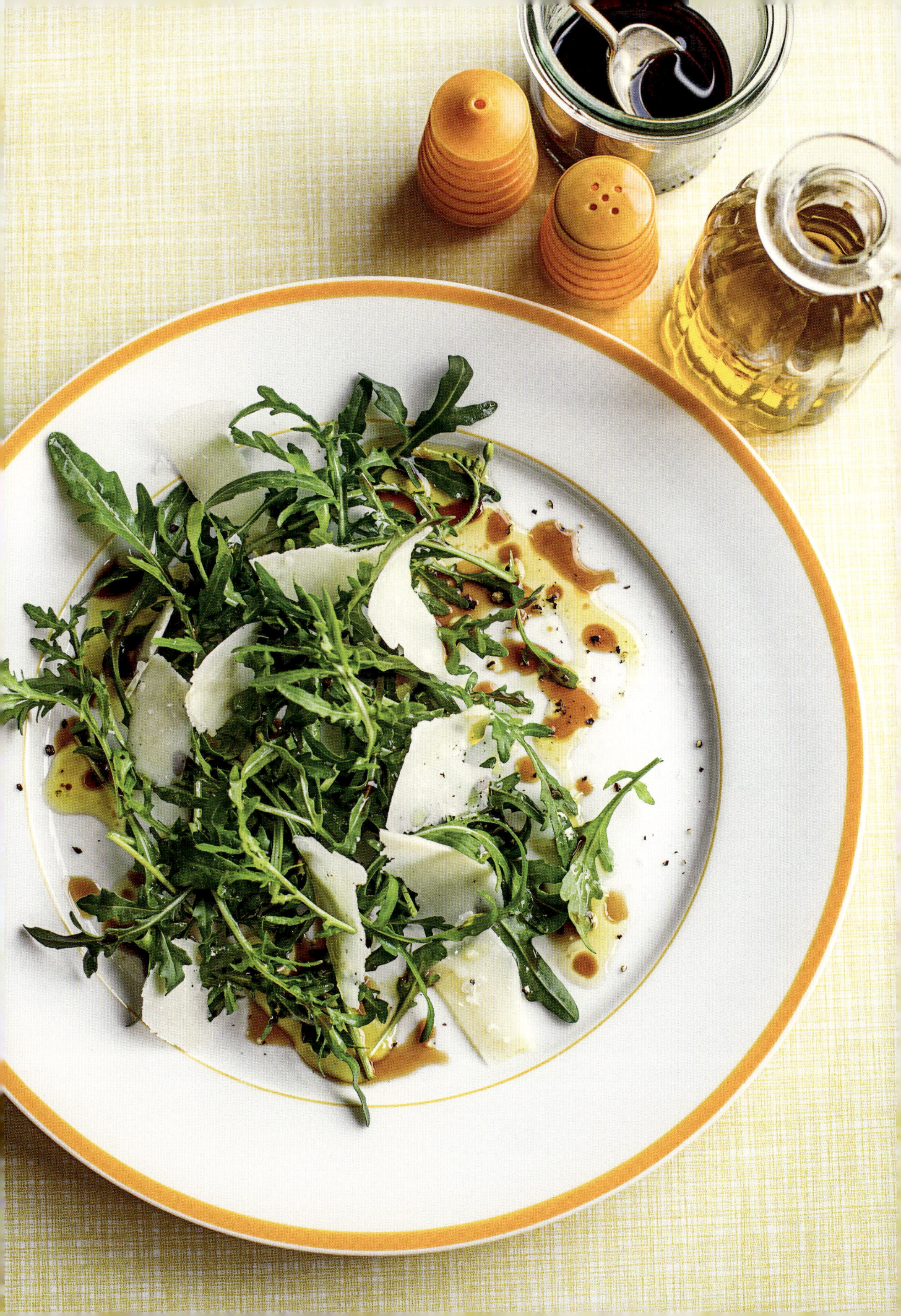

채소 스타터
27

레몬 올리브 아티초크와 완두콩 샐러드

Artichoke, pea, lemon, olives

레몬이 아티초크와 완두콩에게 뭐라고 말했게요? “난 너희들 없인 못 살아(o-liiive you).” 아티초크는 식이섬유가 풍부한 훌륭한 채소이며, 이 레시피는 아티초크를 간단하게 준비할 수 있는 방법이죠.

필요한 재료

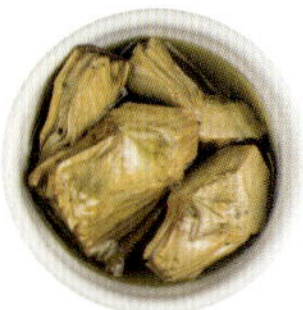

아티초크 1/2병, 물기를 뺀 것 (약 80g)

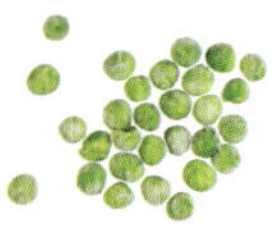

냉동 완두콩 80g, 해동한 것

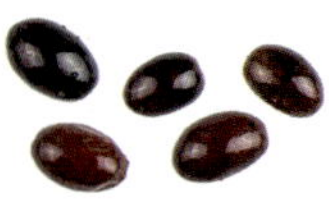

블랙 올리브 8개, 씨를 제거하고 반으로 자른 것

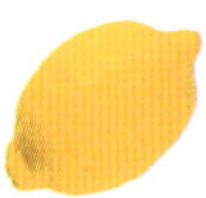

레몬 1/2개의 제스트 (얇게 벗긴 껍질)**와 즙**

+ 올리브유 1큰술
+ 소금과 후추

만드는 방법

1. 아티초크, 해동한 완두콩, 반으로 자른 올리브를 그릇에 담는다.
2. 레몬 제스트와 즙, 올리브유를 위에 뿌려준다. 소금, 후추로 간을 한 뒤 서빙한다.

1인분

준비 시간 8분

글루텐 프리 비건

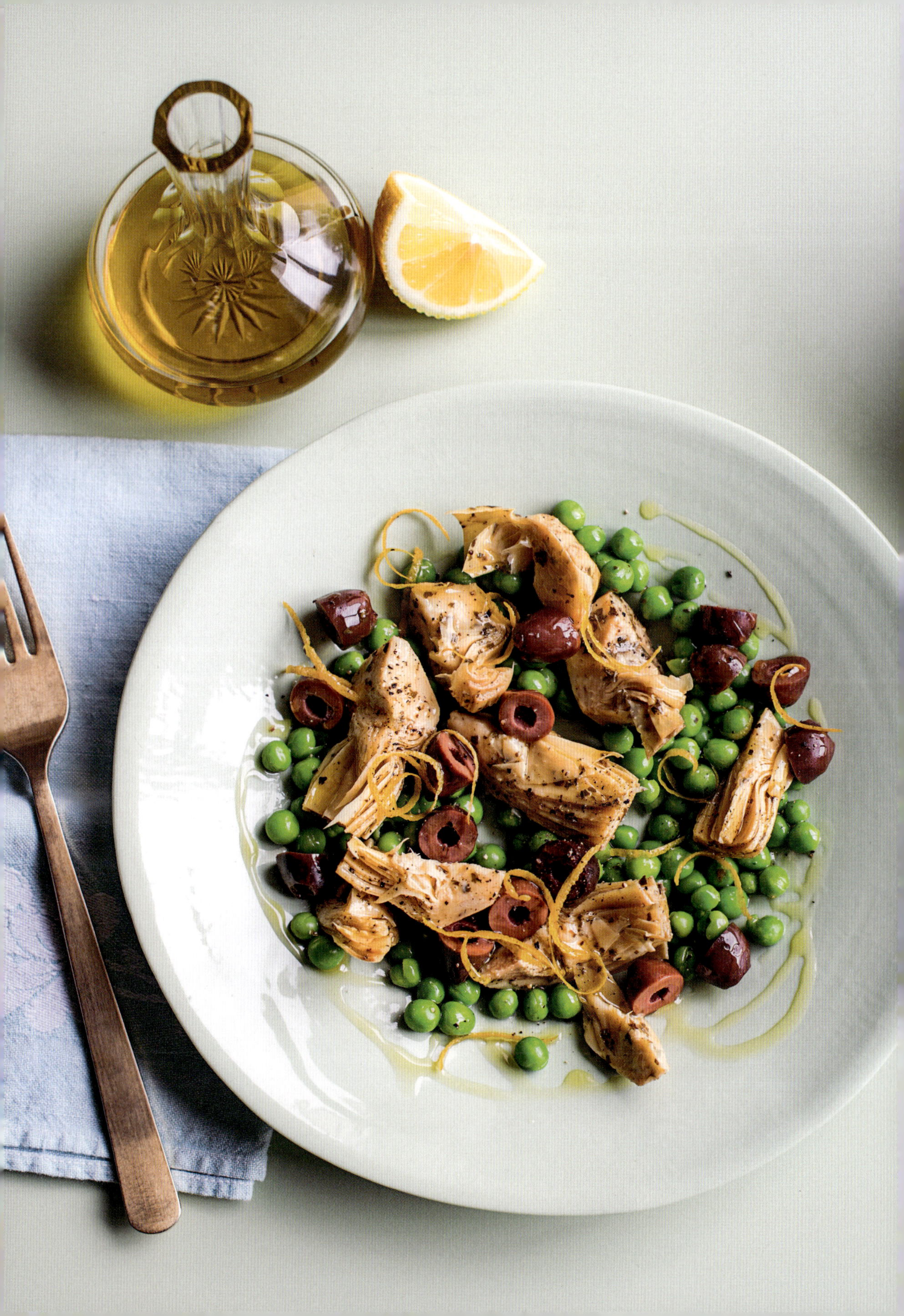

채소 스타터

28

연인의 샐러드

Lover's salad

필요한 재료

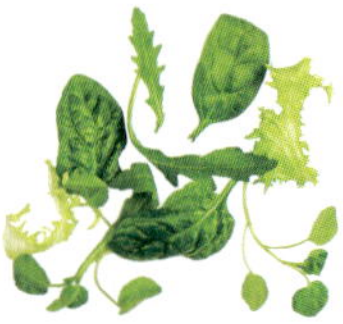

샐러드 잎 한 줌
(원하는 종류로)

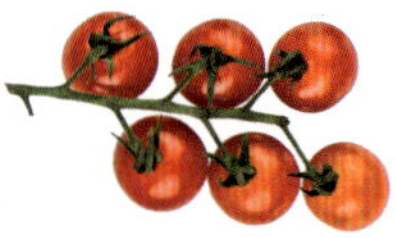

방울토마토 6개,
반으로 자른 것

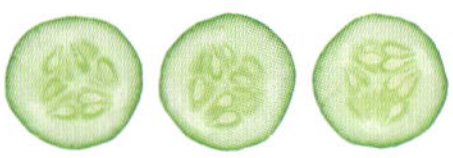

오이 슬라이스 6개

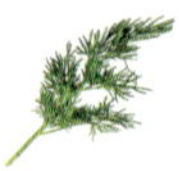

딜 또는 바질
잎 5-6개

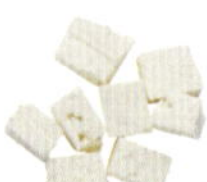

페타 치즈 15g,
부순 것

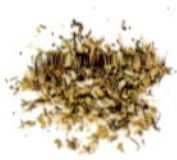

자타르(za'atar)
1작은술

레몬 1/2개의 즙

+ 올리브유 1큰술
+ 소금과 후추

이 요리 하나로 몇몇 커플이 탄생했다는 걸 확실히 말씀드릴 순 없지만, 마음에 드는 특별한 사람이 있다면, 이런 건 어떨까요? 양을 두 배로 늘려서 저녁 식사에 초대해보는 거예요. 그냥 제안이에요.☺

만드는 방법

1. 샐러드 잎, 반으로 자른 토마토, 오이 슬라이스, 딜 또는 바질 잎, 페타 치즈를 접시에 담는다.
2. 자타르를 고루 뿌린 후, 레몬즙과 올리브유를 넉넉히 뿌려준다. 소금과 후추로 간을 한 후, 모든 재료가 드레싱에 잘 버무려지도록 가볍게 섞어 서빙한다.

1인분

준비 시간	10분

글루텐 프리　채식주의

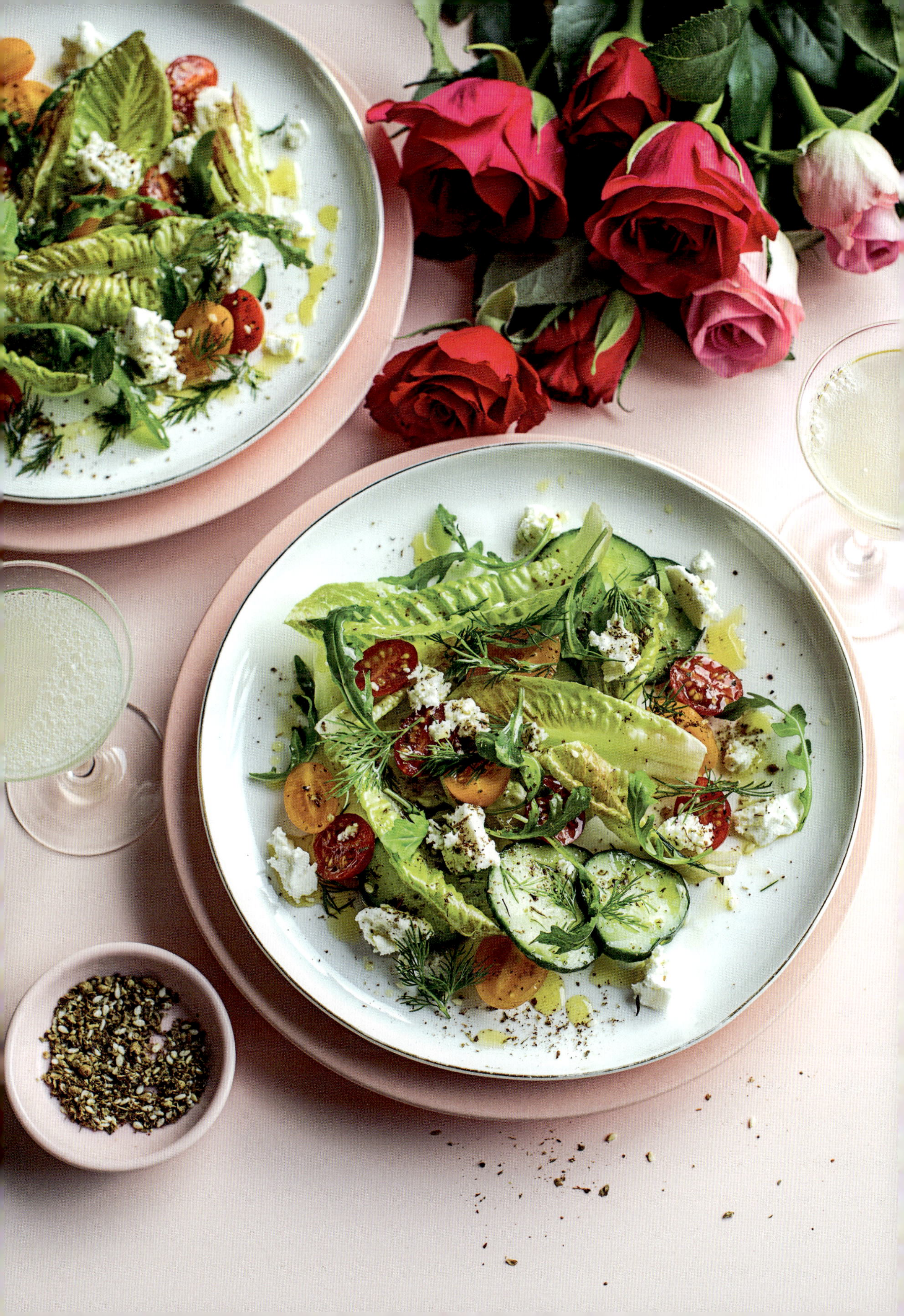

베이지 볼

The beige bowl

필요한 재료

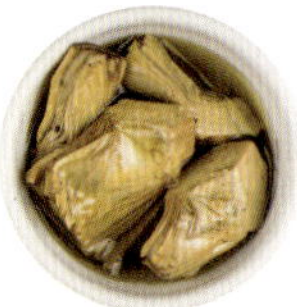

아티초크 절임 1병, 기름을 뺀 것 (약 160g)

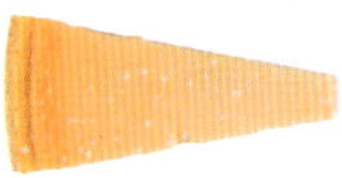

파마산 치즈 2큰술, 곱게 간 것

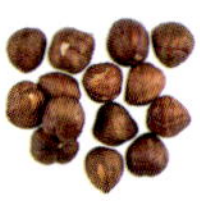

헤이즐넛 2큰술, 구워서 다진 것

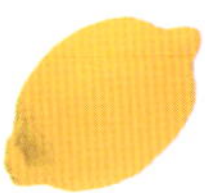

레몬 1/2개의 제스트 (얇게 벗긴 껍질)와 즙

+ 소금과 후추

모든 것이 베이지색 톤으로 이루어진 세상으로 여행을 떠나 이 채소 스타터 요리를 맛보세요. 뭐라고요? 파마산 치즈를 더 넣어달라고요? 물론이죠!

만드는 방법

서빙 접시에 아티초크를 담고 파마산 치즈, 헤이즐넛, 레몬 제스트와 즙을 위에 뿌려준다. 소금과 후추로 충분히 간을 맞춘 후 서빙한다.

1인분

준비 시간	5분

글루텐 프리 채식주의

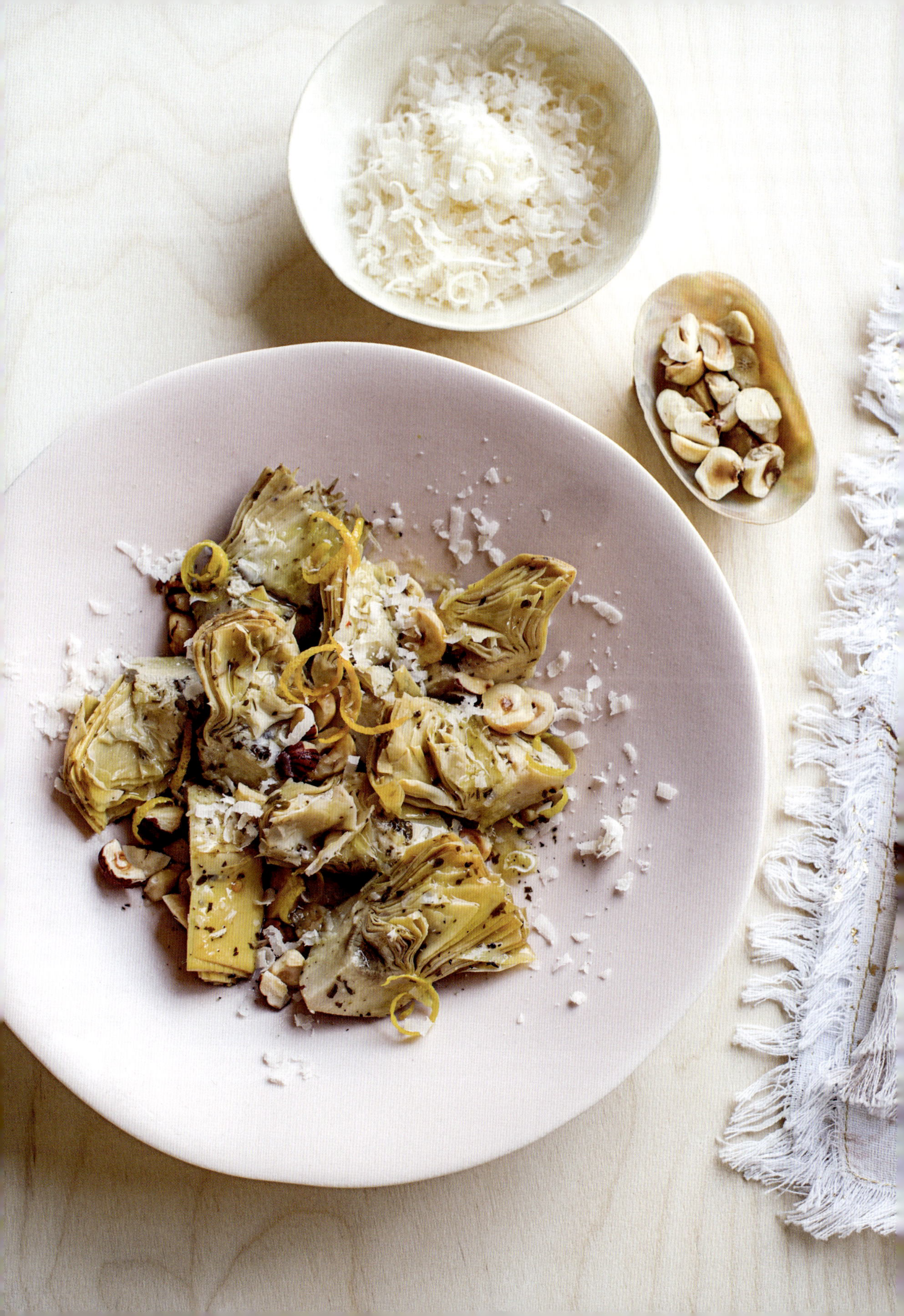

채소 스타터

30

재능만점 토마토 샐러드

Talented tomatoes

필요한 재료

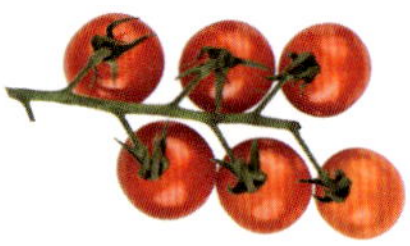

방울토마토 15개,
반으로 자른 것

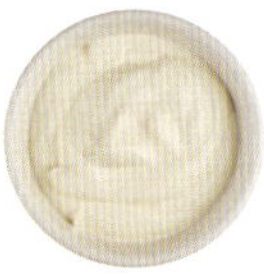

그릭 요거트
1큰술

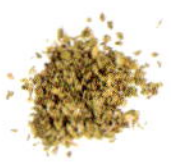

말린 오레가노 1작은술

+ 올리브유 1큰술
+ 소금과 후추

토마토는 우리 채소 스타터를 위한 훌륭한 식이섬유 공급원일 뿐만 아니라, 그 환상적인 요구르트 드레싱을 잘 머금어서 실제로 우리 입까지 전달해주는 능력이 아주 뛰어납니다. 정말 다재다능하죠!

만드는 방법

반으로 자른 토마토를 볼에 담고 요거트, 오레가노, 올리브유를 넣는다.
모든 재료를 잘 섞은 다음, 소금과 후추로 충분히 간을 맞추고 서빙한다.

1인분

준비 시간 7분

글루텐 프리

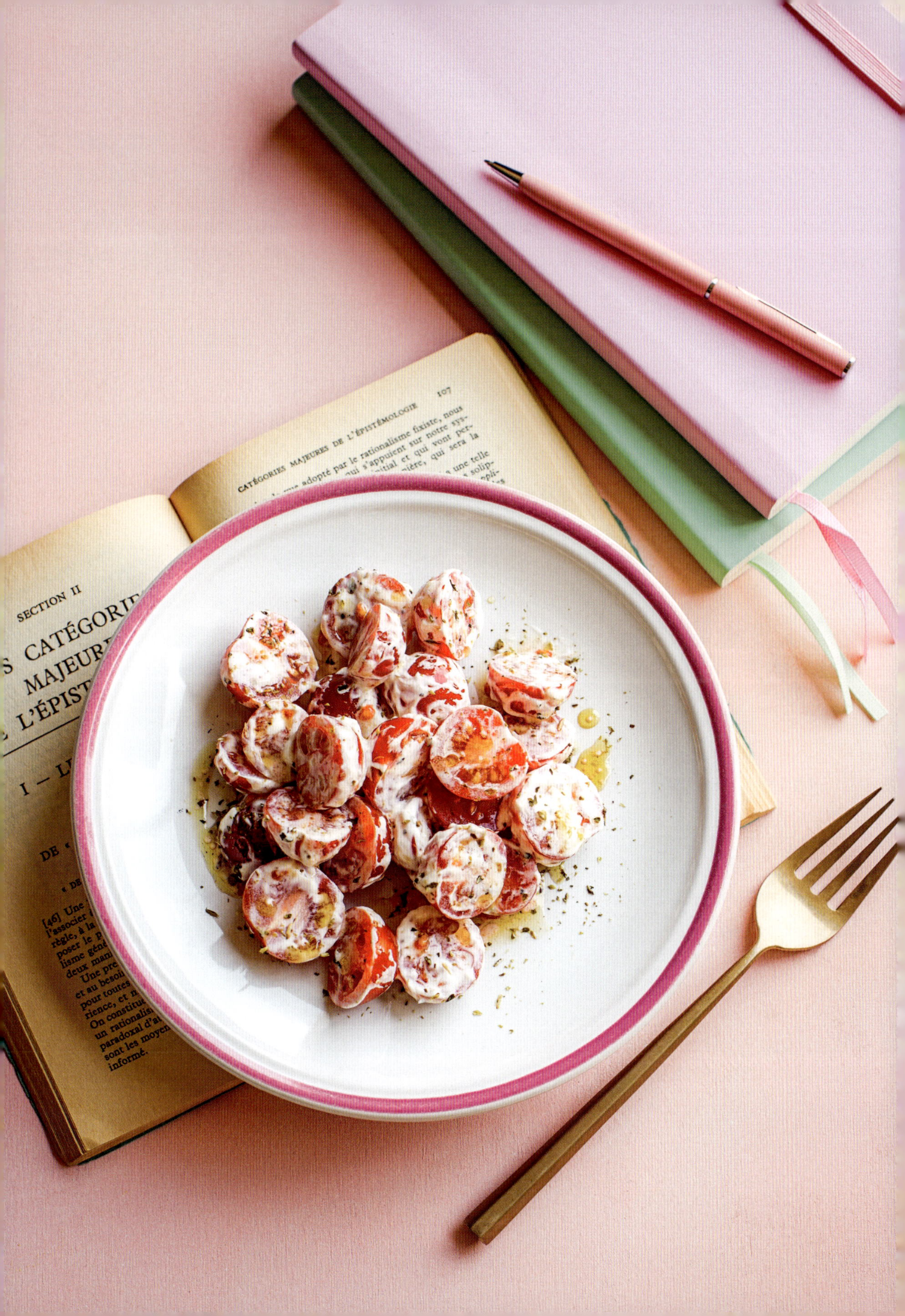
CATÉGORIES MAJEURES DE L'ÉPISTÉMOLOGIE
107
SECTION II

채소 스타터

31

잊고 있던 허브 샐러드

Remembered herb salad

필요한 재료

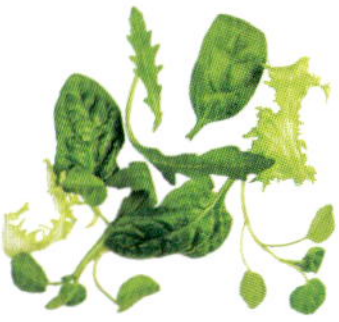

혼합 샐러드 잎 한 줌

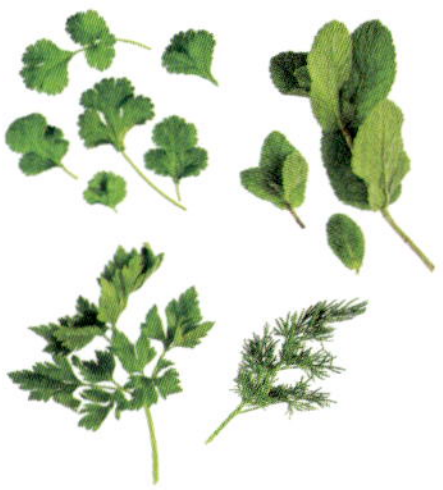

딜, 민트, 파슬리, 고수
각각 6-7줄기, 잎을 따낸 것

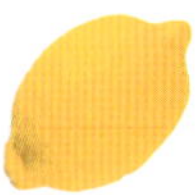

레몬 1/2개의 즙

+ 올리브유 1큰술
+ 소금과 후추

"안녕, 나야. 네가 사두고 냉장고 구석에 방치한 허브야. 기억나니? 나를 이 맛있는 채소 스타터에 넣어줘. 네 혈당을 안정적으로 도와줄게."

만드는 방법

샐러드 잎과 허브를 그릇에 넣고 잘 섞어 준다. 레몬즙을 뿌리고 올리브유로 드레싱한다. 소금과 후추로 간을 맞춘 후 서빙한다.

1인분

준비 시간 5분

글루텐 프리 비건

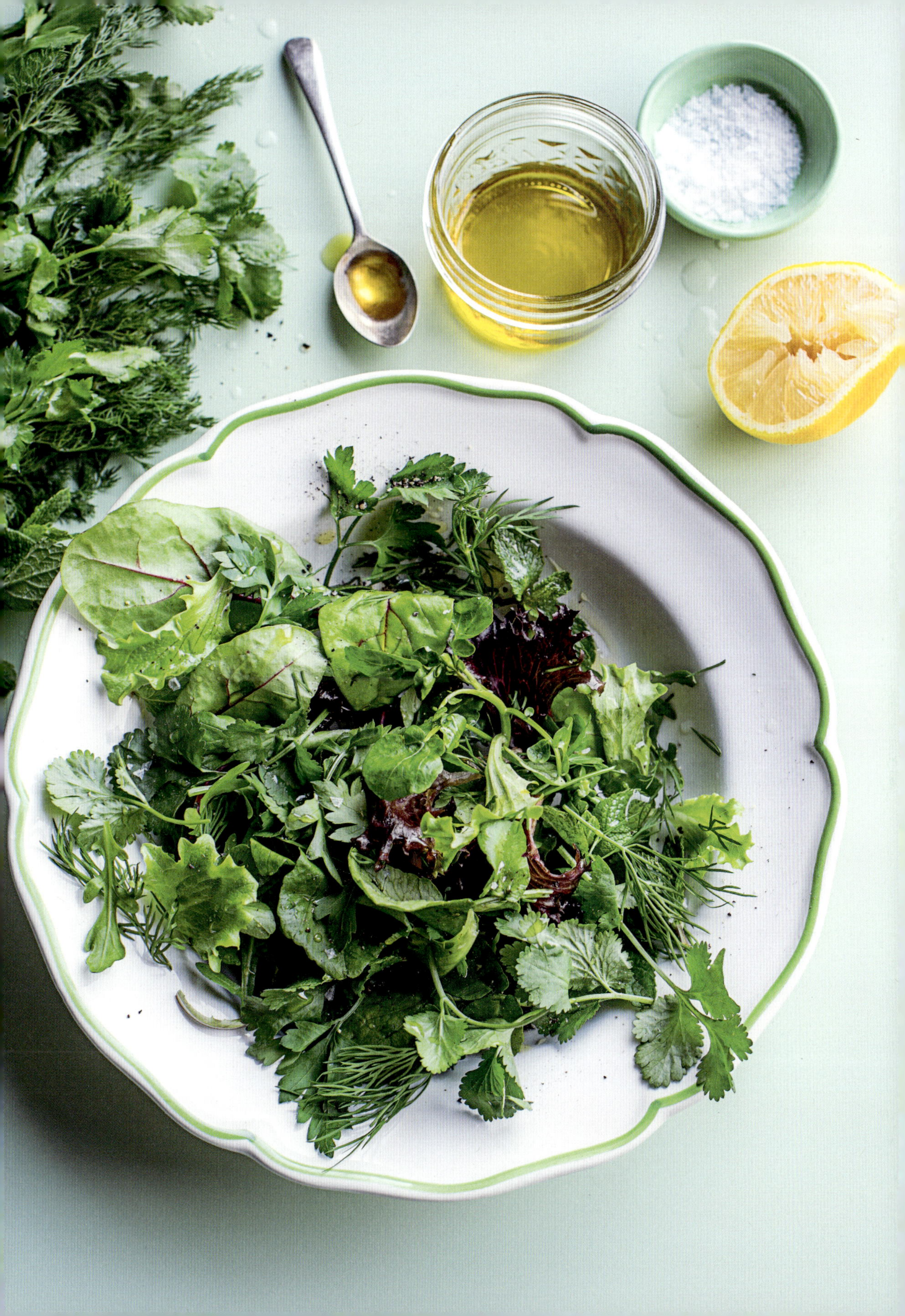

채소 스타터

32

아름다운 비트 샐러드

Beautiful beetroot

필요한 재료

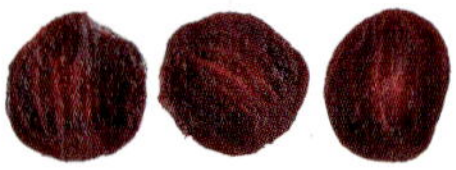

삶은 작은 베이비 비트
3-4개, 슬라이스한 것

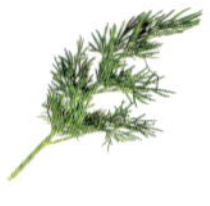

딜 한 줌, 잎만 따서
곱게 다진 것

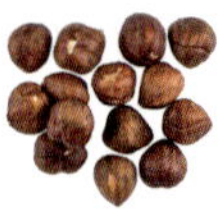

헤이즐넛 한 줌,
대충 다진 것

+ 올리브유 1큰술
+ 소금과 후추

쉽고, 산뜻하고, 아름다운 비트.

만드는 방법

모든 재료를 볼에 담고 올리브유를 넣어 잘 섞어준다.
소금과 후추로 간을 맞춘 후 서빙한다.

1인분	
준비 시간	5분

글루텐 프리 비건

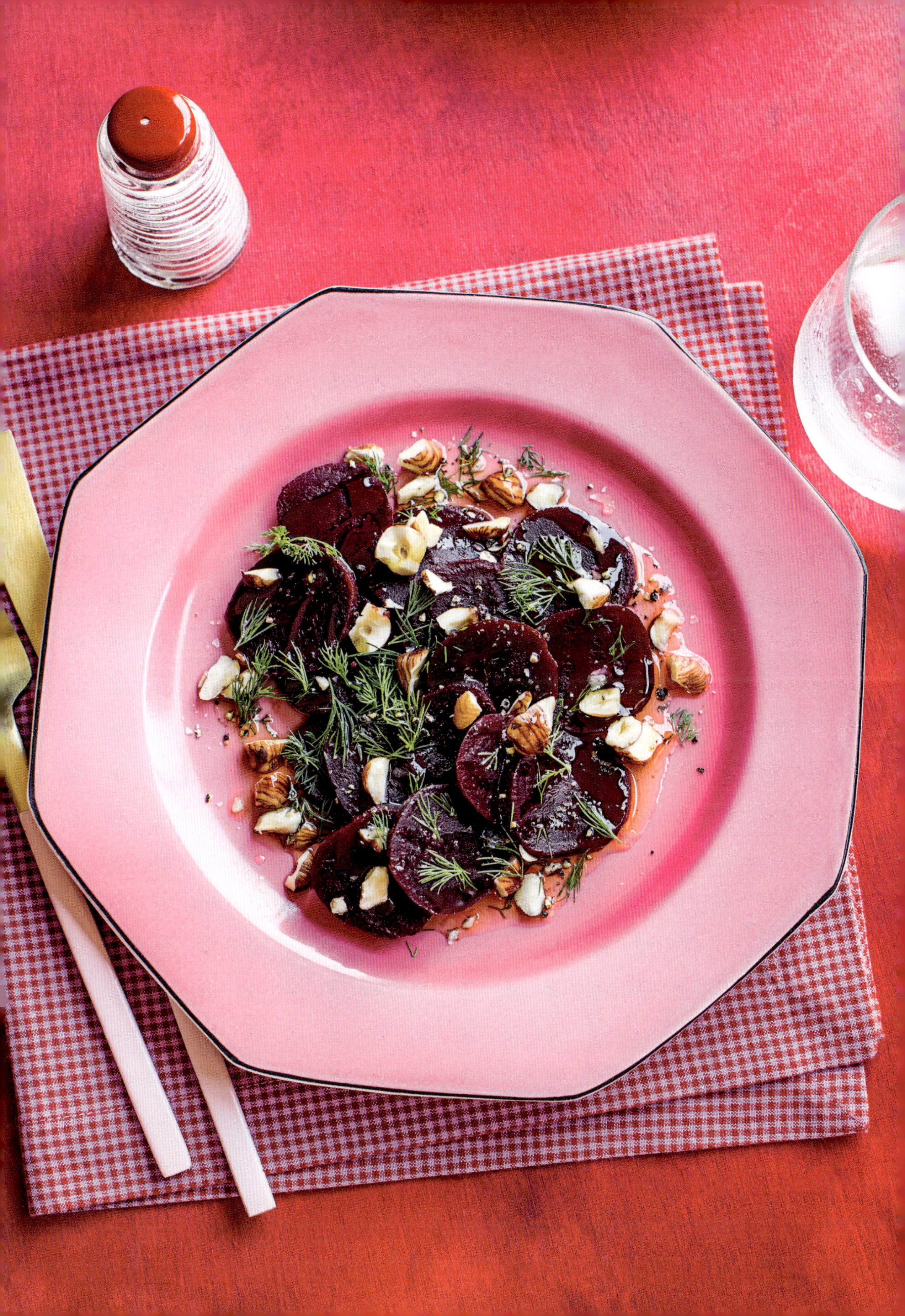

채소 스타터

33

팀 스펙터의 말랑말랑한 토마토

Tim Spector's
squishy tomatoes

필요한 재료

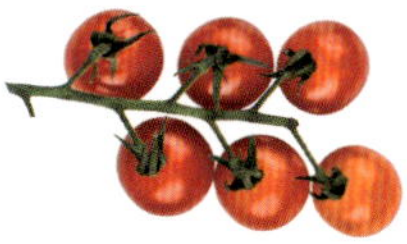

방울토마토 15개

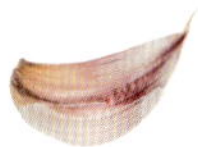

큰 마늘 1쪽, 슬라이스한 것

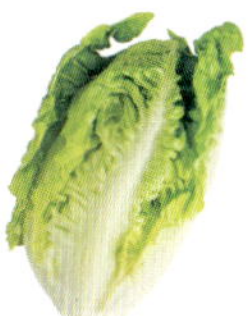

베이비 젬 상추 잎 3-5장

+ 올리브유 2큰술
+ 소금과 후추

팀 스펙터(Tim Spector)는 혈당 관리의 천재이며, 그의 '말랑말랑한 토마토' 레시피가 그 최고의 증거죠. 팀은 친절하게도 그의 오리지널 레시피를 이 책에 포함시키는 것을 허락해 주었고, 여러분과 공유할 수 있어서 매우 기쁩니다.

만드는 방법

1. 오븐을 200°C(팬 기능 사용시 180°C)로 예열한다. 방울토마토, 마늘, 올리브유를 작은 로스팅 팬에 담아 잘 맞게 배열하고, 소금과 후추로 간을 한다. 토마토가 부서지고 즙이 나올 때까지 오븐에서 15분간 구워준다.
2. 팬을 오븐에서 꺼내 토마토를 약간 식힌 후, 베이비 젬 상추 잎과 함께 서빙한다.
   작은 상추 잎에 말랑말랑한 토마토를 올려서 즐겨 보세요!

1인분

준비 시간	3분
총 요리 시간	15분

글루텐 프리 비건

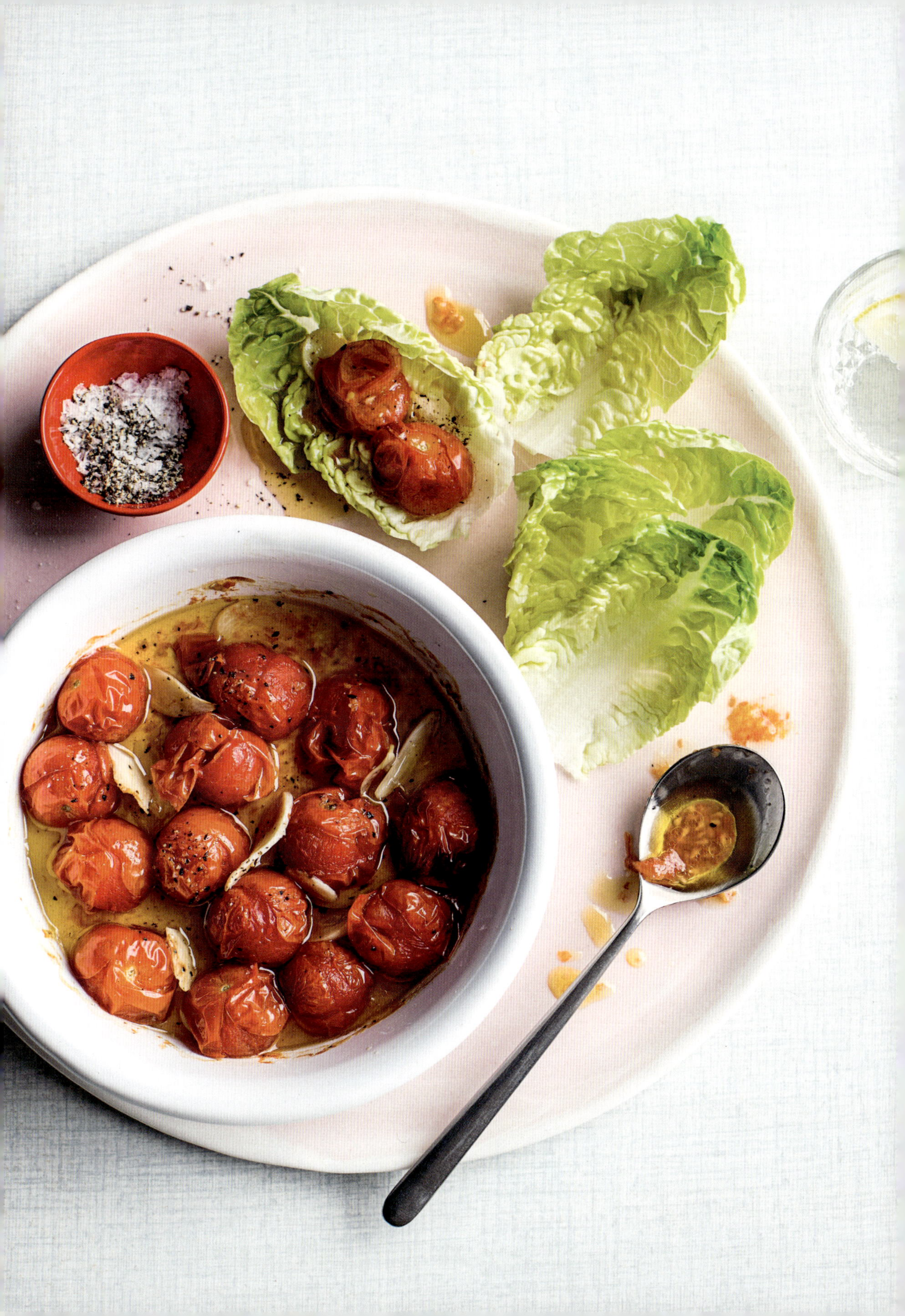

Move

4주 차

식후 운동

당신의 세포는 에너지를 더 효율적으로 생성하고,
뇌는 더욱 잘 작동하며, 몸은 연료로 지방을 태우는 방법을 배우고 있고,
호르몬은 제자리를 찾아가고 있습니다. 브라보!

ment

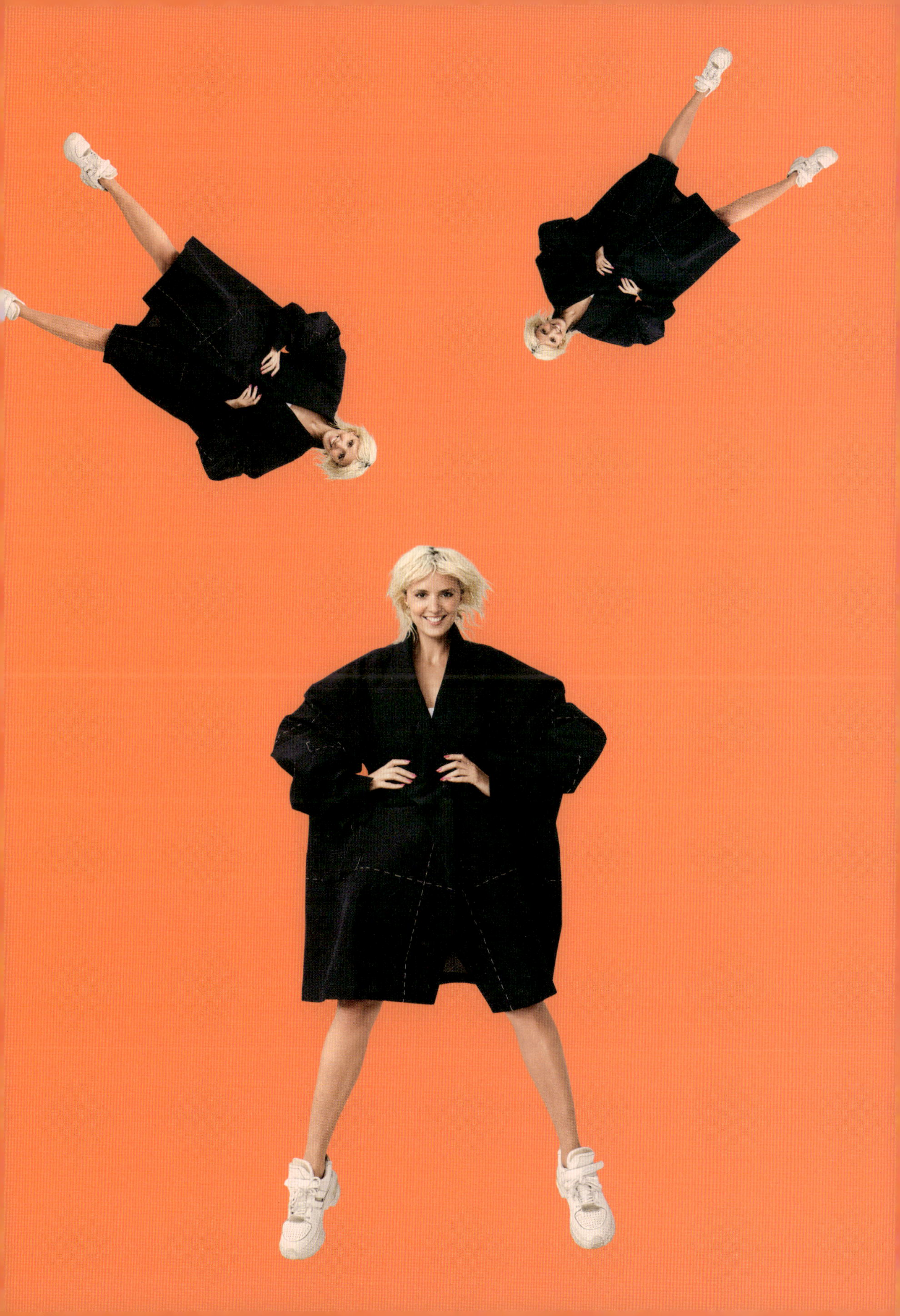

커뮤니티 회원들의 후기

"믿기지 않을 정도로 작은 변화들이 쌓여서 큰 변화를 만들어냈어요.
별로 의식하지 못할 만큼 사소한 변화들이지만, 그것들이 모여 이렇게 큰 차이를 만들어내다니…
그리고 이 방법이 끝나지 않았으면 좋겠어요. 행복하고, 차분하고, 평온해요."

"저는 40대인데 평생 여드름에 시달렸어요. 그런데 이 방법을 시작하고 단 일주일 만에 피부가 좋아지기 시작했고, 4주 후에는 거의 깨끗해졌어요. 이제 이것들은 단순한 팁이 아니라 제 삶의 일부가 되었어요!"

"운동을 시작한 순간 모든 것이 변했어요. 그때부터 진짜로 결과가 보이기 시작했고,
그게 저를 100% 최선을 다하게 만들었어요. 덕분에 모든 것이 더 좋아졌어요.
이걸 하길 정말 잘했다고 생각해요."

"가장 좋은 점은 이제 더 이상 끊임없는 배고픔을 느끼지 않고, 불안감도 사라졌다는 거예요."

"제 생리가 돌아왔어요!!"

"편두통이 사라졌어요. 원래는 일주일에 두세 번씩 편두통이 있었고, 매일 약에 의존했었죠.
몇 달 전 약을 끊었는데 다시 약을 먹어야 하나 고민하던 중, 이 프로그램을 시도해 보기로 했어요.
잃을 게 없다고 생각했거든요. 처음 며칠 동안은 두통이 조금 있었지만, 그 이후로는 한 번도 없었어요!
결과에 정말 놀랐고 너무 기뻐요."

"이 프로그램 덕분에 마치 진정한 나 자신이 된 것 같아요. 이제 더 이상 기분 변화가 없고, 나쁜 소식이 와도
담담하게 받아들이게 되었어요. 항상 이 문제들이 심리적인 문제라고 생각해서
스스로 많은 노력을 했었는데, 그런데 이제 보니 완전히 생리적인 문제였더라고요.
저는 비건, 무설탕, 글루텐 프리, 유당 프리 같은 여러 식단을 시도했었지만,
이 방법이 좋은 이유는 아무것도 피할 필요가 없다는 점이에요.
이 방법들은 적용하기 어렵지 않고, 앞으로도 평생 따라 할 수 있을 것 같아요(물론 쉬울 때만요!)."

"식사 후 운동이 분명히 저를 더 행복하게 만들어요.
나가기 싫을 때도 일단 산책을 하면 모든 것이 달라져요."

"수면이 향상되었고, 특히 저녁 식사 후 산책을 한 날은 더 그렇죠. 마음이 진정되는 느낌도 들었는데, 이건 정말 큰 장점이에요. 식사 후에 자주 겪었던 열감이 많이 나아졌어요. 완전히 사라지지는 않았지만 훨씬 좋아졌어요."

"이제는 즐거움을 위해 무언가를 먹기로 결정하더라도 훨씬 더 평온하게 먹어요."

"오늘 장을 볼 때 자연스럽게 더 건강한 선택을 하게 되었어요. 주말에 먹을 라면에 넣으려고 새우 몇 마리를 사기로 결정한 내 모습에 웃음이 나왔어요!"

"운동 방식도 달라졌어요. 더 에너지가 넘치고, 더 강해졌고, 힘든 운동도 잘 해낼 수 있을 것 같아요. 어제는 처음으로 한쪽 근육 하이퍼익스텐션을 했는데… 목표 달성했어요!"

"저에게 가장 큰 변화는 아마 식사를 준비하고 난 뒤에 제가 취하는 단계들인 것 같아요. 식사를 준비할 때는 사과 식초 음료를 마시고, 채소 스타터를 먼저 먹고, 그 후에는 가벼운 운동을 합니다. 때로는 주방을 청소하고, 강아지와 놀거나 가볍게 춤을 추기도 해요. 또한, 이런 일들을 하지 않았다고 해서 실패한 게 아니라는 마음가짐이 생겼어요. 실천 가능한 상황에서 하면 되는 생활 방식으로 받아들이게 되었고, 몇 가지를 놓쳤다고 해서 스스로를 나무라지 않는 것도 중요하다는 걸 깨달았어요."

"이제 더 이상 식욕이 폭발하지 않아요! 원래도 그렇게 많지는 않았지만, 생리 전 일주일 동안은 확실히 심했죠. 이제는 그런 갈망이 전혀 없어요!"

"음식 생각을 항상 하지 않으니 삶이 너무 재미있어요! 이제는 장을 볼 때 달콤한 음식을 사야 한다는 유혹도 느끼지 않고, 동료가 쿠키를 먹는 것도 신경 쓰이지 않아요. 이렇게 되니 정말로 몸이 필요로 하는 것만 먹기가 너무 쉬워요."

"사실 체중 감량은 제 목표가 아니었지만, 어쨌든 몇 킬로는 빠진 것 같아요. 럭키비키!"

"제 삶이 완전히 변했고, 정신 건강도 놀라울 정도로 좋아졌어요! 이 방법에 정말 감사하지 않을 수 없어요. 제 인생을 완전히 바꿔줬어요!"

"에너지가 넘치고 음식에 덜 의존하게 된 기분이에요!!! 야호! 이제는 한밤중에 아이스크림을 먹지 않아요!"

4주 차 당신의 목표

와우. 정말 대단하다. 이제 네 번째이자 마지막 주에 접어들었다. 잠시 멈춰서 자신이 이뤄낸 것을 돌아보아라. 자신의 행복과 건강에 이렇게 많은 노력을 기울였다는 사실에 충분히 자부심을 느껴도 좋다. 이제까지의 방법들이 서서히 여러분의 습관으로 자리 잡고, 평생 사용할 수 있는 도구가 되길 바란다.

이제 마지막 단계인 4주 차 방법을 소개할 것이다. 이번 단계는 아주 강력한 혈당 조절 도우미, 즉 근육을 활용하는 방법이다. 이번 마지막 주의 목표는 풍미 있는 아침 식사, 식초, 채소 스타터 방법을 계속하면서 먹거나 마시는 것과 관련되지 않은 것을 추가하는 것이다: 바로 식후 운동이다.

하루 한 끼 식사 후에 10분 동안 근육을 사용해 보자. 간단히 말해, **식사 후에 몸을 움직이는 것이다.** 이상적으로 식사가 끝난 후 90분 이내에 하는 것이 좋다. 10분 정도 산책을 하거나 책상에서 종아리 들기를 할 수도 있고, 더 재미있게 동료들과 함께 휴게실에서 좋아하는 노래 세 곡에 맞춰 댄스 파티를 열 수도 있다. 뭐라고? 이런 일이 실제로 일어나기도 한다!

이미 식사 후 자연스럽게 몸을 움직이는 습관이 자리 잡은 사람들도 있을지 모른다(예: 아침 식사 후 회사까지 걸어가기, 점심 후 커피 마시러 나가기, 저녁 식사 후 설거지하기 등). 그렇다면, 이미 이 목표를 매일 달성하고 있는 셈이다. 그렇다면 아주 잘하고 있는 것이다! 계속해서 이어가라. 만약 그렇지 않다면, 다음 페이지에 다양한 아이디어가 준비되어 있다.

이번 주에는 더 이상 새로운 레시피는 없다. 대신, 움직임을 더할 수 있는 다양한 방법을 소개할 예정이다. 10분이 너무 길게 느껴진다면, 1분부터 시작해서 조금씩 늘려가라.

과학

식사 후 걷기를 권장하는 전통은 여러 문화권에 존재한다. 예를 들어, 인도의 "식사 후 100보"라는 관습이 대표적이다. 이러한 관습은 나름의 이유가 있다.

이 책의 서문에서 설명한 것처럼, 우리 세포는 에너지를 얻기 위해 포도당을 필요로 한다. 그리고 우리가 세포에 포도당을 공급하는 주요 방법은 포도당을 함유한 달콤한 음식과 전분이 많은 음식을 섭취하는 것이다. 문제는 현대 식단이 우리 몸에 과도한 포도당을 너무 빠르게 공급한다는 것이다. 이로 인해 필요 이상으로 많은 포도당이 몸에 들어오며, 이 과정에서 혈당 스파이크가 발생하게 된다.

예를 들어, 식사를 하고 난 후 혈당 스파이크가 발생했다고 상상해 보자. 이때 두 가지 시나리오가 가능하다.

혈당 스파이크가 최고점에 도달할 때 몸을 가만히 두면, 여분의 포도당이 세포로 밀려들어 미토콘드리아를 과부하 상태로 만든다. 이로 인해 염증이 증가하고, 남은 포도당은 간, 근육, 그리고 지방에 저장된다.

반면, **식사 후에 몸을 움직이면, 방금 먹은 포도당 중 일부가 근육 세포에 의해 사용된다.** 미토콘드리아가 여분의 포도당을 근육 수축에 필요한 에너지로 전환하고, 혈당 스파이크가 완화된다. 연속 혈당 모니터 그래프를 보면 그 차이는 분명하게 나타난다.

그리고 핵심은 이것이다: 식사 후에 움직이면, 혈당 곡선을 완만하게 하면서도 인슐린 수치를 증가시키지 않는다는 점이다. 이는 식초를 마실 때와 같은 효과다. 일반적으로 근육이 포도당을 저장하려면 인슐린이 필요하지만, 근육이 수축 중일 때는 인슐린 없이도 포도당을 사용할 수 있다. 이것은 매우 좋은 소식이다. 인슐린 수치를 낮추는 것이 건강 개선의 중요한 요소이기 때문이다. 몸에 인슐린이 과다하게 존재하면 다낭성 난소 증후군(PCOS)과 제2형 당뇨병과 같은 여러 질환을 유발할 수 있다.

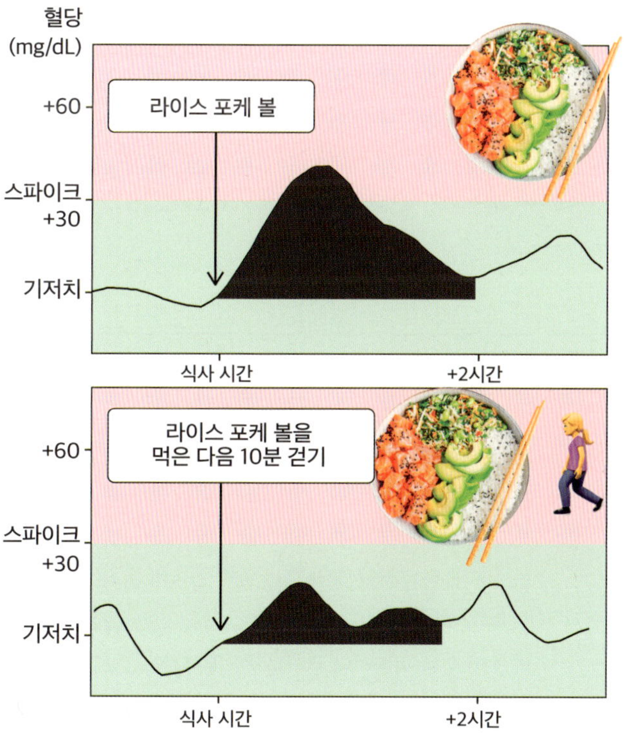

근육을 사용하여 혈당 스파이크를 줄이는 방법

결론적으로, 식사 후 10분간 움직이는 것은 혈당 곡선을 완만하게 만드는 매우 강력한 방법이다. 무엇보다도, 우리가 먹는 음식을 전혀 바꿀 필요가 없다는 것이 큰 장점이다. 또한, 식사 후 졸음이 몰려오는 '식곤증'을 자주 겪는 사람이라면, 이 방법이 그 문제를 바로 해결해줄 것이다.

나만의 운동 팁 만드는 방법

식사 후(또는 간식 후) 몸을 움직여보자. 방법은 자신이 원하는 대로 자유롭게 선택하면 된다. 가만히 있지 않고 근육이 활성화되기만 하면 그 자체로 충분하다. 어떤 움직임이든 상관없으며, 쉽게 할 수 있는 것을 고르면 된다. 스트레칭일 수도 있고, 아이스 스케이팅일 수도 있다. 또는 벽에 페인트를 칠하거나 쇼핑을 하거나, 섹스를 하는 것도 포함된다(맞다, 이것도 운동에 포함된다).

올바르게 하고 있는지 확인하는 방법

당신의 하루에 쉽게 녹아드는 움직임을 찾았다면 제대로 하고 있는 것이다. 사실, 이미 이 팁에 해당하는 무언가를 하고 있을지도 모른다. 이 움직임을 한 후에는 통증이나 숨이 차거나 피곤한 느낌 없이 기분이 좋아야 한다. 여기서 말하는 것은 가벼운 움직임으로, 자신을 위한 시간을 가지거나, 일에서 잠시 벗어나거나, 음악을 듣거나, 재미있는 일을 하거나, 친구에게 전화를 걸거나, 원래 하려고 했던 집안일을 해결할 수 있는 시간이다. 일상 속에서 자연스럽게 즐길 수 있는 움직임을 찾아보자. 복잡하거나 피곤한 활동을 일과에 억지로 끼워 넣으려고 하지 말자. 다음 페이지에는 여러 예시가 있다. 잠시 시간을 내어 자신의 일과를 돌아보자. 이미 이 팁을 실천하고 있는지 확인할 수 있을 것이다. 하루 중 어디론가 걸어가는 시간이 있는가? 직업상 활동적이어야 하거나 오래 앉아 있지 않은가? 집을 정리하거나, 강아지를 산책시키거나, 장을 보러 가는가? 이 활동들을 식사 후 90분 이내에 할 수 있다면, 이 팁을 실천하고 있는 것이다.

TIP

커뮤니티 팁

- 전화 통화를 걷는 통화로 바꿔보세요. 통화 중에 일어나서 집, 사무실, 또는 주변을 걸으면 이 방법을 자연스럽게 실천할 수 있습니다.
- 점심 식사 후 10분 걷기는 매우 인기 있는 방법입니다.
- 식사 후 주방이나 식당을 정리하는 것도 이 팁을 완성하는 훌륭한 방법입니다.
- 식사 후 바로 일어나기 싫다면(이해할 수 있고, 꼭 그럴 필요는 없습니다), 휴대폰에 80분 후 알람을 설정해 혈당 스파이크를 줄일 수 있는 마지막 기회에 움직이도록 하세요.
- 직장에서 의자에 앉아 있는 동안 종아리 들기 운동(237페이지)을 해보세요.
- 소파 옆에 덤벨이나 무거운 물건을 두고, 저녁 식사 후 TV를 볼 때 그것을 사용해 이두근 운동을 해보세요.

커뮤니티에서 자주 묻는 질문

사무실에 있는데 걸을 곳이 없다면 어떻게 하나요? 사무실에서 이 팁을 실천하는 가장 쉬운 방법은 계단을 오르내리는 것이다(사무실에 계단이 있는 경우). 또는 앉아서 종아리 들기 운동(237페이지)을 할 수 있다.

식사 후 90분 이내에 해야 하나요? 그렇다!

어떤 식사 후에 이 팁을 실천하는 것이 가장 좋은가요? 이 팁을 실천하기 가장 쉬운 식사 후에 하는 것이 가장 좋다.

식사 전에 움직여도 되나요? 하루 중 언제든지 움직이는 것은 건강에 매우 좋지만, 이 방법을 완료하려면 식사 후 90분 이내에 움직여야 한다.

식사 중에 움직여도 되나요? 가능하다. 하지만 일부 사람들은 식사 중에 움직이는 것이 불편하다고 느낄 수 있기 때문에 덜 선호되는 선택이다.

메인 요리를 먹고, 디저트를 먹으면서 움직여도 되나요? 그렇다, 가능하다!

아침 식사 후에 해도 되나요? 어떤 식사 후에도 가능하다(간식 후에도 마찬가지다).

아침 식사 전에 헬스장에 가서 매일 이미 많은 운동을 하고 있습니다. 그래도 이 팁을 해야 하나요? 이상적으로는 그렇다. 하루에 한 끼 식사 후에 10분 정도 추가로 움직일 수 있다면, 당신의 혈당이 고마워할 것이다.

식사에 포도당이 많이 포함되지 않았더라도 이 팁을 해야 하나요? 그렇다. 움직임은 주로 전분이나 설탕이 들어간 식사 후 혈당 스파이크를 억제하는 데 유용하지만, 식사에 전분이나 설탕이 포함되지 않더라도 몸에 여전히 도움이 된다. 직접 시도해 보고 습관으로 만들어 보자.

움직이기 어려운 경우 어떻게 해야 하나요? 이 팁은 건너뛰어도 괜찮다. 풍미 있는 아침 식사, 식초, 채소 스타터 방법을 계속하면 된다. 이미 훌륭히 잘하고 있다!

운동 팁을 성공하기 위한 아이디어 목록

- 스트레칭하기
- 팟캐스트를 들으며 걷기
- 밖에 나가서 잠시 산책하며 신선한 공기 마시기
- 어디론가 걸어가거나, 강아지 산책시키기
- 러닝머신에서 걷기
- 유튜브 영상을 보면서 10분간 춤추기
- 좋아하는 노래 3곡을 틀고 혼자 춤추기
- 설거지하기
- 주방이나 집을 청소하기
- 정리정돈하기
- 청소기 돌리기
- 무언가를 수리하기
- 계단을 오르내리기
- 서서 일하는 직업이라면 그대로 계속하기
- 심부름 가기

- 장보기
- 앉아서 종아리 들기 운동: 의자에 앉아 두 발을 바닥에 두고, 손으로 책상을 잡은 상태에서 발끝을 이용해 뒤꿈치를 들어 올린 후 다시 내리기. 10분 동안 반복하면 종아리 근육인 가자미근이 활성화되어 혈액 속 포도당을 흡수하는 데 도움이 된다.
- 아이들과 놀기
- TV를 보면서 스쿼트 하기
- 점프 스쿼트 하기
- TV를 보면서 무거운 물건(아령이나 물병) 들기
- 필라테스 수업 또는 다른 운동 수업 참여하기
- 하이킹 가기
- 자전거 타기
- 헬스장 가기
- 어떤 운동이든 하기
- 팀 스포츠 참여하기

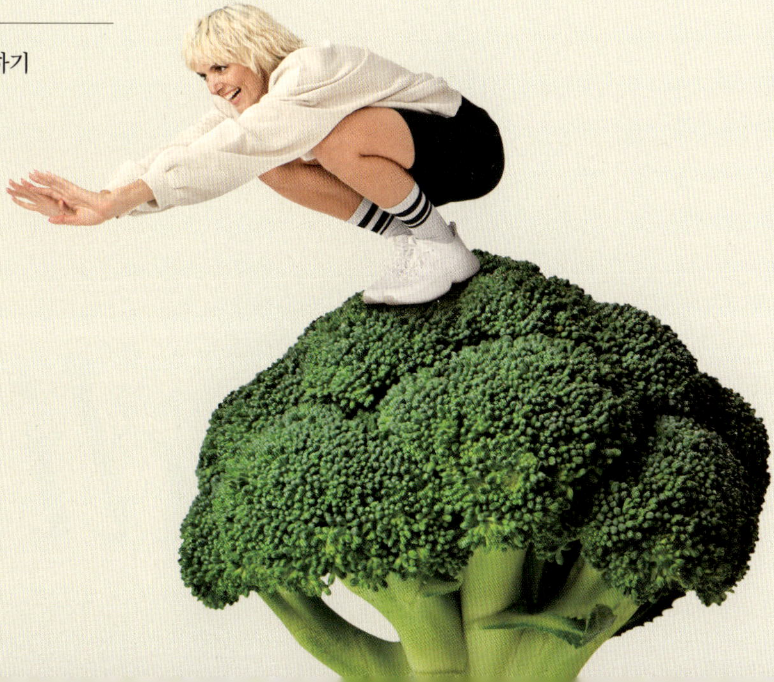

Anytime

보너스

언제든지 메인 요리

점심과 저녁, 또는 채소 스타터 후에 혈당을 안정시켜줄 레시피를 원하시나요? 잘 찾아오셨습니다. 들어오세요!

Main dishes

언제든지 메인 요리

1

케이퍼, 렌틸콩을 곁들인 피망, 펜넬, 닭다리 한 접시 요리

Red pepper, fennel and chicken traybake with capers and puy lentils

필요한 재료

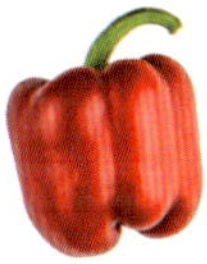

빨간 피망 2개, 씨를 제거하고 4등분

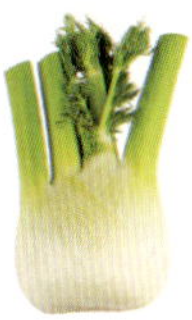

펜넬 1개, 얇게 썬 것 (잎사귀는 보관)

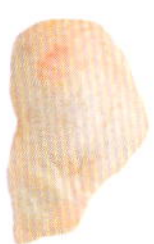

뼈와 껍질이 있는 닭 다리 2개

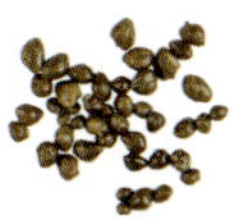

케이퍼 1큰술, 물기를 제거한 것

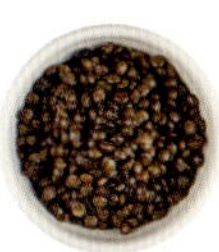

조리된 렌틸콩 ½봉지 (약 125g)

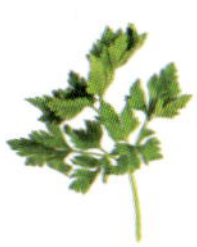

파슬리 한 줌, 대충 썬 것 (선택 사항)

+ 올리브유 2큰술
+ 소금과 후추

한 접시 요리 정말 좋죠! 설거지를 줄일 수 있을 때마다 저는 항상 환영이죠. 이 요리는 한 접시에 예쁜 비주얼과 맛을 동시에 갖췄답니다.

만드는 방법

1 오븐을 200°C(팬 기능 사용 시 180°C)로 예열한다. 네 조각으로 자른 빨간 피망, 펜넬 조각, 닭다리를 로스팅 팬에 배열하고 올리브유를 뿌린 후, 소금과 후추로 간을 한다. 오븐에서 30분간 구워 채소가 부드러워지고 살짝 그을리며, 닭이 완전히 익을 때까지 조리한다.

2 오븐에서 팬을 꺼내어 닭고기와 채소 위에 케이퍼와 렌틸콩을 뿌린다. 렌틸콩을 데우기 위해 다시 5분 정도 오븐에 넣어준다. 마지막으로 파슬리와 펜넬 잎을 장식하여 서빙한다.

2인분

준비 시간	10분
총 요리 시간	35분

글루텐 프리

언제든지 메인 요리

2

내가 사랑한 샌프란시스코 샐러드

오늘의 식초 비법까지 해결되는 레시피

My favourite
San Francisco salad

저는 마음에 드는 것은 오래도록 좋아하는 편이에요. 몇 년 전 샌프란시스코에서 살 때 그리스 레스토랑에서 이와 비슷한 샐러드에 푹 빠졌었어요. 거의 4년 동안 일주일에 두 번은 먹었을 정도였죠! 그래서 제가 만들어본 버전을 소개합니다. 여러분도 저만큼 이 샐러드를 사랑하게 되길 바랄게요.

필요한 재료

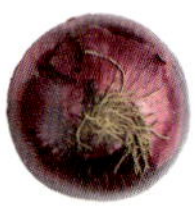

적양파 ½개, 얇게 슬라이스 한 것

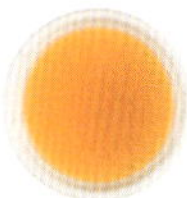

사과 식초 2큰술

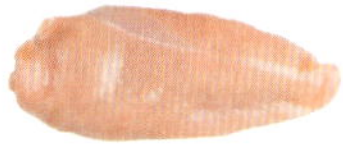

껍질과 뼈를 제거한 닭가슴살 2개 (약 160g)

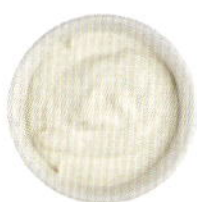

그릭 요거트 3큰술

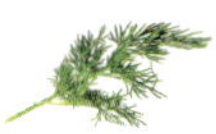

말린 딜 또는 신선한 딜 2작은술, 잘게 다진 것

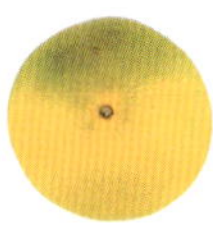

자몽 1개, 껍질을 벗기고 조각으로 나눈 후, 즙은 따로 보관

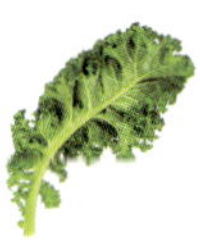

케일 100g, 딱딱한 줄기를 제거하고 슬라이스한 것

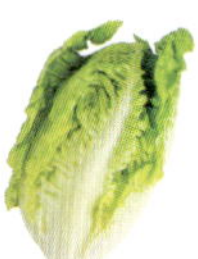

어린 로메인 상추 잎 1개

+ 올리브유 4큰술
+ 소금과 후추

만드는 방법

1. 슬라이스한 적양파를 그릇에 담고 사과 식초를 부어 섞은 뒤, 닭고기를 준비하는 동안 따로 둔다.
2. 큰 프라이팬에 올리브유 2큰술을 두르고 센 불에서 가열한다.
   닭가슴살을 가로로 반으로 잘라 얇게 만든 후 소금과 후추로 간을 한다.
   닭가슴살을 팬에 넣고 한 면당 3분씩, 또는 완전히 익을 때까지 굽는다.
   구운 닭가슴살을 팬에서 꺼내 얇게 슬라이스한 후 따로 둔다.
3. 큰 볼에 그릭 요거트, 딜, 자몽즙, 남은 올리브유를 넣고 넉넉히 간을 해서 드레싱을 만든다.
4. 케일을 드레싱이 담긴 볼에 넣고 손으로 몇 분간 부드러워질 때까지 마사지하여, 드레싱이 잘 코팅되도록 한다.
5. 어린 로메인 상추 잎을 넣고 케일과 함께 드레싱에 섞는다.
6. 두 그릇에 샐러드를 나누어 담고, 그 위에 자몽 조각, 절인 적양파, 슬라이스한 닭가슴살을 얹어 서빙한다.

글루텐 프리

2인분

준비 시간	10분
총 조리 시간	7분

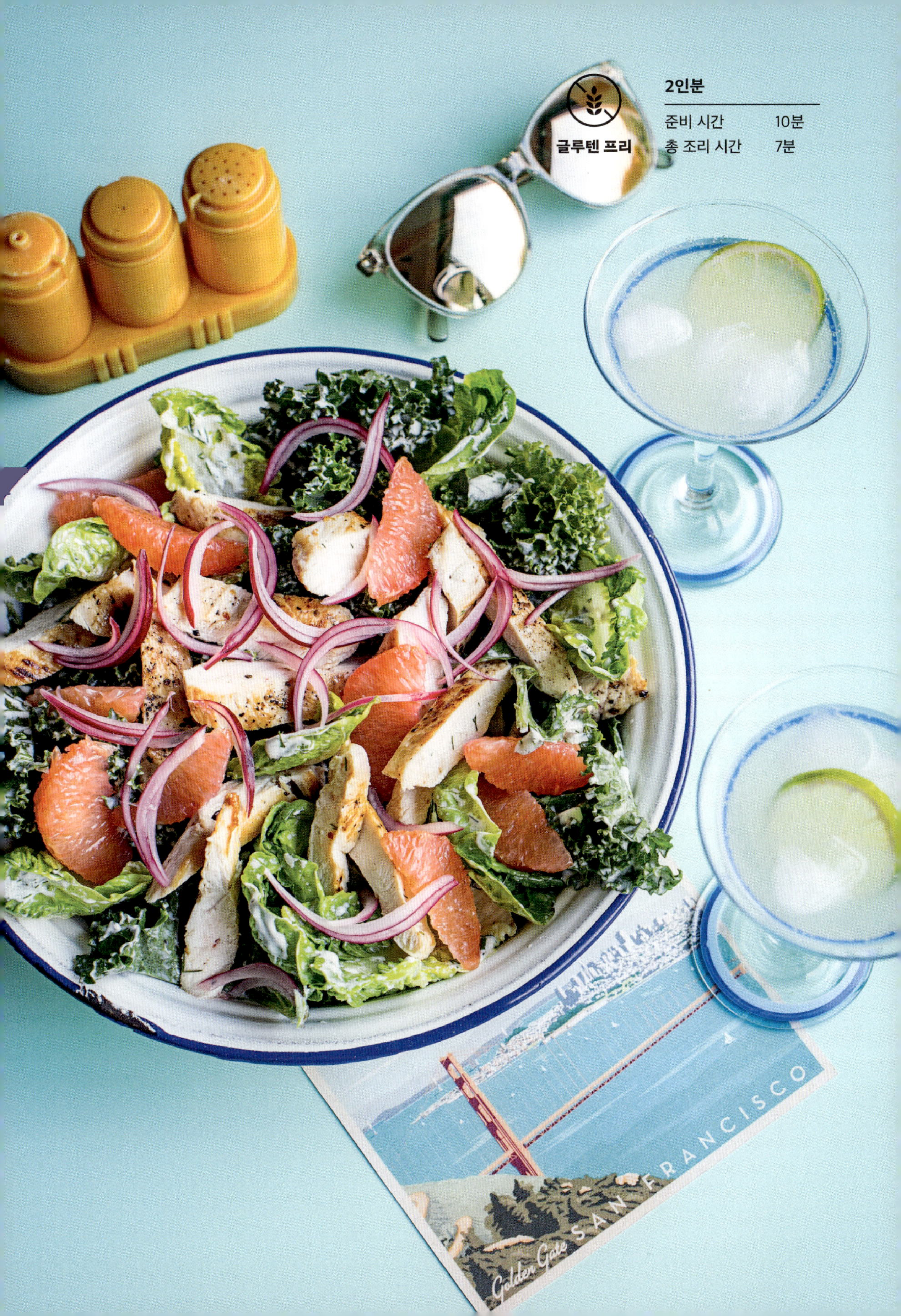

언제든지 메인 요리

3

타히니 구운 대구

Tahini baked cod

필요한 재료

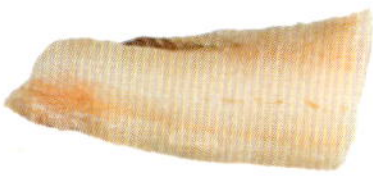

껍질과 뼈를 제거한 대구살 2개

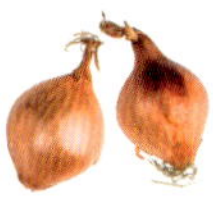

샬롯 2개, 잘게 썬 것

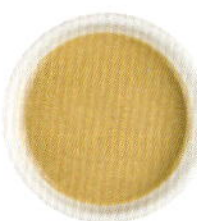

타히니 40ml

끓인 물 80ml
(필요시 추가)

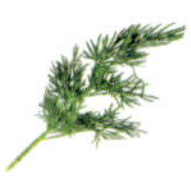

딜 한 줌, 잎을 따고 잘게 다진 것

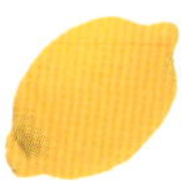

레몬 1/2개, 제스트와 즙

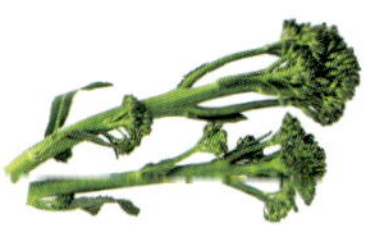

브로콜리 350g, 줄기를 다듬고 끝을 제거한 것

+ 올리브유 2큰술
+ 소금과 후추

깊고 크리미한 음식이 당길 때, 동시에 혈당을 안정적으로 유지하고 싶다면 어떻게 해야 할까요? 바로 이 레시피를 만들어보세요. 저는 이 요리를 정말 좋아하는데, 여러분도 마음에 들었으면 좋겠어요.

만드는 방법

1. 오븐을 220℃(팬 기능 사용 시 200℃)로 베이킹 페이퍼를 깐 오븐용 트레이에 대구살을 올린다. 대구살에 올리브유 1큰술을 고루 뿌리고, 소금과 후추로 간을 맞춘다. 오븐에서 10-12분 동안, 대구살이 완전히 익을 때까지 구운다.
2. 구워지는 동안 소스를 만든다. 중간 크기의 프라이팬에 남은 올리브유를 두르고 다진 샬롯을 약 5분간 볶는다.
3. 타히니와 끓는 물을 넣고 걸쭉한 생크림 정도의 농도가 될 때까지 약 3분간 약불에서 저어가며 끓인다. 필요하면 뜨거운 물을 더 추가한다.
4. 다진 딜과 레몬 제스트, 레몬즙을 넣고 간을 맞춘다.
5. 브로콜리를 4-5분 동안 찌거나 데친 후, 구운 대구와 타히니 소스와 함께 서빙한다.

2인분

준비 시간	5분
총 요리 시간	12분

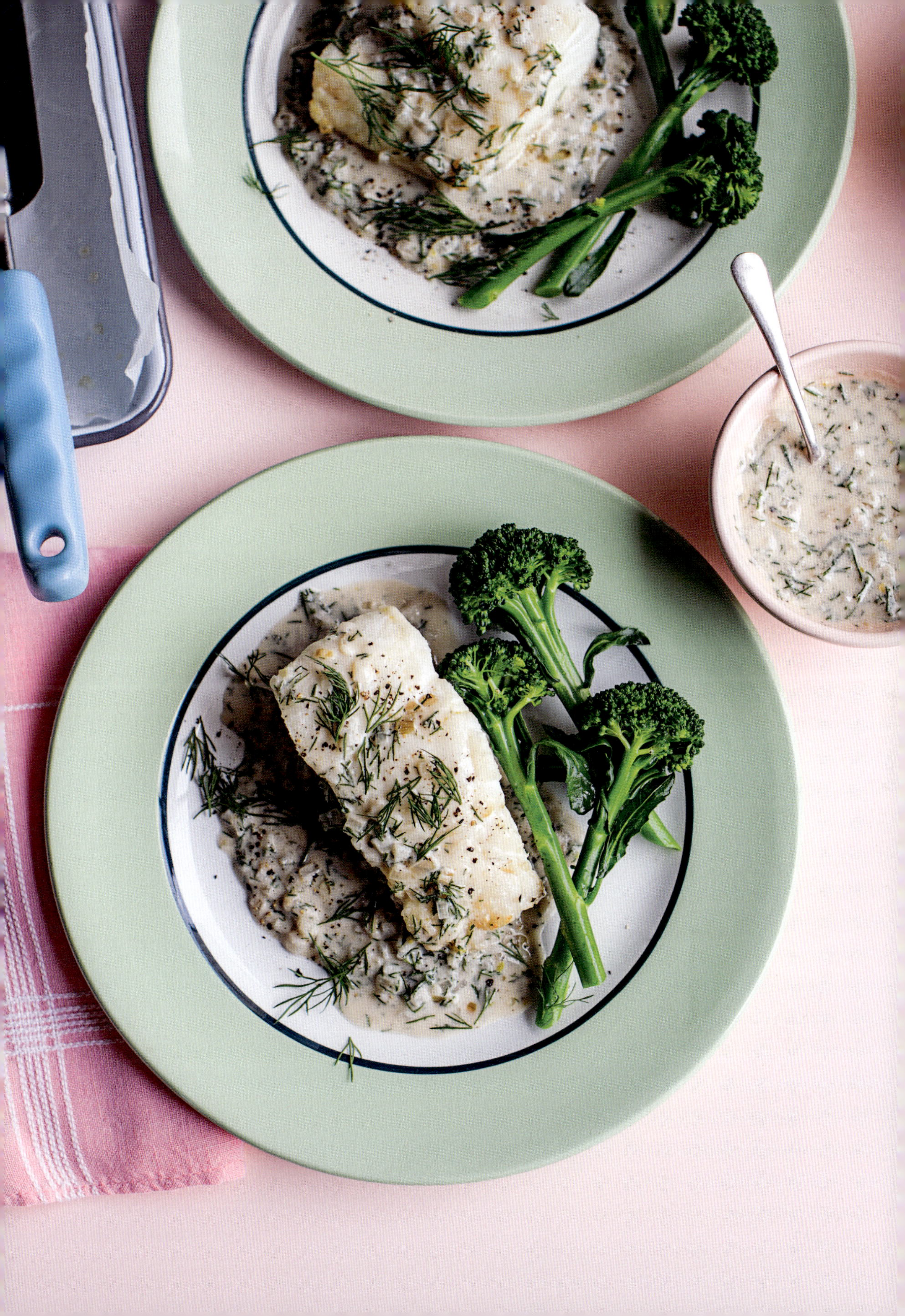

언제든지 메인 요리

4

어른을 위한 참치 피타 빵

Grown-up tuna pitta

필요한 재료

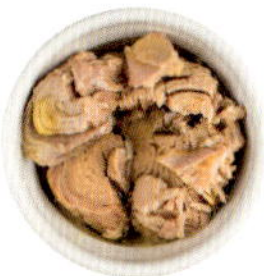

참치 110g 캔 1개
(기름 제거)

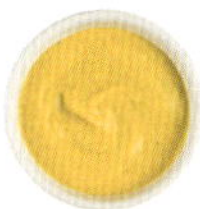

디종 머스터드
1큰술

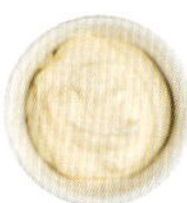

마요네즈
1큰술

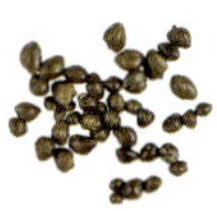

케이퍼 1작은술
(물기 제거)

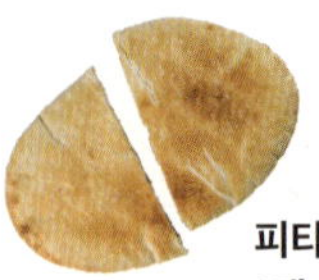

피타 브레드
1개

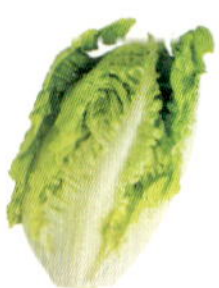

양상추나
로메인 상추 잎
2-3장

+ 소금과 후추

아, 클래식 참치 샌드위치! 이 버전은 친한 친구에게 배운 건데, 케이퍼와 머스터드가 신선한 맛을 더해주어 평범했던 도시락 샌드위치를 새로운 수준으로 끌어올려 줘요.

만드는 방법

1. 볼에 참치, 디종 머스터드, 마요네즈, 케이퍼를 넣고 잘 섞은 후 소금과 후추로 간을 맞춘다.
2. 피타 브레드를 토스트하고 주머니 모양으로 펼친 후, 상추 잎과 참치 혼합물을 넣어 완성한다.

1인분

준비 시간 10분

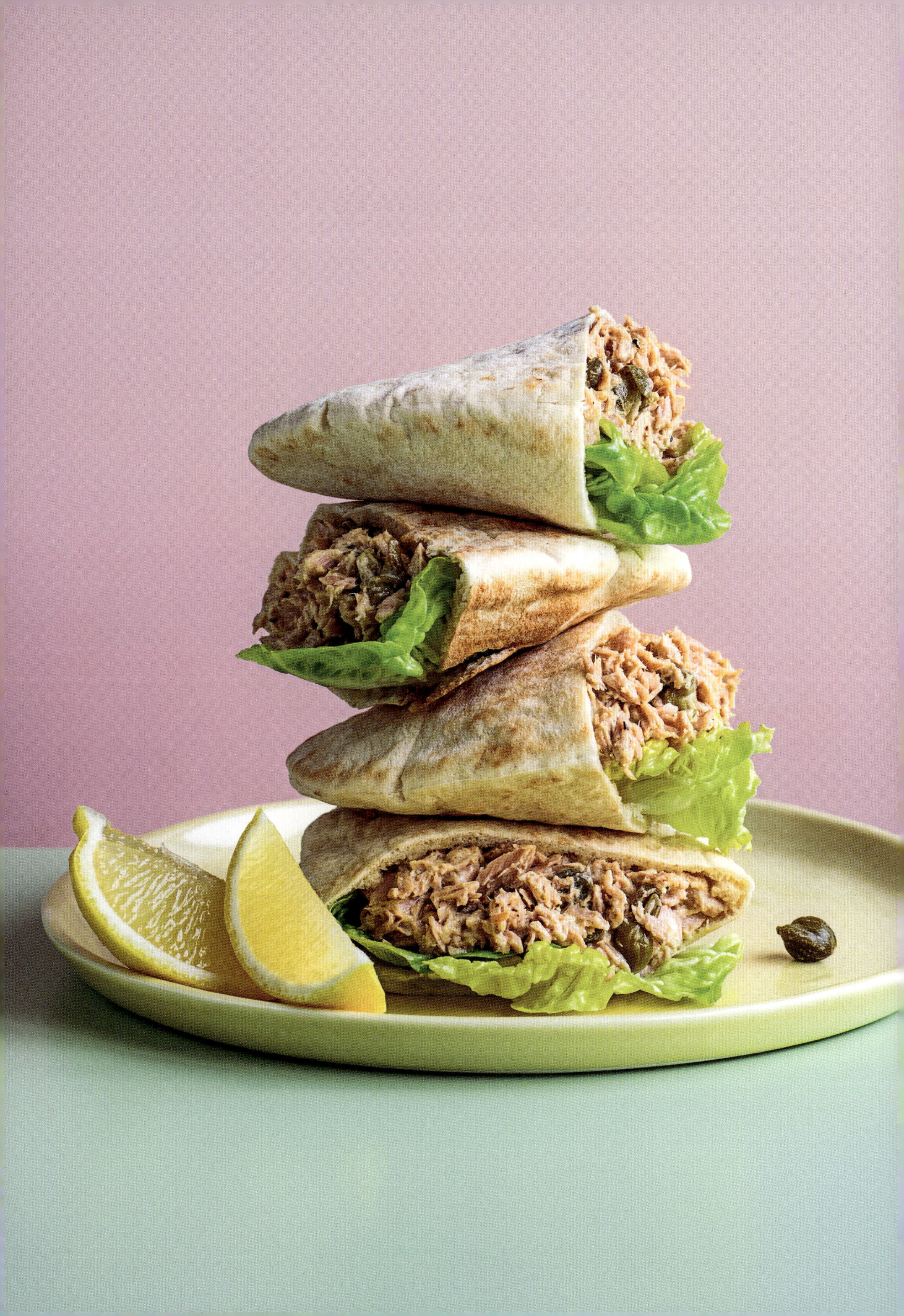

언제든지 메인 요리

5

유리병 샐러드

Mason jar

필요한 재료

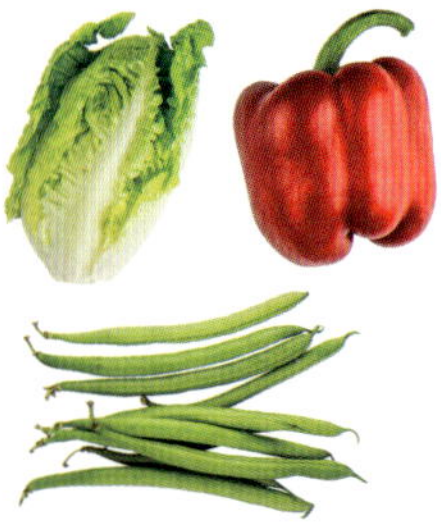

혼합 샐러드 채소 한 줌
(양상추, 파프리카, 대파, 그린빈 등을 한입 크기로 썬 것)

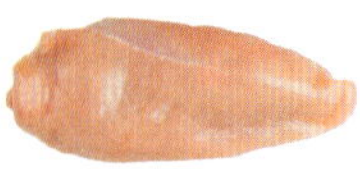

닭 가슴살 1개
(삶거나 구워서 슬라이스한 것)

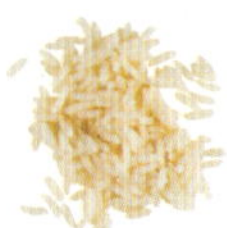

현미 또는 백미 밥 2-3큰술

+ 좋아하는 드레싱
(참깨 드레싱, 발사믹 소스 등)

이 레시피는 기본 원칙만 따르면 어디서든 간단하게 즐길 수 있어요(채소를 아래, 단백질을 중간, 탄수화물을 위에 놓는 방식이죠). 준비해서 직장에 가져가고, 접시에 뒤집어 내면 채소부터 탄수화물까지 순서대로 먹을 수 있게 세팅됩니다. 정확한 순서대로 먹지 않아도 괜찮아요. 중요한 건 그 방향성을 가지는 것이니까요.

냉장고에 있는 어떤 채소나 잎채소도 사용할 수 있어요. 단백질은 닭고기, 소고기, 삶은 달걀, 두부 등이 될 수 있고, 위에 얹는 탄수화물로는 밥이나 파스타를 사용할 수 있습니다. 페스토, 하리사 또는 마요네즈 같은 간단한 추가 재료로 완벽한 토핑을 만들 수 있고, 148-151페이지에서 드레싱 아이디어도 참고할 수 있어요.

만드는 방법

1. 유리 용기 바닥에 샐러드 채소를 먼저 깔고, 그 위에 닭고기 슬라이스를 넣은 후, 익힌 밥을 얹는다.
2. 먹을 때는 용기 안의 모든 재료를 접시에 쏟아 붓고 드레싱을 뿌려 즐긴다.

1인분

준비 시간 10분

글루텐 프리

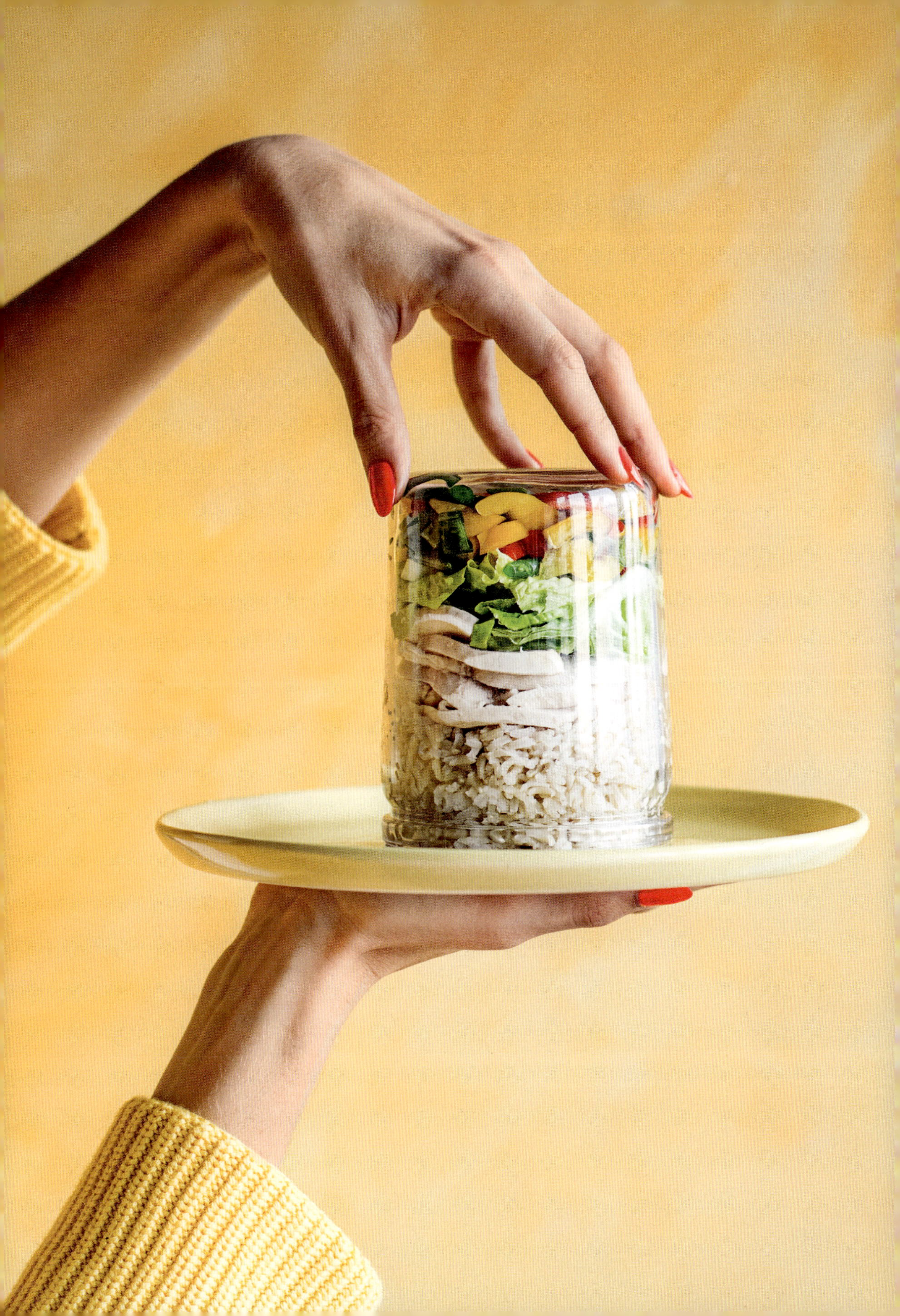

언제든지 메인 요리

6

제시의 니스식 샐러드

Jessie's Niçoise salad

필요한 재료

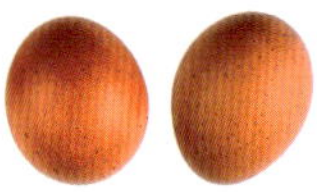

달걀 2개

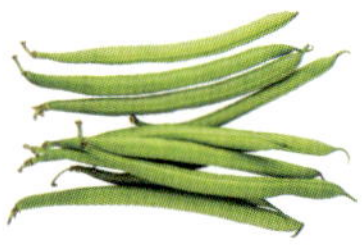

그린빈 100g (끝 부분 제거)

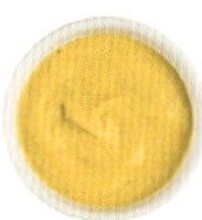

디종 머스터드
1½ 큰술

레몬
1개의 즙

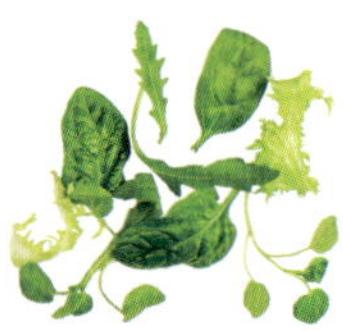

혼합 샐러드 잎 2줌

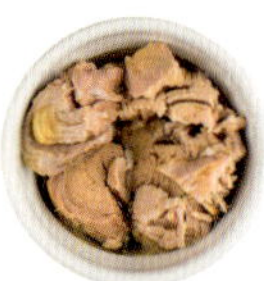

참치 110g 캔 2개
(기름 제거)

+ 올리브유 2큰술
+ 소금과 후추

자랑하려는 건 아니지만… 그래요, 사실 자랑하고 싶어요! 제가 만드는 니스식 샐러드는 정말 끝내줍니다. 그리고 여러분을 좋아하니까, 저만의 비밀 레시피를 알려드릴게요. 우리끼리만 알고 있기로 해요, 알겠죠?

만드는 방법

1. 작은 냄비에 물을 넣고 센 불에서 끓인다. 물이 끓으면 달걀을 넣고 5분 동안 삶다가 그린빈을 넣어 2분 더 삶는다. 이때 그린빈은 살짝 익고, 달걀은 반숙에서 약간 더 익은 정도가 된다. 다 익으면 체에 밭쳐서 물기를 뺀다.
2. 그린빈은 따로 꺼내 식힌다. 달걀은 찬물에 담가 더 익지 않도록 한 뒤, 식으면 껍질을 벗겨둔다.
3. 드레싱을 만들기 위해 디종 머스터드, 레몬즙, 올리브유를 넣고 소금, 후추를 약간 넣은 후 재료가 잘 섞일 때까지 휘핑한다.
4. 큰 볼에 샐러드 잎을 넣고 드레싱의 절반을 부어 잘 버무린다. 그런 다음, 두 접시에 나누어 담고 그 위에 참치와 그린빈을 올린다.
5. 달걀을 반으로 잘라 샐러드 위에 올린다. 다시 한 번 소금과 후추로 간을 맞추고, 남은 드레싱을 골고루 뿌려 완성한다.

2인분

준비 시간	12분
총 요리 시간	7분

글루텐 프리

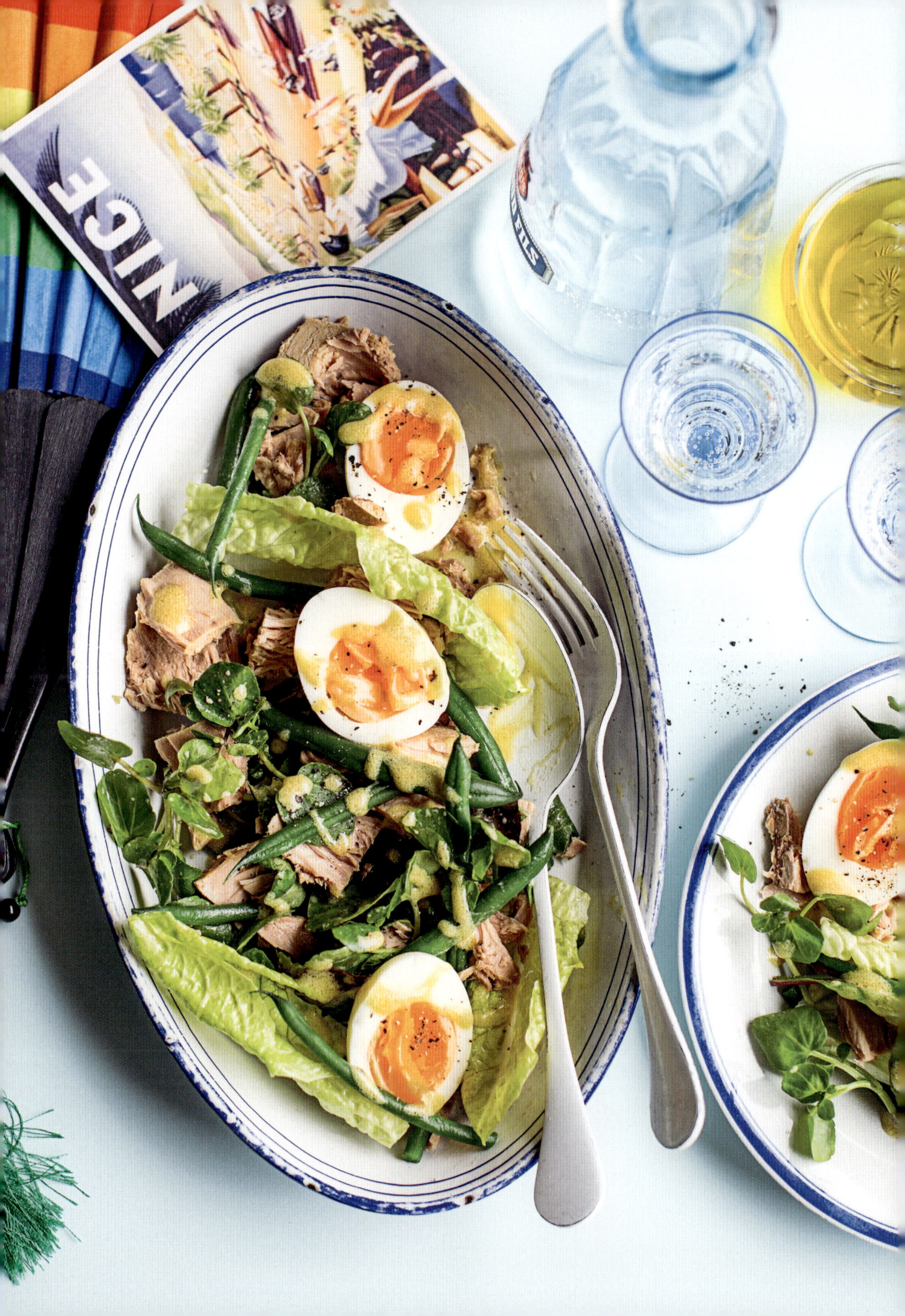
NICE

언제든지 메인 요리

7

칠리 갈릭 새우

Chilli garlic prawns

필요한 재료

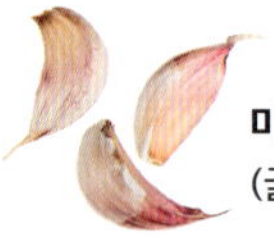

마늘 3쪽
(굵게 다진 것)

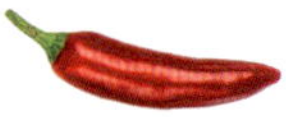

홍고추 1개 (굵게 다진 것)

레몬 ½개
(작은 조각으로 자른 것)

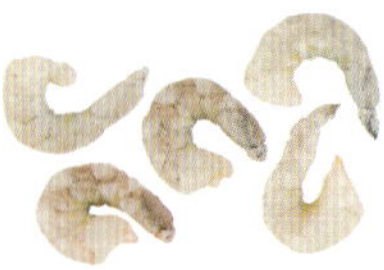

타이거 새우 450g
(껍질을 제거한 생 새우)

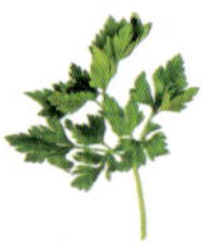

파슬리 한 줌
(잎을 따서 굵게 다진 것)

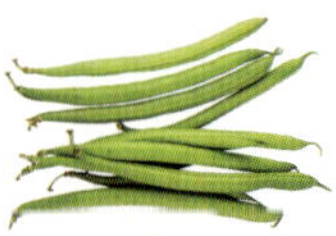

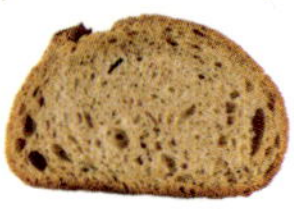

그린빈과 바게트
(선택 사항, 곁들이기)

+ 올리브유 3큰술
+ 소금과 후추

경고: 이 메인 요리는 정말 훌륭하지만, 마늘 + 고추 조합은 데이트 전에 먹기엔 다소 부담스러울 수 있어요. 맛이 강렬하고 입술에 오래 남을 수 있으니까요.

만드는 방법

1. 큰 프라이팬에 올리브유를 두르고, 중간 불로 예열한다. 다진 마늘과 홍고추를 넣고 1분 30초 정도 볶아준다. 재료들이 살짝 부드러워질 때까지 볶으면 된다.
2. 레몬 조각과 타이거 새우를 넣고 약 3분 정도 볶는다. 새우가 분홍색으로 변하고 완전히 익으면 소금과 후추로 간을 맞추고, 다진 파슬리를 넣어 함께 섞는다.
3. 기호에 따라 찐 그린빈을 서빙하거나, 바게트를 함께 곁들여 소스를 찍어 먹어도 좋다.

2인분

준비 시간	5분
총 요리 시간	5분

글루텐 프리

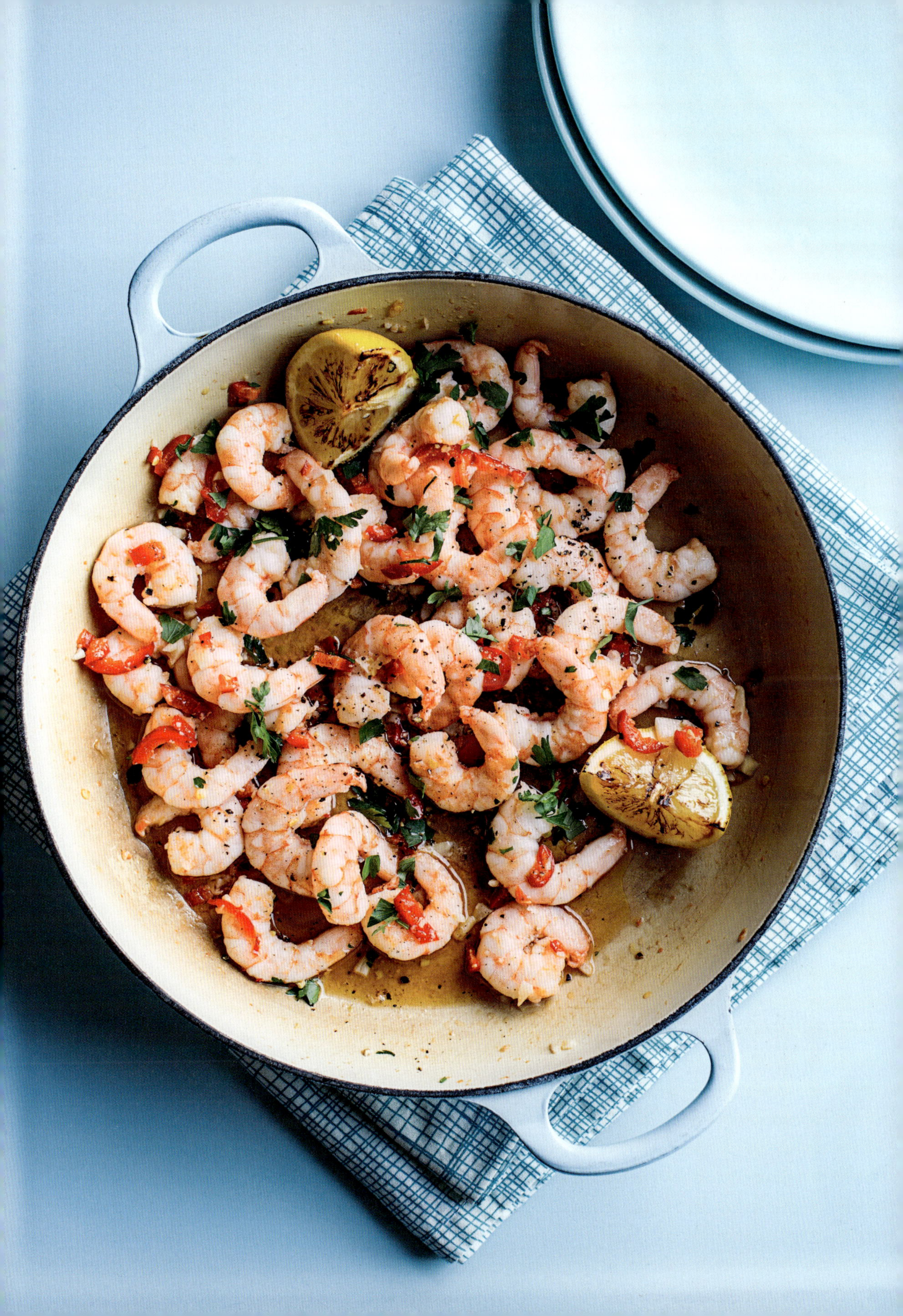

언제든지 메인 요리

8

병아리콩 페페로나타와 등심 스테이크

오늘의 식초 비법까지 해결되는 레시피

Chickpea peperonata with rib-eye steak

필요한 재료

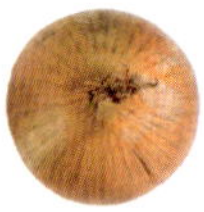

작은 양파 1개 (슬라이스)

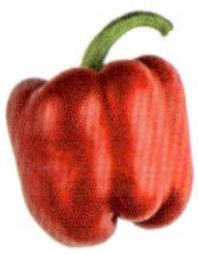

빨간 또는 노란 파프리카 2개 (씨를 제거하고 얇게 슬라이스)

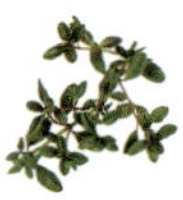

타임 3-4줄기 (잎만 따기)

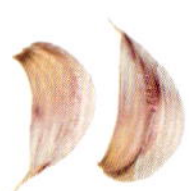

마늘 2쪽 (슬라이스)

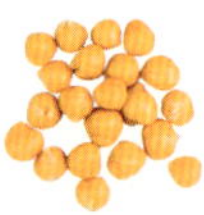

병아리콩 통조림 400g 1개 (물기 제거)

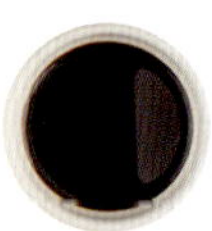

발사믹 식초 2큰술

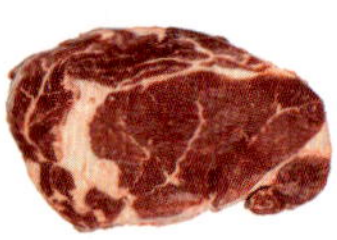

등심 스테이크 200g짜리 2개

+ 올리브유 2½큰술
+ 소금과 후추

배를 든든하게 채워줄 식사가 필요할 때, 바로 이쪽으로 오세요!

만드는 방법

1. 페페로나타를 만들기 위해 중간 불로 달군 냄비에 올리브유 1½큰술을 두른다. 썬 양파와 피망, 타임 잎을 넣고 10분간 야채가 부드러워질 때까지 가끔 저어가며 볶는다.
2. 얇게 썬 마늘, 병아리콩, 발사믹 식초를 추가한 후 뚜껑을 덮고 3-4분간 더 익힌다. 마늘이 부드러워지고 식초가 조금 졸아들 때까지 조리한다.
3. 그동안, 그릴 팬을 센 불로 예열한다. 등심 스테이크에 소금과 후추로 간을 하고 남은 올리브유를 고루 발라준다. 팬이 충분히 뜨거워지면 스테이크를 한 면당 2-3분씩 구워 미디엄 레어로 익혀 준다. 스테이크가 익으면 팬에서 꺼내 호일로 덮고 5분 정도 휴지시킨다.
4. 서빙할 준비가 되면, 페페로나타에 소금과 후추로 간을 하고, 스테이크는 얇게 썰어 접시에 함께 담아낸다.

2인분

준비 시간	10분
총 요리 시간	15분

글루텐 프리

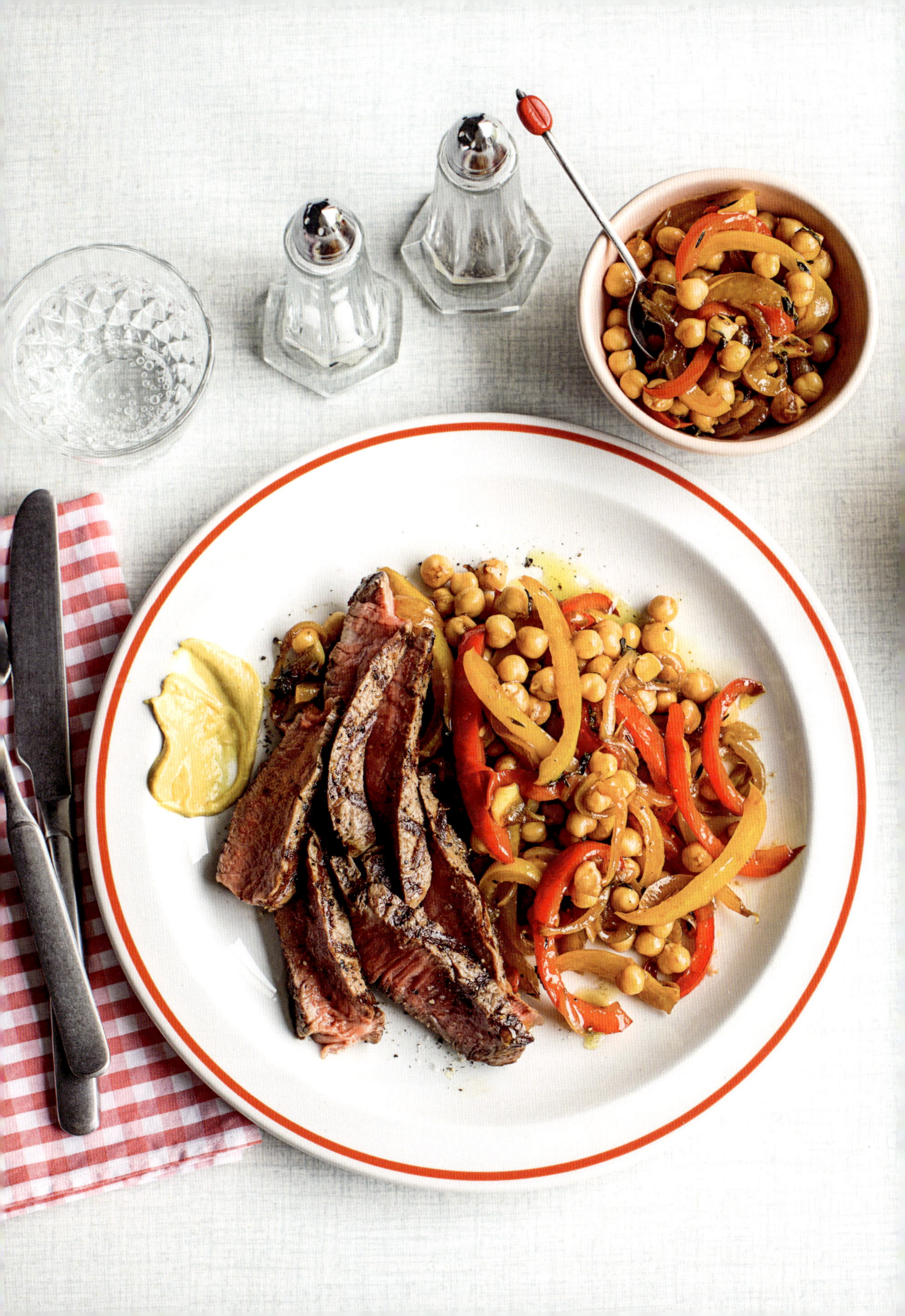

언제든지 메인 요리

9

칠리, 마늘, 생강 소스를 곁들인 찐 연두부

Steamed silken tofu with a chilli, garlic and ginger sauce

필요한 재료

부드러운 두부 300g 1모 (반으로 자른 것)

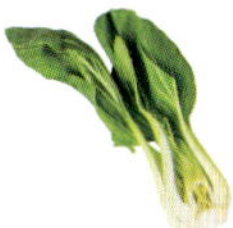

청경채 1개 (세로로 4등분)

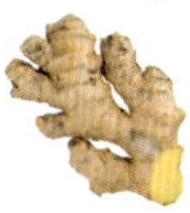

생강 5cm (껍질을 벗기고 잘게 다진 것)

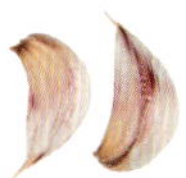

마늘 2쪽 (슬라이스한 것)

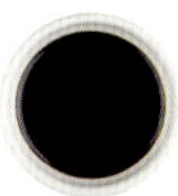

간장 2큰술 (또는 글루텐 프리 타마리 간장)

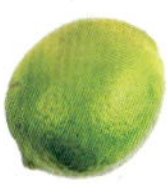

라임 1/2 개의 즙

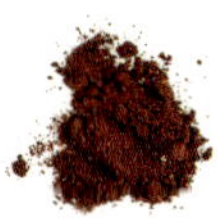

칠리 파우더를 ½작은술 (기호에 따라 매운 정도 조절 가능)

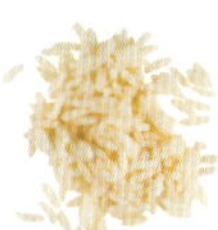

밥 (어떤 종류든 상관없음)

+ 올리브유 2큰술

칠리, 마늘, 그리고 생강 — 줄리 앤드류스가 노래했던 것처럼, "이건 내가 좋아하는 몇 가지 것들 중 하나죠!" 이 요리의 풍미 가득한 소스는 두부에 생기를 불어넣어 입맛을 돋우는 식사를 완성해 줍니다.

만드는 방법

1. 대나무 찜기가 있다면 사용하면 좋지만, 없다면 냄비와 체, 작은 접시를 사용할 수 있다. 후자의 방법을 사용하려면 냄비에 물 한 컵을 붓고 그 위에 체를 걸쳐 놓는다. 체가 물에 닿지 않도록 적당한 크기의 냄비를 선택한다. 두부를 작은 접시에 담아 체 안에 넣고, 그 옆에 얇게 썬 청경채를 함께 올린다. 냄비 뚜껑이나 접시로 덮고, 청경채가 부드러워질 때까지 두부와 함께 약 10분 동안 찐다.
2. 그동안, 중간 불로 달군 팬에 올리브유를 두르고 생강과 마늘을 넣어 약 2분간, 마늘이 노륵노릇해질 때까지 볶는다.
3. 간장(또는 타마리)과 라임즙을 넣고 약 10초간 졸인 후, 불을 끄고 칠리 파우더를 섞어준다.
4. 두부와 청경채를 각각 두 접시에 나누어 담은 후, 그 위에 소스를 뿌려 서빙한다. 이 요리는 어떤 종류의 밥과도 잘 어울린다.

2인분

준비 시간	12분
총 요리 시간	10분

글루텐 프리 비건

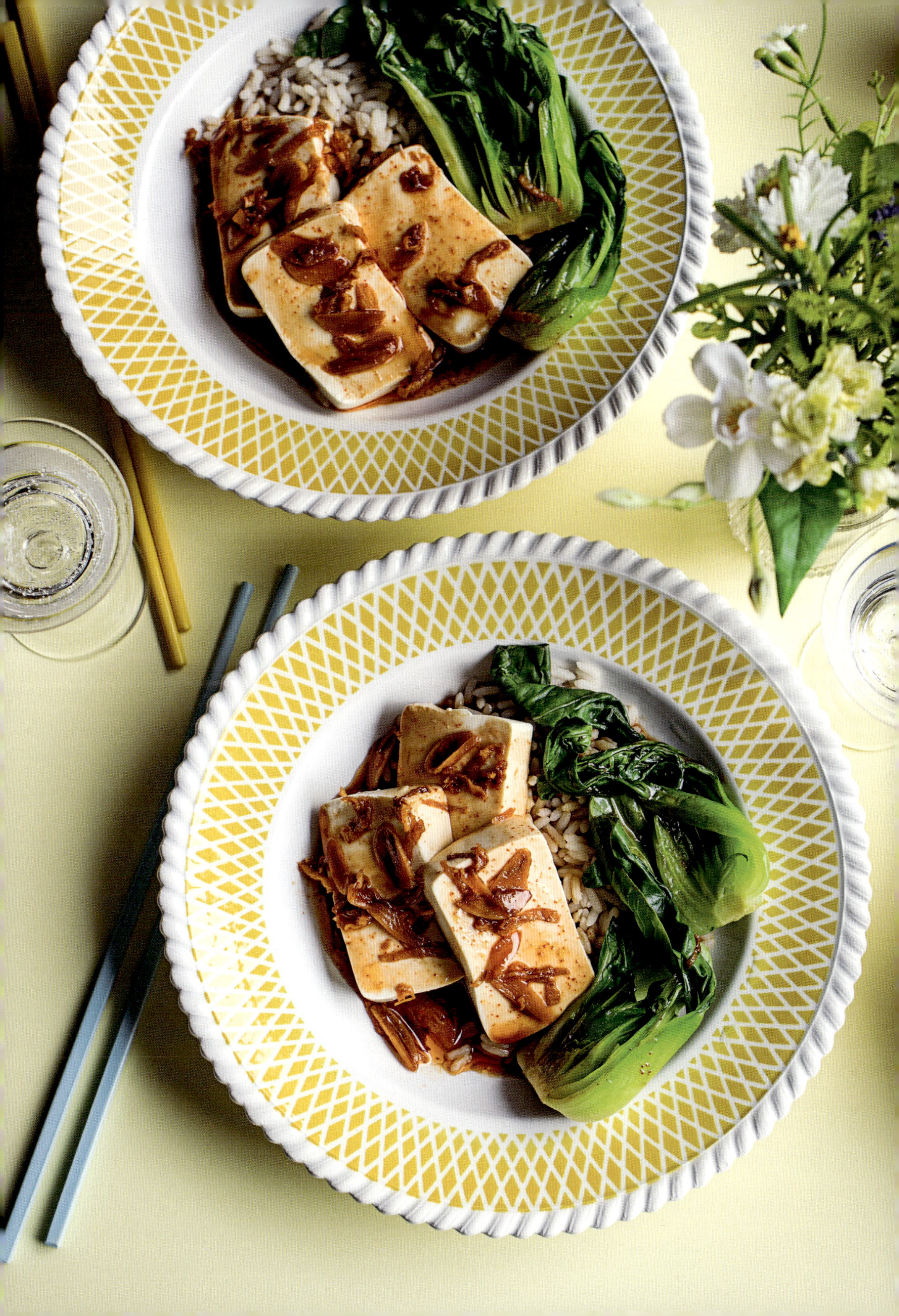

언제든지 메인 요리

10

오이와 피클 생강 드레싱을 곁들인 구운 연어

Baked salmon with cucumber and pickled ginger dressing

필요한 재료

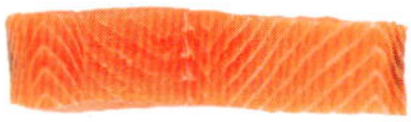

연어 필렛 2개 (껍질과 뼈 제거, 각 150g 정도)

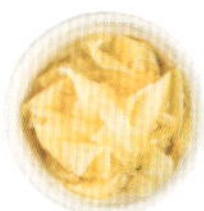

절인 생강 3큰술 (물기를 빼고 굵게 다진 것)

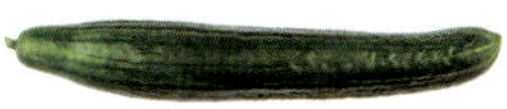

오이 ¼개 (씨를 제거하고 잘게 다진 것)

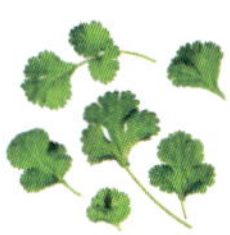

고수 한 줌 (잎을 따서 잘게 다진 것)

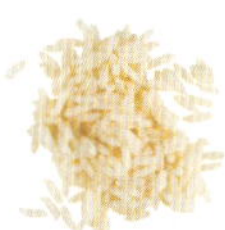

익힌 밥 200g (백미 또는 현미)

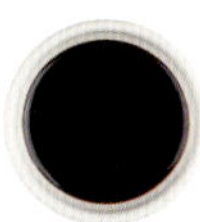

간장 2작은술 (또는 글루텐 프리 타마리 간장, 선택 사항)

+ 올리브유 1큰술
+ 소금과 후추

이 요리는 은은하지만 계속 먹고 싶어지는 맛을 자랑해요. 절인 생강은 대부분의 대형 마트에서 쉽게 구할 수 있으니, 아직 시도해 보지 않았다면 당장 가서 구입해 보세요!

만드는 방법

1. 오븐을 200℃(팬 기능 사용시 180℃)로 예열하고, 베이킹 트레이에 베이킹 페이퍼를 깔아준다. 연어 필렛을 트레이 위에 올리고, 올리브유를 뿌린 후 소금과 후추로 간을 한다. 연어가 불투명해지고 속까지 익을 때까지 12분간 구워준다.
2. 그동안 절인 생강, 잘게 썬 오이, 다진 고수를 그릇에 담아, 소금과 후추로 간을 한 후 잘 섞어준다.
3. 연어가 다 익으면, 익힌 밥 위에 연어를 올리고, 그 위에 피클 생강 드레싱을 듬뿍 얹어 서빙한다. 간장(또는 타마리)을 살짝 뿌려주면 더 맛있지만, 소스 없이도 훌륭한 요리이다.

2인분

준비 시간	10분
총 요리 시간	12분

글루텐 프리

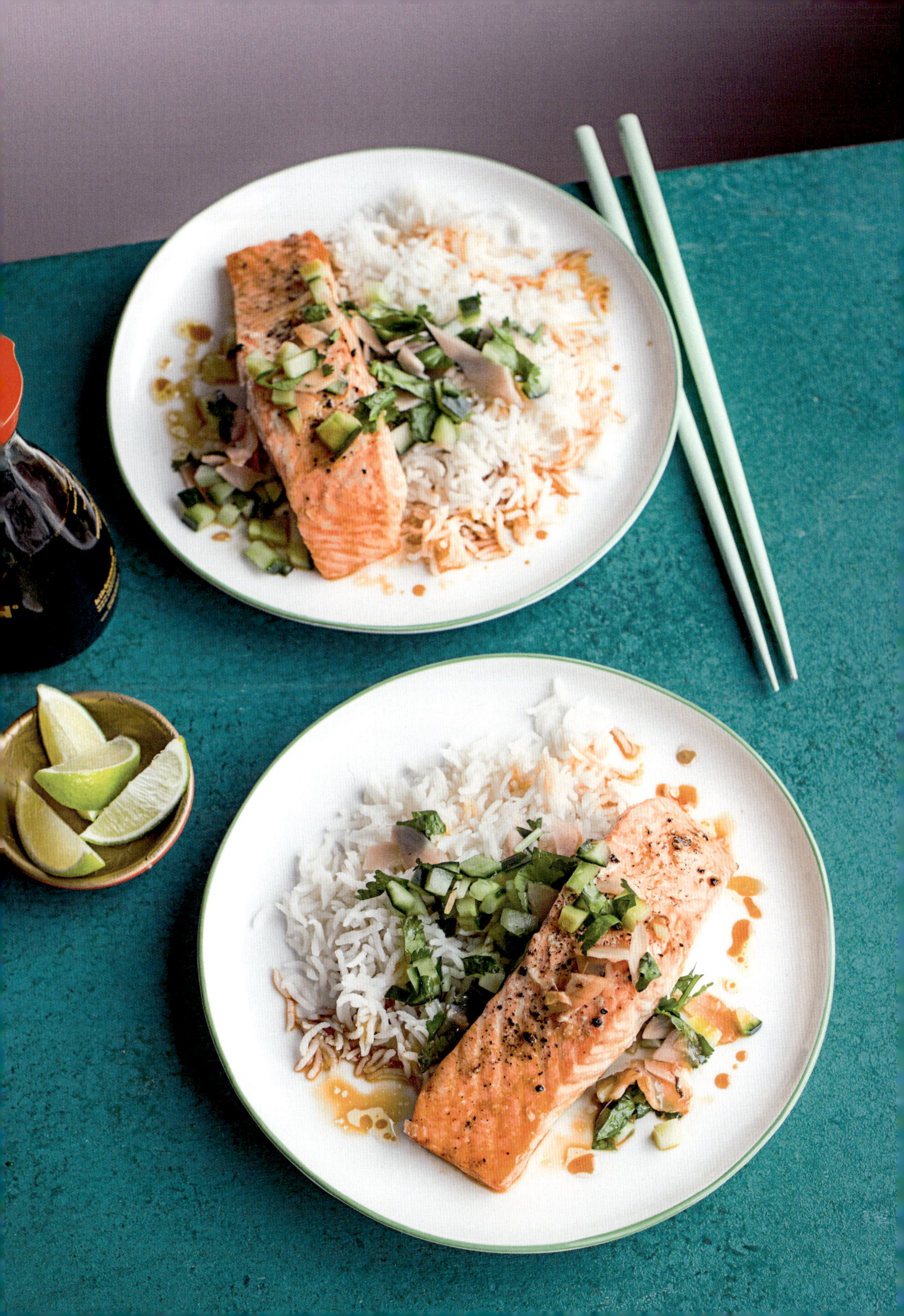

언제든지 메인 요리

11

레몬, 올리브를 곁들인 닭고기 오븐구이

Chicken, lemon and olive traybake

필요한 재료

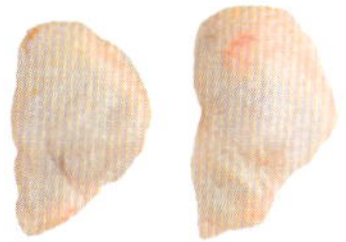

닭다리살 2개
(껍질과 뼈가 있는 것)

레몬 1개
(조각으로 자르고 씨 제거)

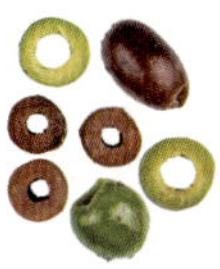

씨를 제거한 혼합 올리브 100g

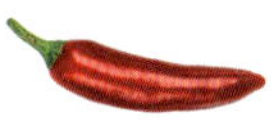

빨간 고추 1개
(굵게 다진 것, 선택 사항)

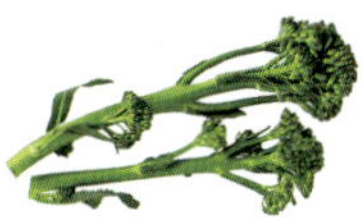

브로콜리 100g
(긴 줄기의 끝 부분 제거)

+ 올리브유 2큰술
+ 소금과 후추

어떤 요리들은 너무나 간단하고 클래식하며 맛있어서, 매주 혈당 안정 식단에 꼭 포함시켜야 해요.

만드는 방법

1. 오븐을 200°C(팬 기능 사용 시 180°C)로 예열한다. 닭다리살, 레몬 조각, 올리브, 그리고 다진 빨간 고추(사용할 경우)를 로스팅 팬에 올린다. 그 위에 올리브유를 뿌리고 소금과 후추로 간을 한다. 닭다리살이 완전히 익을 때까지 30분간 오븐에서 구워준다.
2. 로스팅 팬을 오븐에서 꺼내 브로콜리를 추가한 후, 오븐에 다시 넣고 5분 더 구워준다. 이때 브로콜리가 부드러워지고 살짝 그을릴 때까지 익힌다. 닭다리살과 브로콜리를 두 접시에 나눠 담아 서빙한다.

2인분

준비 시간	7분
총 요리 시간	35분

글루텐 프리

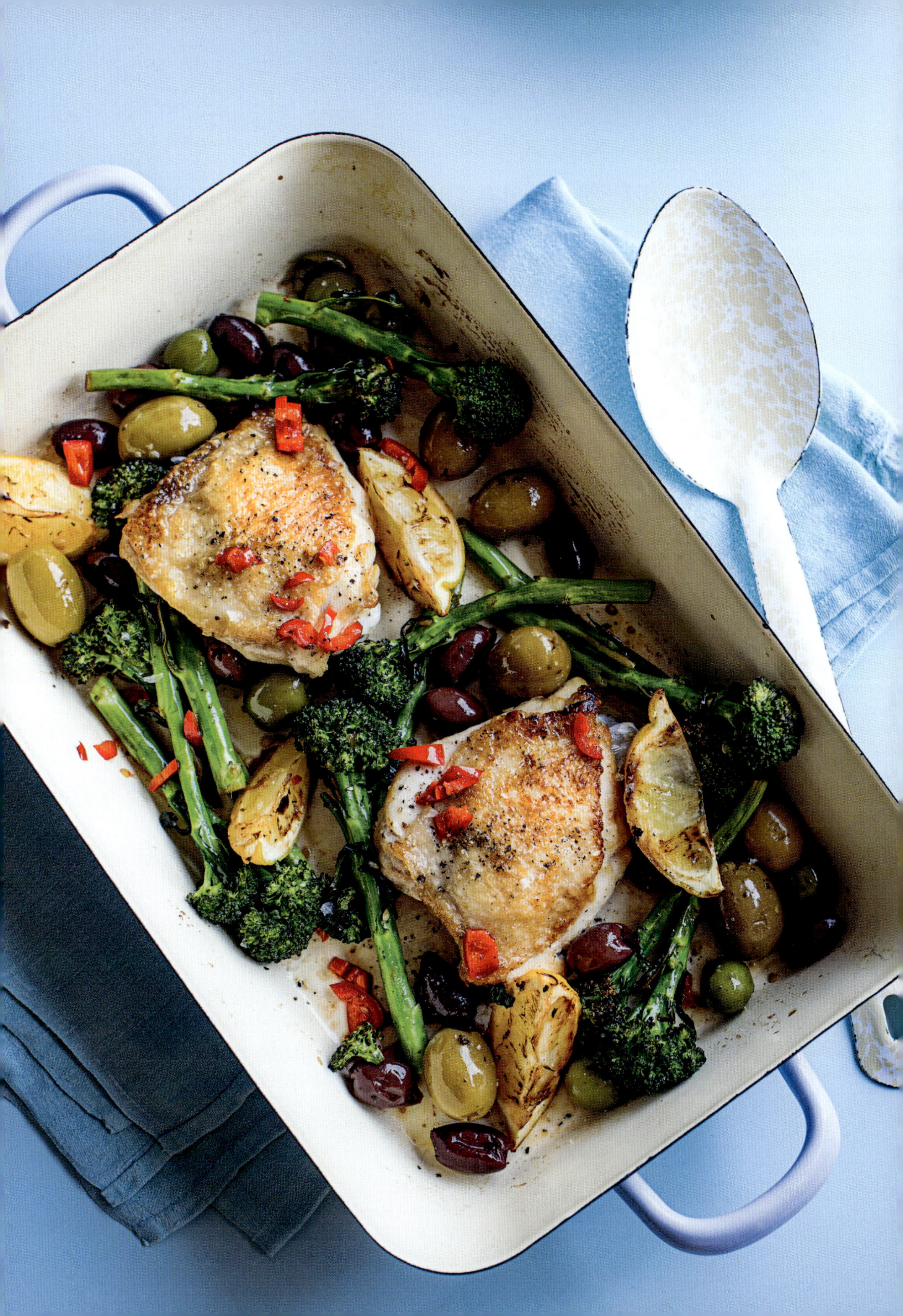

언제든지 메인 요리

12

대파와 생강을 곁들인 닭가슴살 수비드

Poached chicken with spring onion and ginger

필요한 재료

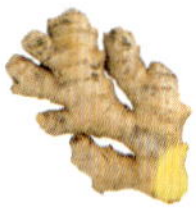

생강 5cm 조각 (껍질을 벗긴 것)

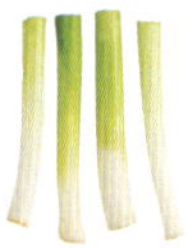

대파 6대

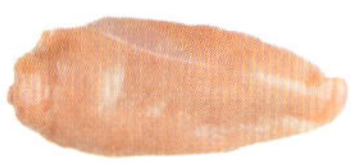

껍질과 뼈를 제거한 닭가슴살 2개 (각 약 160g)

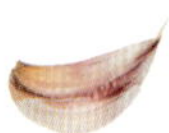

마늘 1쪽 (다진 것)

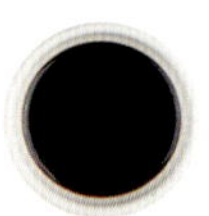

간장 2큰술 (또는 글루텐 프리 타마리 간장)

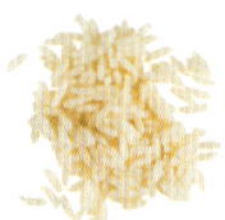

익힌 퀴노아 또는 흰쌀/현미 200g

\+ 올리브유 3큰술

이 레시피는 '누군가를 감동시키고 싶을 때 요리할 음식' 목록에 추가하세요! 새로운 시어머니가 집에 오신다고요? 이 요리를 대접하세요. 맛이 정말 끝내주고, 시작부터 끝까지 30분도 채 걸리지 않아요.

만드는 방법

1. 생강을 길게 3조각 얇게 자르고, 나머지는 잘게 다진다. 대파 1대는 통째로 남겨두고, 나머지 5대는 잘게 썰어 흰 부분과 초록 부분을 따로 분리한다.
2. 냄비에 닭가슴살, 통대파 1대, 생강 슬라이스 3조각을 넣고 물을 채운다. 냄비를 센 불로 올리고 물이 끓으면 불을 줄여 약 15분 동안 닭고기가 완전히 익을 때까지 끓인다. 닭고기는 남은 국물 속에 그대로 두고 식힌다.
3. 중간 불로 달군 프라이팬에 올리브유를 두르고, 다진 대파 흰 부분과 마늘을 넣어 약 2분 동안 볶아준다. 마늘과 대파가 노릇노릇해질 때까지 익힌다.
4. 간장(또는 타마리)과 닭고기 육수 120ml, 남은 생강, 대파의 초록 부분을 팬에 넣고 1분간 저으면서 소스가 약간 졸아들고 생강이 부드러워질 때까지 끓인다.
5. 구멍 뚫린 국자를 사용해 닭고기를 건져내고 얇게 썬다 (남은 국물은 버려도 된다).
6. 익힌 퀴노아 또는 밥을 두 접시에 나누어 담고, 그 위에 닭고기를 올린다. 준비한 소스를 부어 마무리한 후 서빙한다.

2인분

준비 시간	7분
총 요리 시간	20분

글루텐 프리

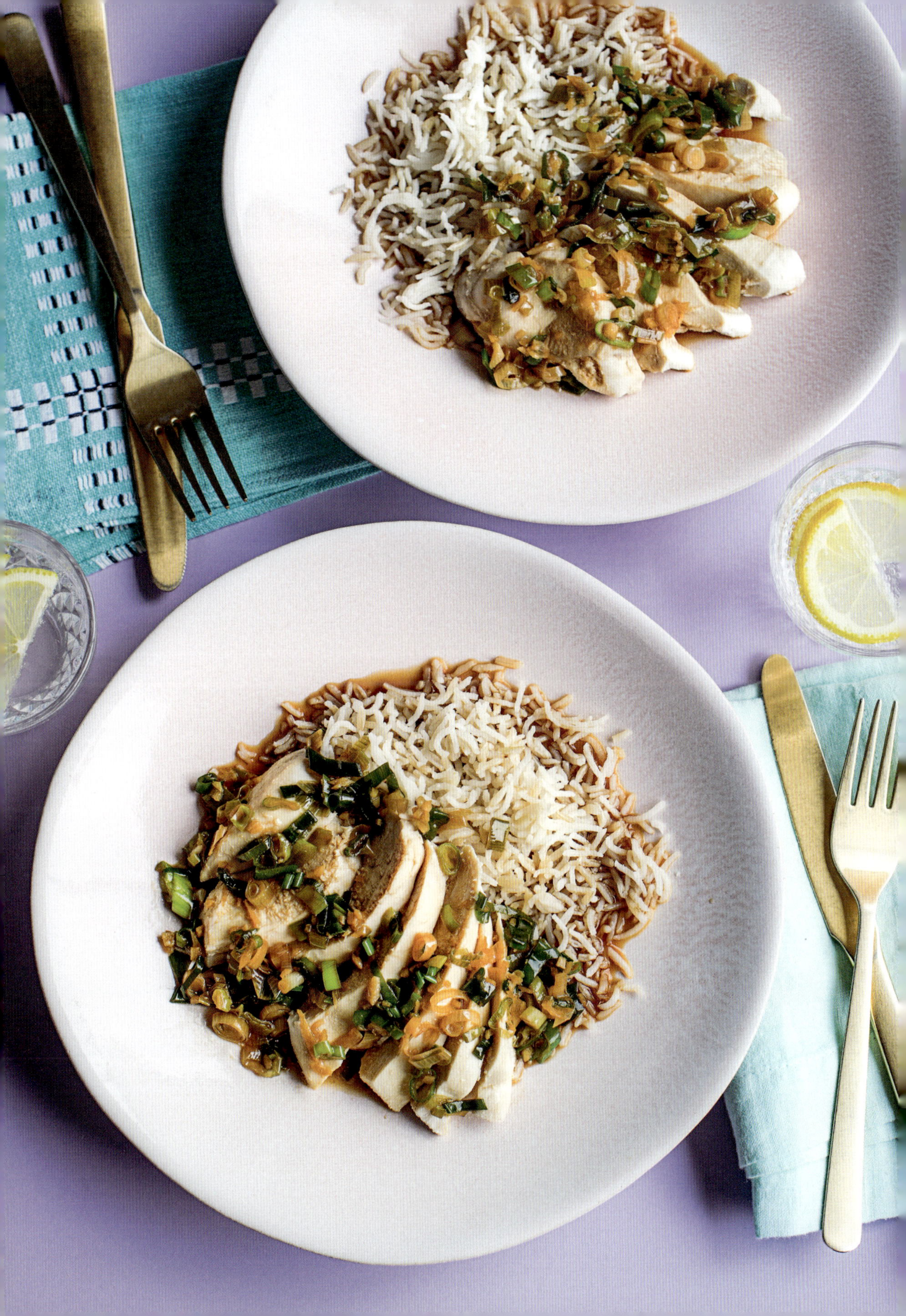

언제든지 메인 요리

13

김치를 곁들인 바삭한 소고기 덮밥

Crispy beef bowl with kimchi

필요한 재료

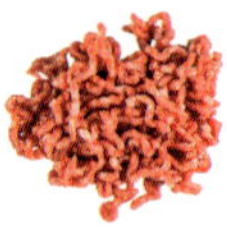

소고기 다짐육 200g (지방 5% 정도가 적당함)

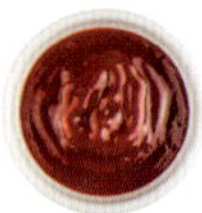

스리라차 소스 2큰술

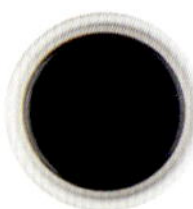

간장 2큰술 (또는 글루텐 프리 타마리 간장)

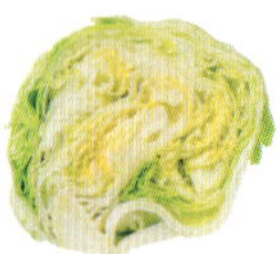

양상추 잎 4장 (곱게 채 썬 것)

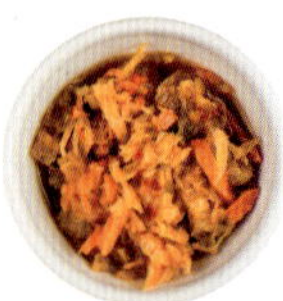

김치 2큰술 (듬뿍)

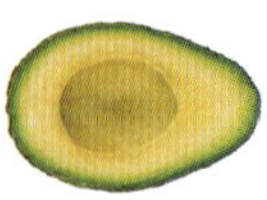

아보카도 1개 (씨를 제거하고 얇게 슬라이스한 것)

+ 올리브유 2큰술

편안히 누워 맛있는 음식을 즐기고 싶은 밤에 딱 어울리는 요리입니다. 스리라차가 적당한 매운맛을 더해주고, 아보카도는 부드럽고 크리미한 식감을 더해주죠. 정말 환상적이에요!

만드는 방법

1. 중간 불로 예열한 논스틱 프라이팬에 올리브유를 두르고, 소고기 다짐육을 넣어 약 10분 동안 볶는다. 나무 주걱으로 고기를 잘 부숴가며 전체적으로 고기가 갈색이 되고 바삭한 질감이 생길 때까지 조리한다. 스리라차 소스 1큰술과 간장(또는 타마리)을 넣고 잘 섞어준다.
2. 양상추 잎을 두 개의 그릇에 나누어 담고, 김치와 슬라이스한 아보카도를 곁들인다. 바삭하게 볶은 소고기를 그 위에 얹고 남은 스리라차 소스를 뿌려 완성한다.

2인분

준비 시간	10분
총 요리 시간	10분

글루텐 프리

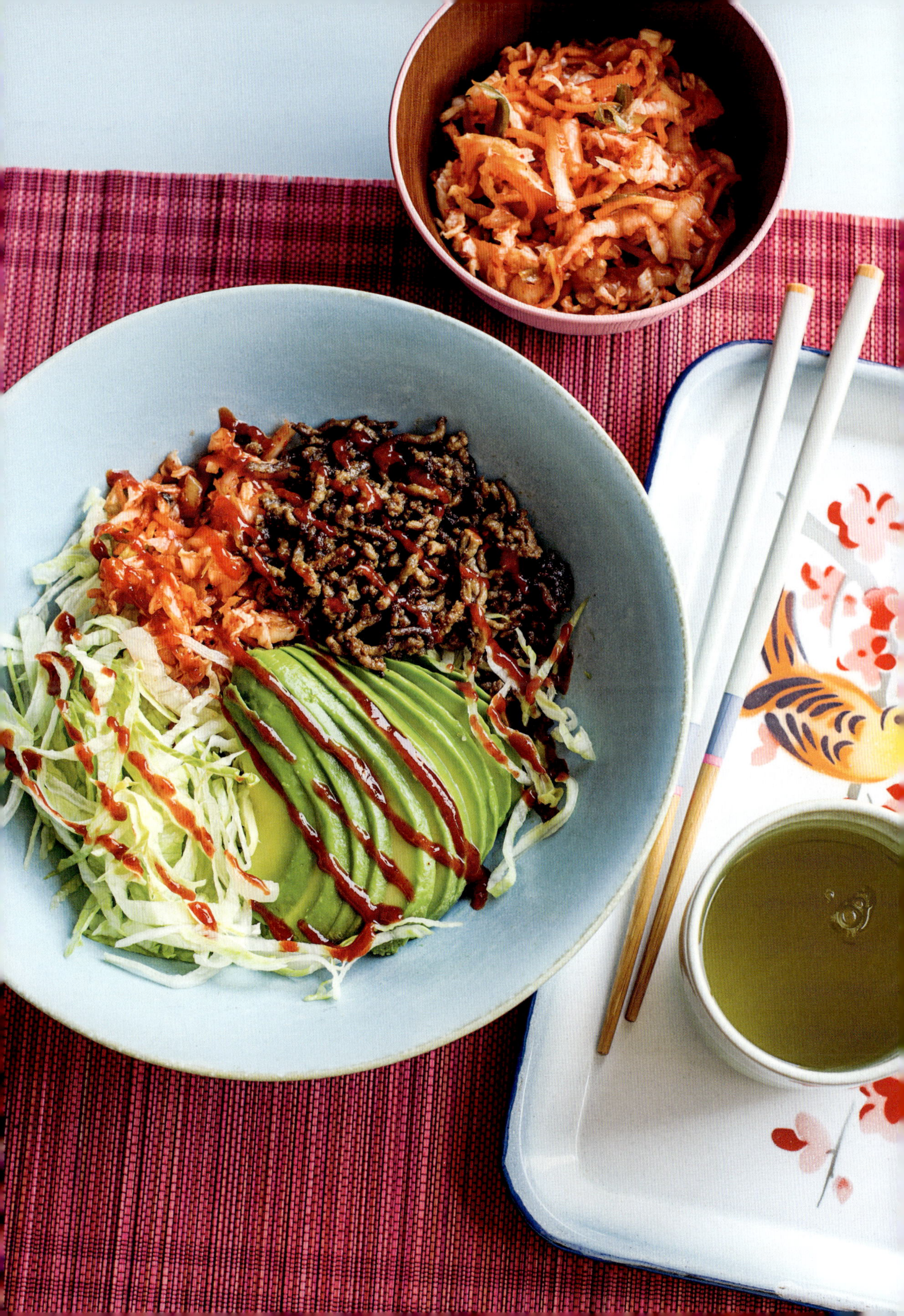

Anytime

보너스

언제든지 디저트

이미 말씀드렸지만, 다시 한 번 강조하겠습니다.
"네. 저. 디저트. 먹어요!"
설탕을 먹으면서도 혈당을 안정적으로 유지하는 건 충분히 가능해요.
단지 식사 후에 먹으면 됩니다. 아침이나 간식 대신에 말이죠.

Desserts

언제든지 디저트

1

토피 복숭아 파블로바

Toffee peach pavlova

필요한 재료

설탕 90g

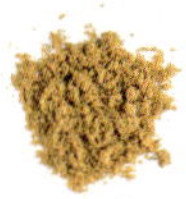

흑설탕 60g

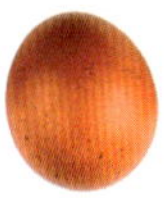

달걀 흰자 3개

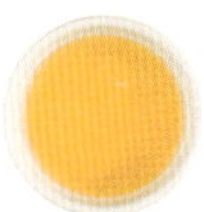

화이트 와인 식초 1작은술

휘핑한 더블 크림 100ml 또는 플레인 그릭 요거트 100g

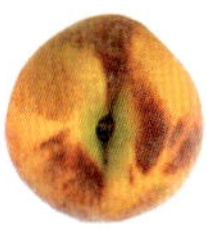

잘 익은 복숭아 3개
(씨를 제거하고 슬라이스한 것)
또는 라즈베리 100g

+ 소금 한 꼬집

이것은 정말 최고예요! 머스코바도 설탕을 전통적인 머랭 레시피에 추가하면 중독적인 토피 맛이 나죠. 과일은 복숭아가 특히 잘 어울리지만, 제철 과일을 선택하면 언제든지 성공할 거예요.

만드는 방법

1 오븐을 180°C(팬 기능 사용시 160°C)로 예열하고, 중간 크기의 베이킹 트레이에 베이킹 페이퍼를 깐다. 설탕과 정제되지 않은 흑설탕을 덩어리가 없도록 잘 섞어준다.

2 전기 믹서의 볼에 달걀 흰자와 소금 한 꼬집을 넣고, 고속으로 휘핑하여 머랭이 단단해질 때까지 거품을 낸다.

3 설탕 혼합물을 한 스푼씩 달걀 흰자에 넣으면서 각각 잘 섞이도록 휘저어준다.

4 모든 설탕이 다 섞이면, 믹서를 고속으로 6분간 돌려 윤기 있고 단단한 머랭을 만든다. 그 후 화이트 와인 식초를 넣고 1분 더 휘핑해 준다.

5 준비된 베이킹 트레이에 머랭 혼합물을 올리고, 직경 약 18cm, 높이 약 5cm 정도의 원 모양으로 평평하게 만든다.

6 머랭 베이스를 오븐에 넣고, 즉시 온도를 140°C(팬 기능 사용시 120°C)로 낮춘다. 1시간 30분 동안 구워 외부가 바삭해질 때까지 익힌다. 오븐에서 꺼내어 완전히 식힌다. 서빙할 때 머랭 위에 휘핑 크림 또는 그릭 요거트, 그리고 슬라이스한 복숭아 또는 라즈베리를 얹어 마무리한다.

6인분

준비 시간	15분
총 요리 시간	1시간 30분

글루텐 프리 채식주의

언제든지 디저트

2

아주 간단한 초콜릿 무스

Very simple chocolate mousse

필요한 재료

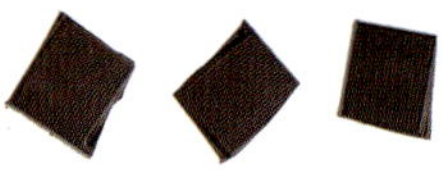

70% 다크 초콜릿 100g
(조각으로 부순 것)

끓인 물 60ml

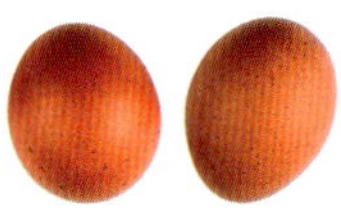

달걀 2개
(흰자와 노른자 분리)

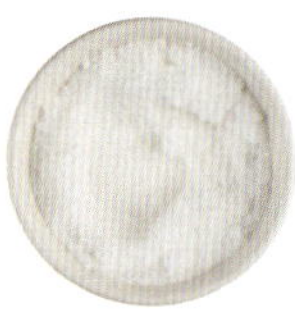

설탕 20g

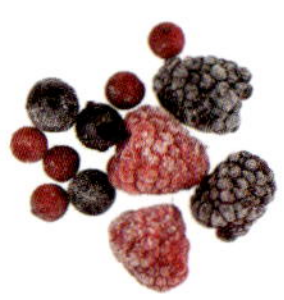

딸기나 다른 베리, 요거트 또는 생크림 (서빙용)

제가 가장 좋아하는 두 단어가 하나로 합쳐졌어요: '간단'과 '초콜릿'. 시간이 없을 때 달콤한 것이 당길 때, 흔히 가공된 간식을 집어 들거나 냉장고에 남아있는 디저트를 찾게 되죠. 이 간단한 초콜릿 무스를 미리 준비해 두면 그런 고민을 완벽하게 해결할 수 있어요.

만드는 방법

1. 잘게 부순 다크 초콜릿을 내열 볼에 물 60ml와 함께 넣고 끓는 물이 담긴 냄비 위에 올려놓는다(볼이 물에 닿지 않도록 주의). 초콜릿이 녹고 물과 완전히 섞여 부드러워질 때까지 가끔씩 저어준다.
2. 볼을 불에서 내려 4-5분간 식힌 후, 달걀 노른자를 넣고 섞는다.
3. 다른 볼에 달걀 흰자와 설탕을 넣고 함께 휘핑해 단단한 머랭 상태로 만든다. 금속 스푼을 사용해 달걀 흰자 혼합물을 한 스푼 떠서 초콜릿 혼합물에 넣고 살살 섞어준다. 나머지 달걀 흰자도 넣어 거품이 꺼지지 않도록 부드럽게 접어준다.
4. 초콜릿 무스 혼합물을 4개의 작은 유리잔에 나눠 담고, 2-3시간 동안 냉장고에 넣어 굳힌다. 서빙할 때는 딸기 같은 베리류와 요거트 또는 휘핑 크림을 얹어 마무리한다.

4인분

준비 시간 25분 + 굳히는 시간

글루텐 프리

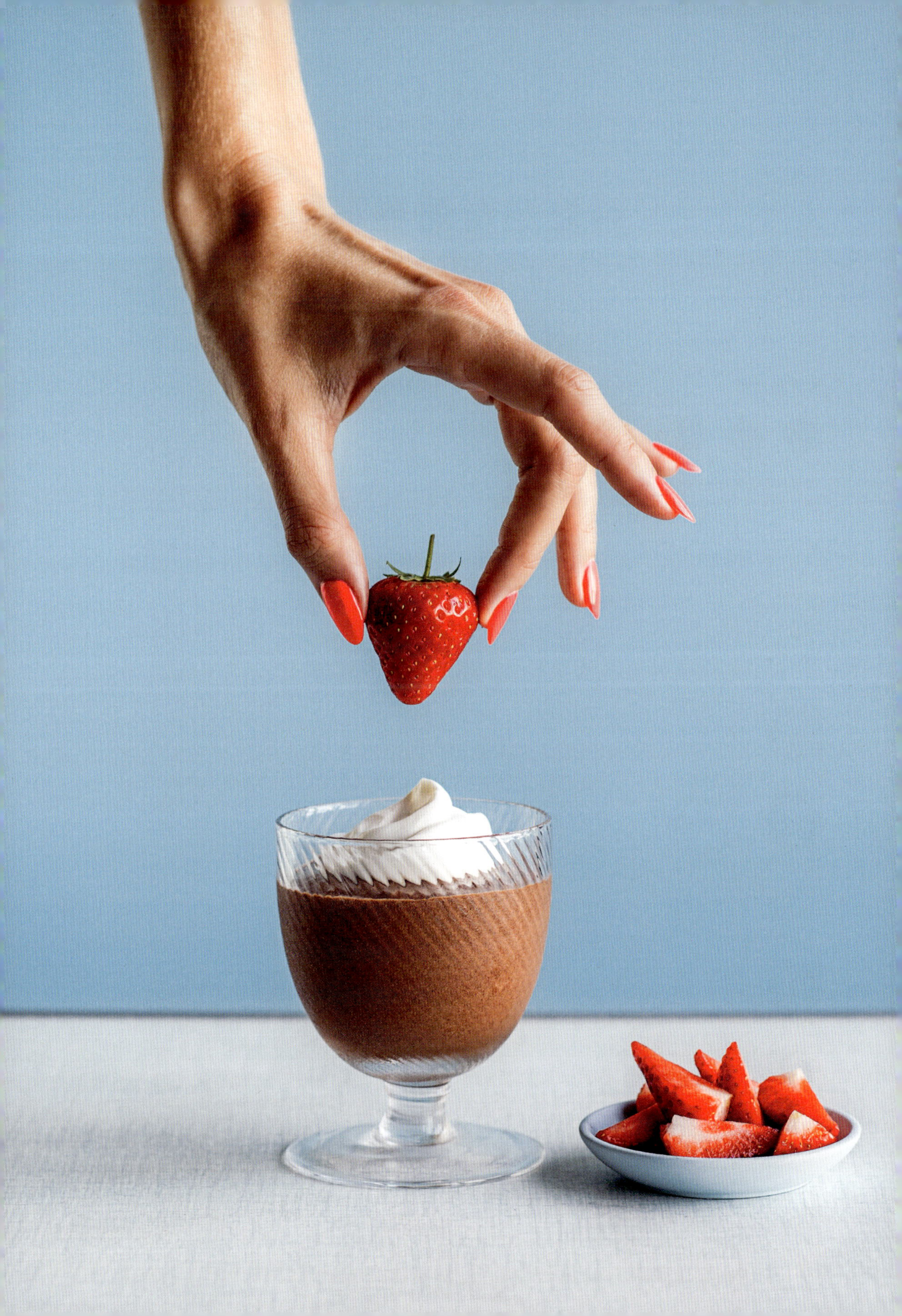

언제든지 디저트

3

미소 초콜릿 트러플

Miso chocolate truffles

필요한 재료

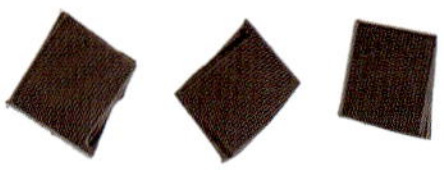

70% 다크 초콜릿 100g
(잘게 다진 것)

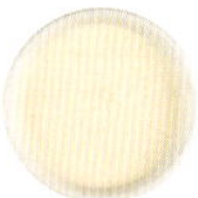

더블 크림
100ml

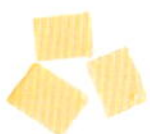

버터 1큰술

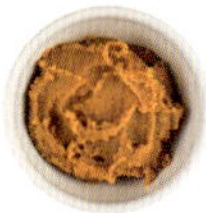

화이트 미소
1큰술 (또는
브라운 미소)

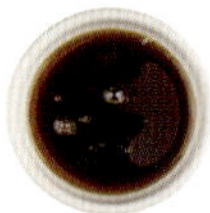

메이플 시럽
또는 골든 시럽
1큰술

천일염 한 꼬집

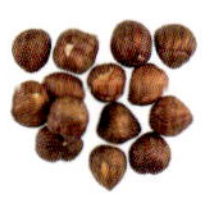

헤이즐넛 60g
(데친 후 굵게
다진 것)

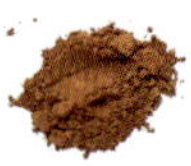

코코아 가루
20g

이 요리책에서 배울 것이 있다면, 새로운 레시피 외에도 '예상치 못한 재료의 발견'일 겁니다.

미소가 초콜릿 트러플의 전형적인 재료는 아니지만, 분명히 그럴 만한 이유가 있어요! 이 디저트에 더해진 미소는 놀랍도록 어울리며, 분명 여러분도 사랑하게 될 거예요.

만드는 방법

1. 잘게 다진 다크 초콜릿을 볼에 담는다.
2. 작은 냄비에 더블 크림과 버터를 넣고 약한 불에 올려 끓기 직전까지 데워준다.
3. 혼합물이 보글보글 끓기 시작하면 불을 끄고 초콜릿에 부어준다. 2분 정도 그대로 두었다가 부드럽고 실키한 가나슈가 될 때까지 잘 저어준다.
4. 화이트 미소와 메이플 시럽(또는 골든 시럽)을 섞은 후, 천일염을 넣고 저어준다.
5. 시럽 혼합물을 초콜릿 가나슈에 넣어 잘 섞은 후, 다진 헤이즐넛도 추가한다. 혼합물을 냉장고에 넣어 약 2시간 동안 굳힌다.
6. 손으로 가나슈를 15개의 작은 트러플 모양으로 굴린 후 코코아 가루에 굴려 준다. 작은 용기에 넣어 냉장 보관한 후, 언제든 즐길 수 있다!

트러플 15개

준비 시간 25분 + 굳히는 시간

글루텐 프리

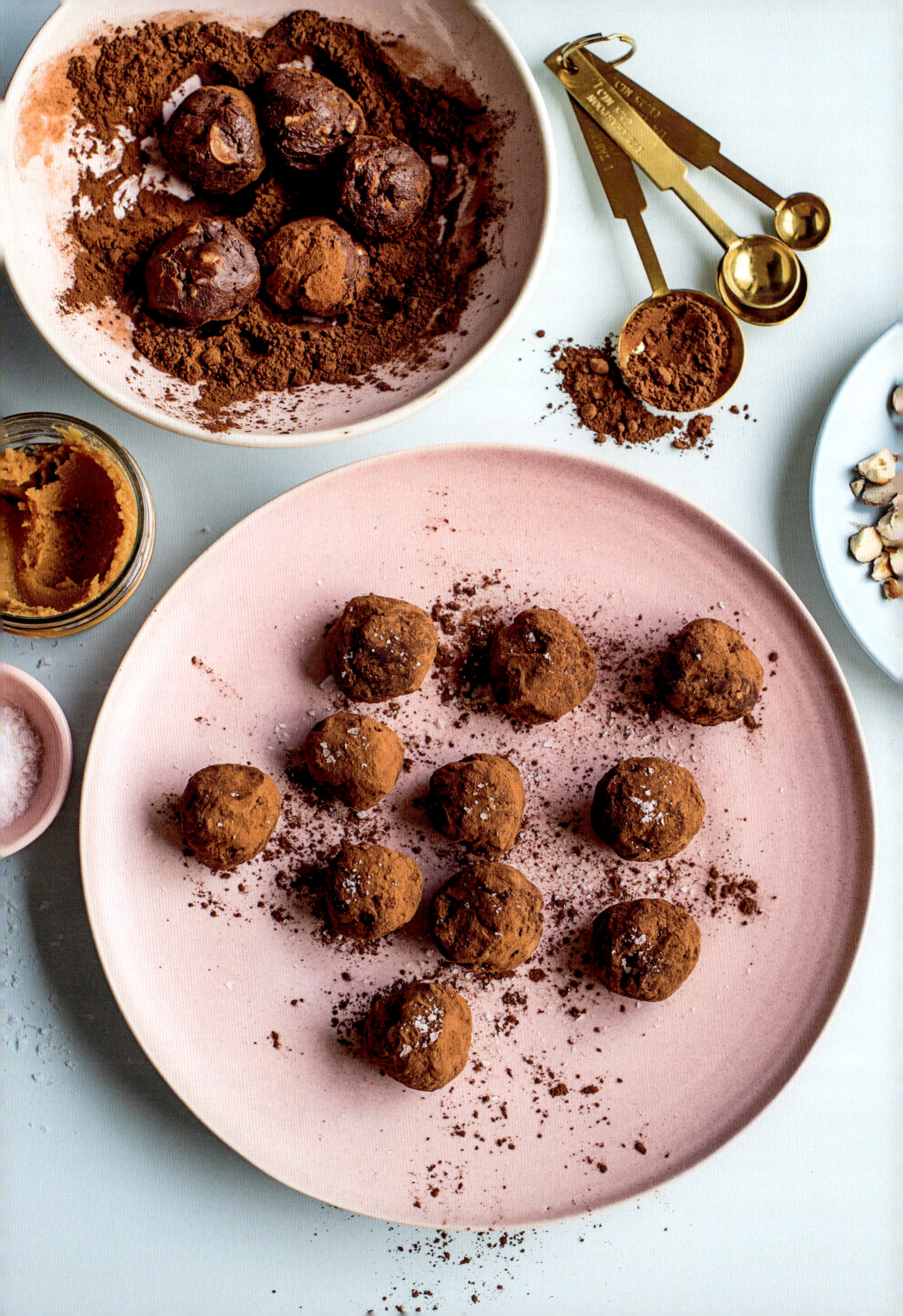

언제든지 디저트

4

베리 피스타치오 바삭 크럼블

Mixed berry and pistachio crumble

필요한 재료

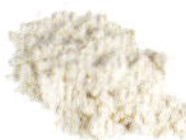

밀가루(중력분) 50g

설탕 150g

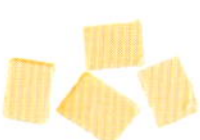

무염 버터 50g

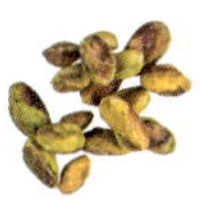

껍질을 벗긴 피스타치오 100g

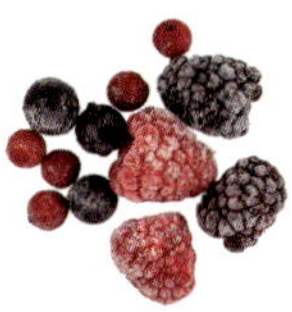

냉동 믹스 베리 350g

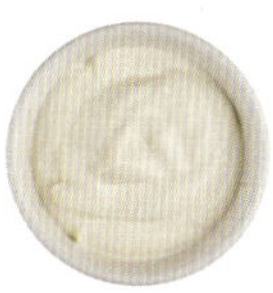

생크림, 그릭 요거트 또는 아이스크림 (선택 사항)

촉촉한 베리와 고소한 토핑 — 천생연분 같은 조합이에요. 어떤 냉동 베리도 사용할 수 있으며, 피스타치오 대신 헤이즐넛이나 아몬드로 대체할 수 있어요.

만드는 방법

1. 오븐을 200℃(팬 기능 사용시 180℃)로 예열한다. 밀가루, 설탕 100g, 무염 버터를 푸드 프로세서에 넣고 빵가루 같은 질감이 될 때까지 갈아준다.
2. 껍질을 벗긴 피스타치오를 넣고 다시 갈아 견과류가 거칠게 다져지고 크럼블이 옅은 녹색을 띨 때까지 섞어준다.
3. 중간 크기의 원형 또는 사각 베이킹 그릇에 냉동 믹스 베리를 넣고, 남은 설탕 50g을 섞는다(베리가 접시에 딱 맞게 채워지도록 해준다).
4. 크럼블 혼합물을 베리 위에 골고루 뿌린 후, 20-25분간 굽는다. 베리가 끓어오르고 크럼블이 황금빛으로 바삭하게 변할 때까지 구워준다. 생크림, 그릭 요거트 또는 아이스크림과 함께 곁들여도 좋다.

4인분

준비 시간	10분
총 요리 시간	25분

채식주의

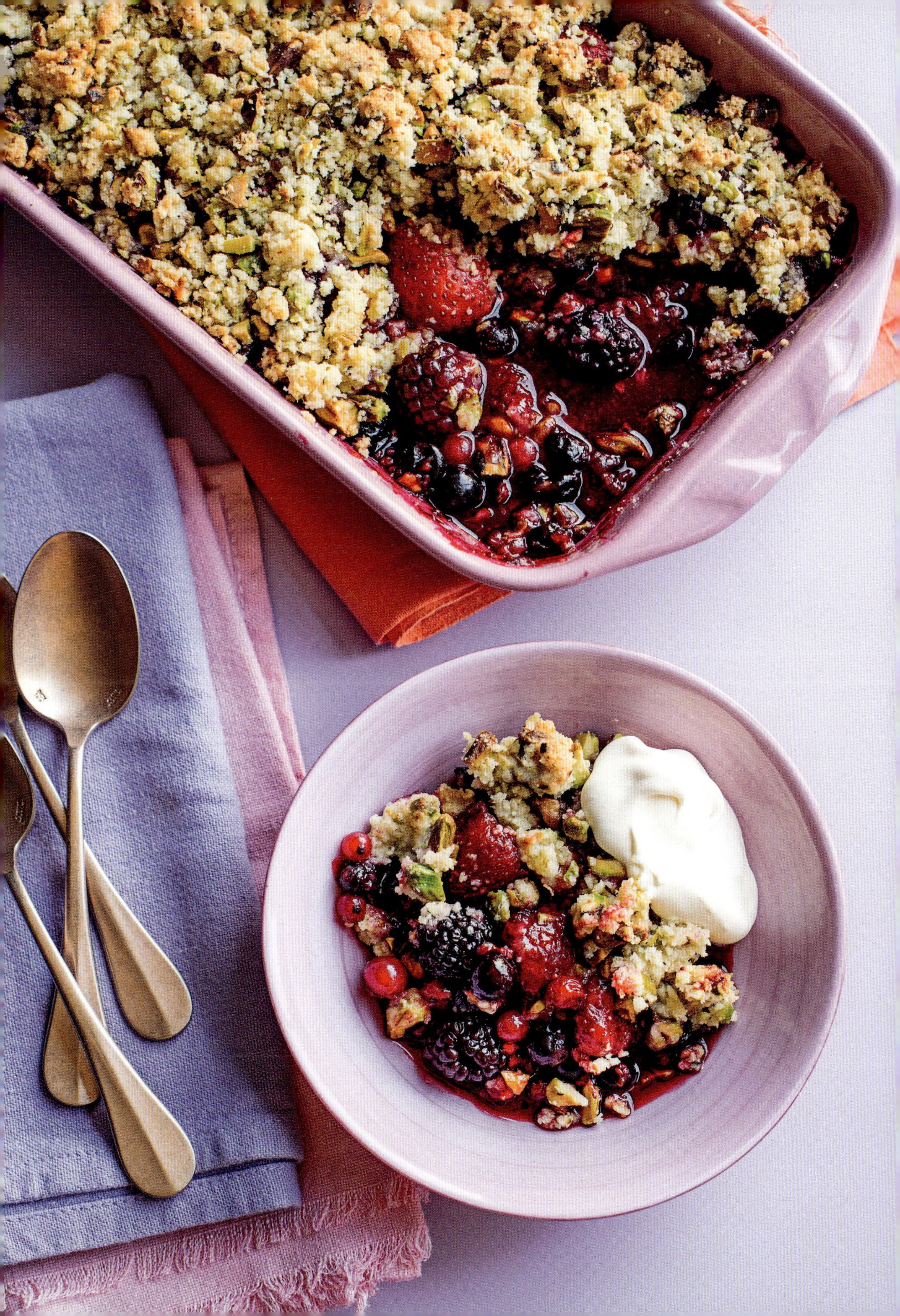

언제든지 디저트

5

혈당 안정 베리 굿 아이스크림

Berry steady ice cream

필요한 재료

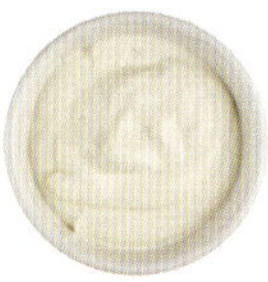

그릭 요거트 4큰술

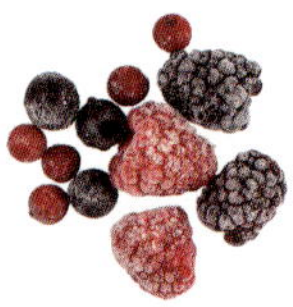

냉동 믹스 베리 100g

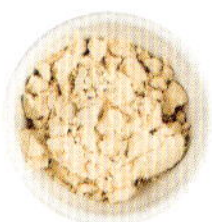

단백질 파우더 1스쿱
(무첨가, 무가당)

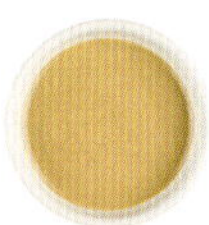

타히니 1큰술 (선택 사항)

혈당 수치를 안정적으로 유지해주는 아이스크림! 이 아이스크림은 식사 사이에 간식으로 즐길 수 있어요. 저당분과 고단백의 균형으로 혈당을 급격하게 올리지 않아요.

만드는 방법

1. 그릭 요거트를 플라스틱 용기에 담아 냉동실에 넣고, 3-4시간 동안 얼린다.
2. 얼린 요거트를 블렌더에 넣고, 냉동 믹스 베리, 단백질 파우더, 타히니(사용할 경우)를 함께 넣어 갈아준다. 처음에는 혼합물이 빵가루 같은 부스러기처럼 보이지만 계속 갈면 부드럽고 퍼내기 쉬운 아이스크림이 완성된다.
3. 첫 번째 아이스크림은 바로 서빙하고, 남은 아이스크림은 냉동 보관 용기에 넣어 냉동실에 보관한다. 먹기 전에 다시 블렌더에 갈아 부드럽게 만들거나, 그대로 자연스럽게 녹을 때까지 기다려도 된다.

2인분

준비 시간 7분 + 얼리는 시간

글루텐 프리 채식주의

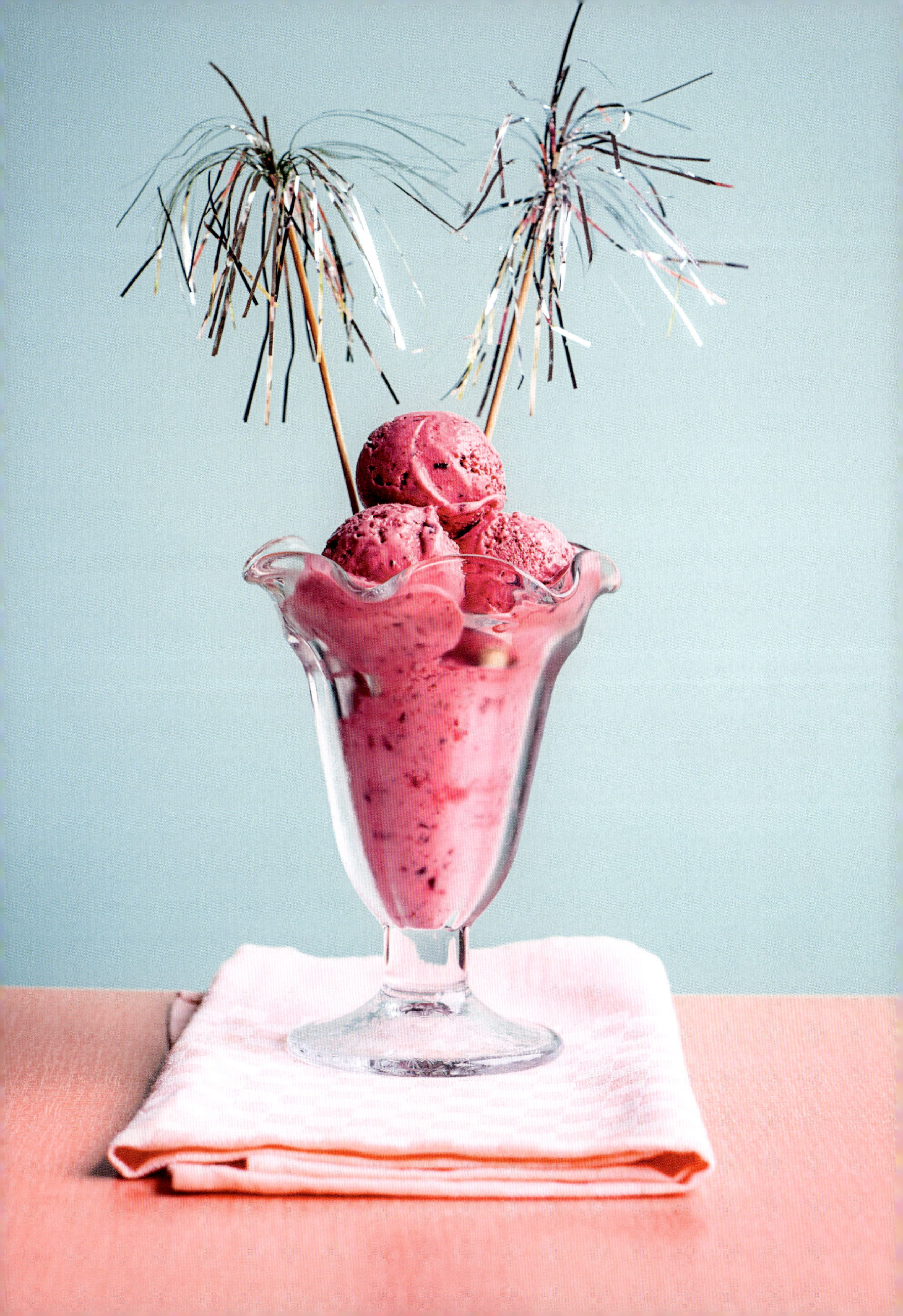

언제든지 디저트

6

레몬 리코타 치즈케이크

Lemon ricotta cheesecake

필요한 재료

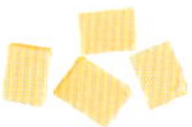

버터 약간
(틀에 바르기용)

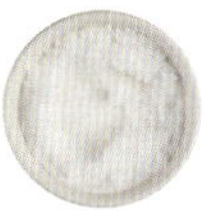

설탕 90g
+ 1큰술

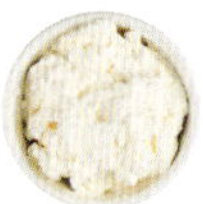

리코타 치즈
320g

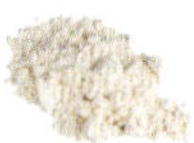

밀가루(중력분)
25g

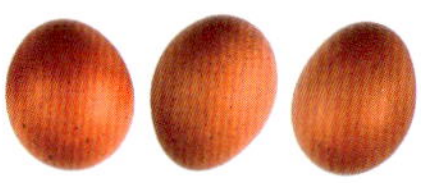

달걀 3개 (노른자와 흰자 분리)

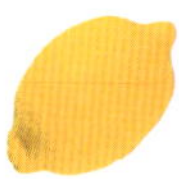

레몬 3개의
제스트와
레몬 1개의 즙

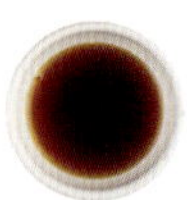

바닐라
익스트랙트
1작은술

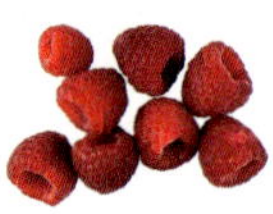

믹스 베리, 크렘 프레쉬
또는 그릭 요거트
(선택 사항)

이 레몬 리코타 치즈케이크는 한 번 맛보면 사랑하게 될 거예요!
맛이 너무 황홀해서 시를 쓰고 싶어질지도 몰라요.

만드는 방법

1. 오븐을 200°C(팬 기능 사용시 180°C)로 예열한다. 지름 18cm, 높이 7.5cm의 스프링폼 케이크 틀 바닥에 베이킹 페이퍼를 깐다. 틀의 옆면에는 버터를 발라준 뒤 설탕 1큰술을 뿌려 코팅한다.
2. 리코타 치즈, 설탕 40g, 밀가루, 달걀 노른자, 레몬 제스트, 레몬즙, 바닐라 익스트랙트를 그릇에 넣고 부드러워질 때까지 휘핑한다.
3. 별도의 볼에 전동 믹서를 사용해 달걀 흰자를 단단하게 휘핑한다. 남은 설탕 50g을 넣고 다시 휘핑하여 윤기 있고 광택 있는 머랭을 만든다.
4. 만들어둔 머랭을 리코타 혼합물에 천천히 섞어 완전히 결합될 때까지 저어준다.
5. 준비된 케이크 틀에 반죽을 붓고, 오븐 중간 선반에 올려 35-40분 동안 구워, 치즈케이크가 황금빛으로 부풀어오를 때까지 익힌다.
6. 틀을 오븐에서 꺼내 치즈케이크를 식힌 뒤, 최소 2시간 동안 냉장 보관 후 서빙한다. 믹스 베리와 크렘 프레쉬 또는 그릭 요거트를 곁들이면 더욱 맛있다.

6인분

준비 시간	15분 + 냉장 보관 시간
총 요리 시간	40분

채식주의

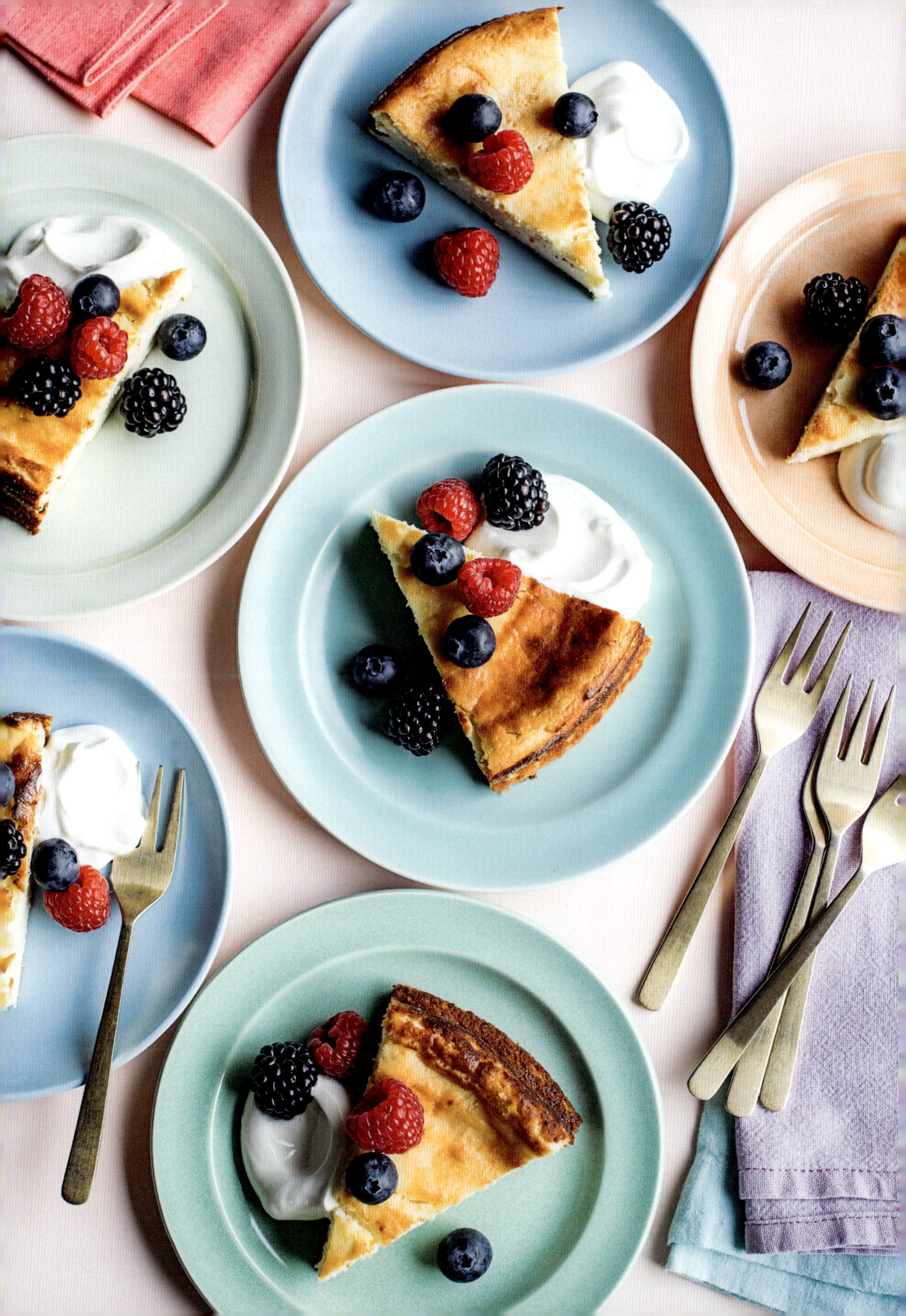

아토믹 바나나 디저트

Atomic banana

필요한 재료

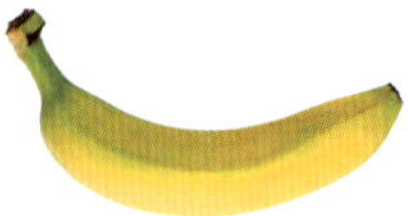

잘 익은 바나나 1개

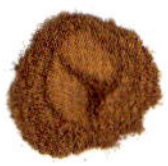

계핏가루 ¼작은술

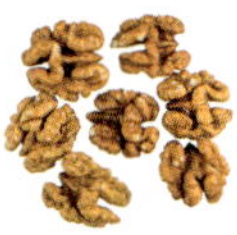

잘게 다진 호두 1큰술

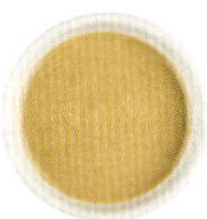

타히니 1작은술
(선택 사항)

조심하세요! 이건 정말… 당신의 마음을 날려버릴 맛이에요! 아토믹 바나나는 저의 브라질 할머니에게서 전해 내려온 인기 레시피입니다. 전자레인지에서 바나나가 빙글빙글 돌다가 터지는 것을 보는 것은 제가 주방에서 해본 것 중 가장 흥미진진한 경험 중 하나였어요.

만드는 방법

1. 포크로 바나나 껍질에 구멍을 여러 개 낸다. 전자레인지용 접시에 바나나를 올리고, 고온에서 2분 동안 돌린다. 바나나가 터지면서 속이 부드럽고 말랑해진다.
2. 바나나를 접시에 그대로 담고, 계핏가루를 뿌린 후 다진 호두를 얹는다. 기호에 따라 타히니를 뿌려 마무리한다.

1인분

준비 시간	4분
총 요리 시간	2분

글루텐 프리　비건

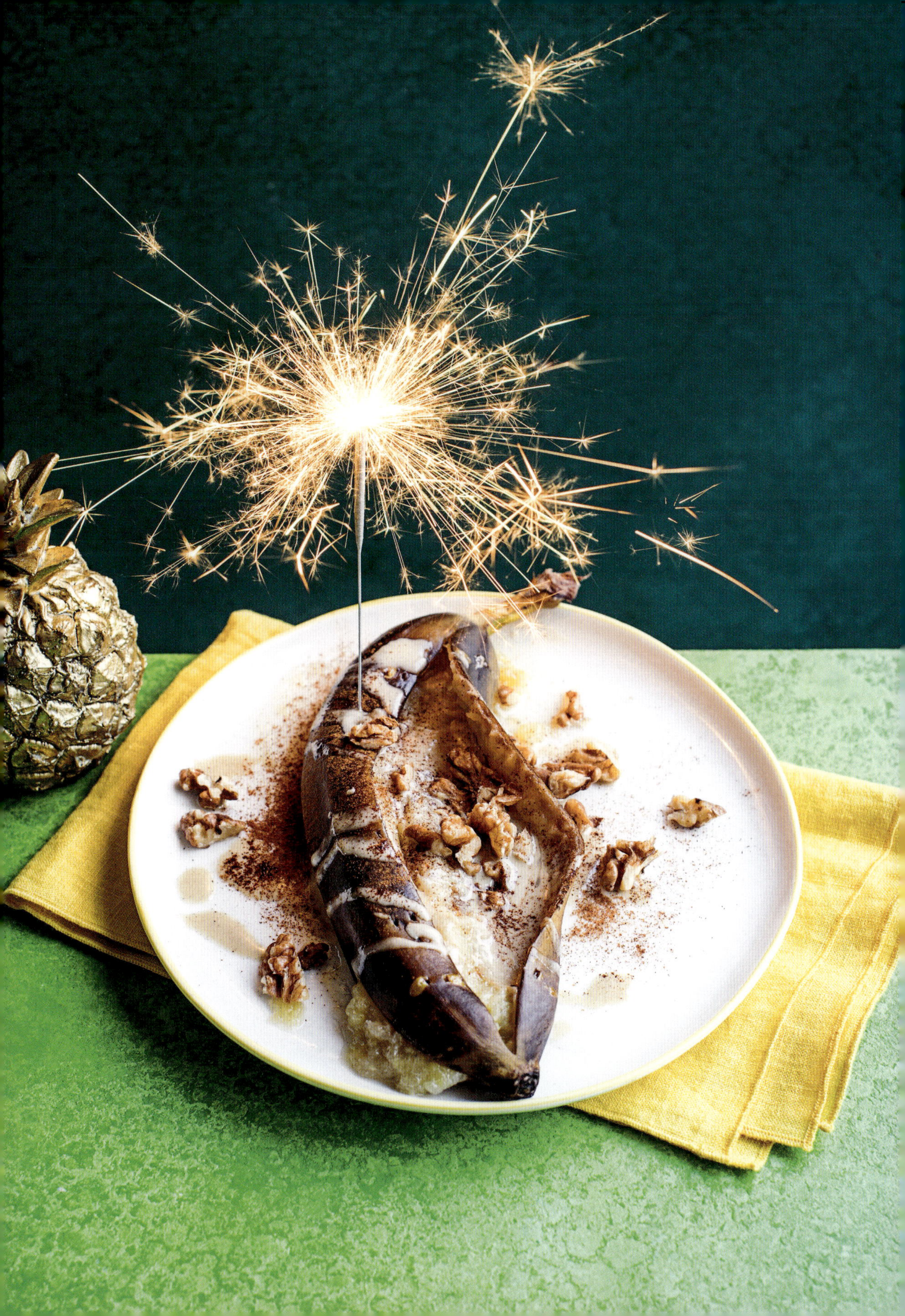

언제든지 디저트

8

솔티드 초코넛 크런치

Salted chocolate nut brittle

필요한 재료

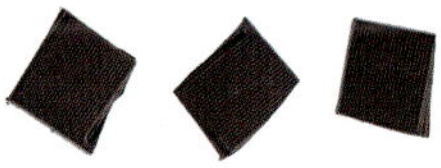

70% 다크 초콜릿 150g
(조각으로 나눈 것)

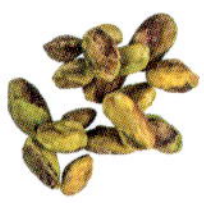

껍질을 벗긴
피스타치오 30g

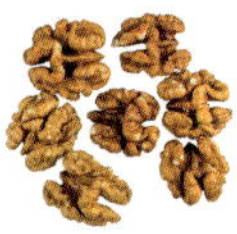

대충 다진 호두 20g

천일염 ½작은술

이 디저트는 글루코스 여신의 철학을 한눈에 보여줍니다. 매우 쉽고 인상적이죠. 탄수화물(초콜릿)에 지방, 식이섬유, 단백질이라는 "옷"을 입혀 혈당 스파이크를 줄여줘요.

만드는 방법

1. 중간 크기의 베이킹 트레이에 베이킹 페이퍼를 깐다. 잘게 부순 다크 초콜릿을 내열 볼에 넣고 끓는 물이 담긴 냄비 위에 올린다(볼이 물에 닿지 않도록 주의). 초콜릿이 완전히 녹을 때까지 가끔씩 저어준다.
2. 녹인 초콜릿을 베이킹 트레이에 얇고 고르게 펴준다. 그 위에 피스타치오, 호두, 천일염을 고루 뿌려준다.
3. 베이킹 트레이를 냉장고에 넣어 초콜릿이 단단해질 때까지 약 30분 정도 굳힌다.
4. 냉장고에서 꺼내어 한입 크기로 부순다. 이렇게 만들어 둔 간식은 밀폐 용기에 넣어 냉장 보관하면 최대 2주까지 신선하게 먹을 수 있다.

1회분

준비 시간	15분 + 굳히는 시간

글루텐 프리 채식주의

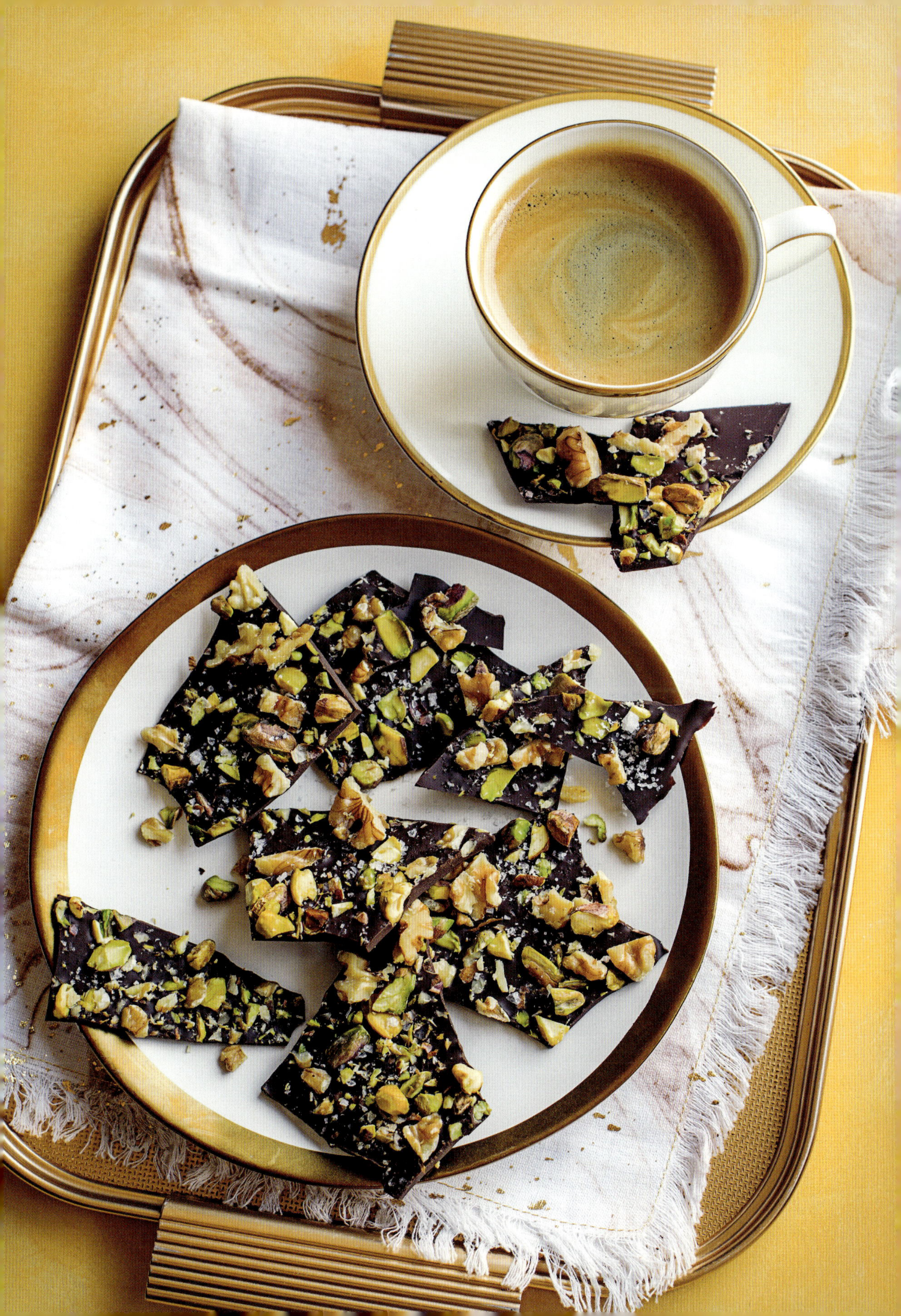

SOS : 음식 갈망을 다루는 방법

이 방법을 통해 혈당 스파이크를 안정화하면서, 당신의 음식 갈망도 점차 줄어들 것이다(왜냐하면 많은 경우 갈망은 혈당 롤러코스터의 결과이기 때문이다). 하지만 여전히 약간의 갈망을 느끼는 것은 완전히 정상이다. 여기 음식 갈망이 생겼을 때 무엇을 해야 할지에 대한 체크리스트가 있다.

먼저, 음식 갈망이 생겼을 때 20분 정도 식히는 시간을 갖자. 과거 수렵채집 시대에는 혈당 수치가 떨어지는 것이 오랫동안 먹지 못했다는 신호였고, 이에 대응해 우리의 뇌는 맛있는 음식을 찾으라고 지시했다. 오늘날, 혈당이 떨어지는 경우는 보통 우리가 마지막으로 먹은 음식이 혈당 스파이크를 일으켰기 때문이다. 하지만 우리의 뇌는 여전히 동일한 반응을 보이며, 고칼로리 음식을 선택하라고 말한다. 사실 우리는 배고프지 않고, 에너지가 충분히 저장되어 있는데도 말이다. 혈당이 떨어진 후, 우리의 간은 빠르게(20분 내에) 개입하여 저장된 포도당을 혈류로 방출해 우리의 혈당 수치를 정상으로 돌려놓는다. 그 시점에서 갈망은 종종 사라진다. 그러니 다음에 비스킷을 집으려 할 때, 타이머를 20분으로 설정해 보자. 만약 음식 갈망이 혈당 감소 때문이었다면, 알람이 울릴 때쯤이면 사라질 것이다.

이제 자신에게 물어보자: 정말로 이 음식을 먹고 싶은 것인가, 아니면 그냥 습관적으로 먹는 것인가? 몸이 정말로 이 음식을 원하고 있는가, 아니면 자동 반응일 뿐인가? 이것은 혈당을 안정시키는 여정에서 스스로에게 중요한 질문이다. 호기심을 가지고 살펴보면서, 갈망이 더 이상 실제로 존재하지 않는다는 것을 발견하면 습관을 업데이트하자.

만약 20분이 지났는데도 여전히 맛있는 음식을 먹고 싶다면, 다음과 같은 방법으로 꿀팁을 추가할 수 있다:

시나리오 1　지금 먹고 즐겨라. 우리는 항상 팁을 실천하고 싶지 않을 때가 있고, 그것은 완전히 정상이다. 나도 가끔 아침으로 아이스크림을 먹고 싶을 때가 있고, 그럴 때는 그냥 먹는다.

시나리오 2　먹되, 공복에 먹지 말아라. 먹고 싶은 음식을 잠시 옆에 두었다가 다음 식사 후 디저트로 즐기자. 이렇게 하면 여전히 즐거움은 느낄 수 있지만, 혈당과 건강에 미치는 영향은 줄일 수 있다.

시나리오 3 탄수화물에 옷을 입혀라. 탄수화물에 "옷을 입힌다"는 것은 전분이나 당분이 많은 음식에 단백질, 지방, 또는 식이섬유를 더하는 것을 의미한다. 예를 들어, 그 음식을 먹기 전에 계란 하나, 한 줌의 견과류, 5% 그릭 요거트 두 스푼, 또는 구운 브로콜리 한 송이를 함께 먹는 것이다.

시나리오 4 음식을 먹기 전에 식초 음료를 마셔라(116페이지부터 시작하는 레시피 참조). 식초는 음식으로 인한 혈당 스파이크를 줄여 음식 갈망의 롤러코스터를 피할 수 있게 해준다.

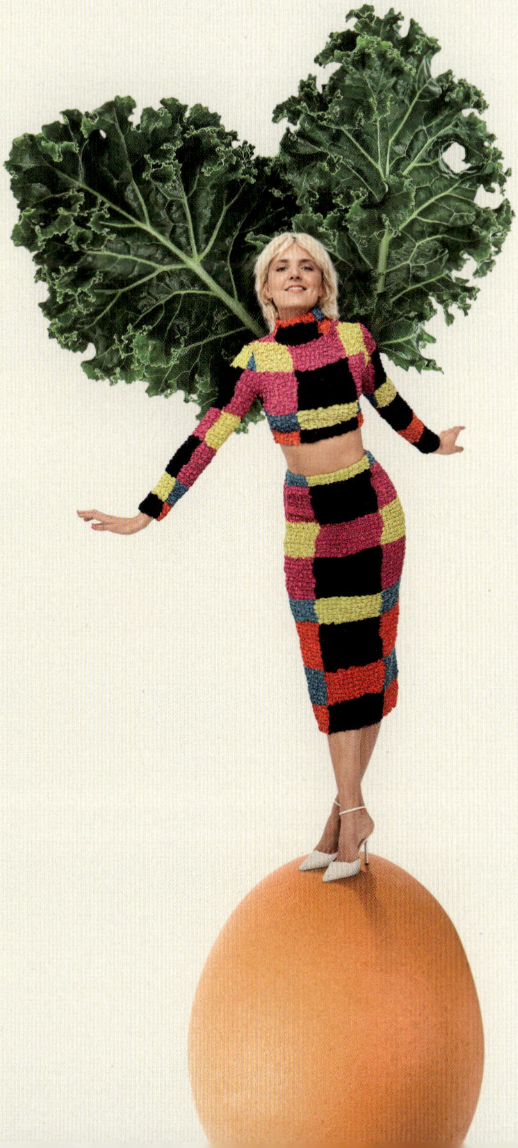

시나리오 5 음식을 먹은 후 10분 동안 근육을 사용하라. 근육은 혈류에 도착한 일부 포도당을 흡수해 혈당 스파이크를 줄여준다. 228-237페이지의 '식후 운동' 파트에서 근육을 사용하는 다양한 아이디어를 참고할 수 있다.

시나리오 2, 3, 4, 5를 함께 조합할 수 있다. 이것들은 내가 일상적으로 머릿속 한구석에 두고 있는 혈당 보호 기술들 중 일부이다. 쉬울 때는 방법들을 추가하곤 한다.

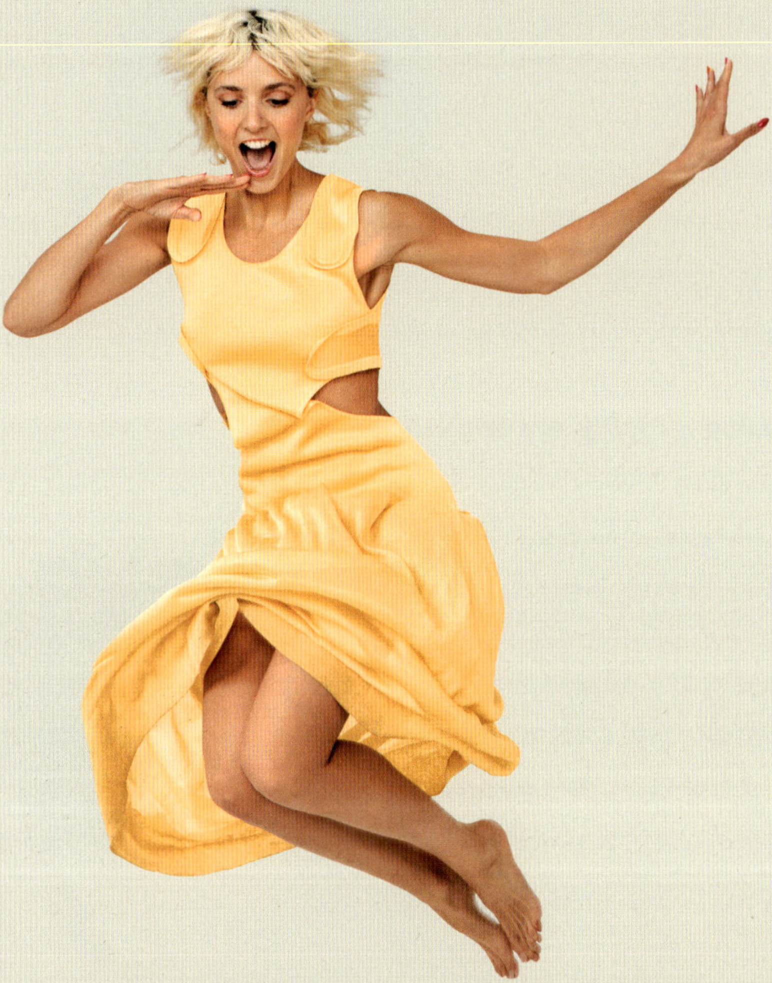

4주 차가 끝났습니다. —이제 무엇을 해야 할까요?

당신은 해냈다! 미래에 온 것을 환영한다. 지금은 3030년이고 우리는 모두 호버보드를 타고 있다.

농담이다. 하지만 이 4주간의 계획이 끝났다는 것은 이제 앞으로의 삶이 새롭게 시작된다는 의미이다. 당신은 혈당을 놀라운 방식으로 안정시켰다. 혈당은 그 어느 때보다 안정적이며, 에너지를 끌어올리고, 뇌를 도왔으며 경험하고 있던 모든 증상들을 줄였을 것이다.

또한, 당신이 자신의 몸과 더 깊이 연결되었기를 바란다. 이전에 알 수 없던 '블랙박스' 같았던 몸이 이제는 매일 조금씩 더 알아가는 파트너처럼 느껴졌기를 바란다. 혈당을 안정시키는 것이 몸과 마음을 얼마나 건강하게 만들고, 원하는 삶을 살도록 도와주는지 직접 경험했길 바란다. 그리고 앞으로도 점점 더 건강한 상태를 유지하고 싶다는 생각이 들기를 희망한다.

이제 당신은 비법들을 익히고, 그 비법들도 당신에게 적응되었으니, 그것들은 당신의 '평생 비밀 무기'가 되었다. 어떤 방법을 일상적으로 사용할지, 어떤 방법을 필요할 때만 활용할지는 당신의 선택이다. 대부분의 사람들에게 풍미 있는 아침 식사는 이제 매일의 일상이 되었을 것이다. 식초는 부엌에서 항상 준비해 두고, 탄수화물이나 단 음식을 먹기 전에 활용하는 든든한 동반자가 되었을 것이다. 채소 스타터가 얼마나 간단한지 깨달았고, 외식할 때마다 주문하는 습관이 생겼을 것이다. 식사 후 움직이는 시간은 자신을 위한 소중한 순간으로 자리 잡았을 것이다.

지난 4주 동안 당신과 함께한 시간이 정말 놀라웠다. 이제 당신은 혈당의 신, 여신, 또는 성별을 초월할 신적 존재가 되었다! 당신과 헤어지게 되어 꽤 슬프지만, 분명 곧 다시 만나게 될 거라고 믿는다. 내가 좋은 룸메이트였기를 바란다.

사랑을 담아❤️, 제시

추신: 나는 식물에 물을 주었다.

THE PILOT EXPERIMENT PARTICIPANTS

파일럿 실험 참가자들

친애하는 파일럿 실험 참가자 여러분, 진심으로 감사드린다. 여러분께서 2022년 10월, 아직 PDF에 불과했던 '글루코스 여신의 비법'을 시험하기 위해 자발적으로 참여해 주신 덕분에 프로그램이 훨씬 더 나아질 수 있었다. 여러분의 질문은 프로그램을 발전시키는 데 큰 도움을 주었고, 여러분의 아이디어는 프로그램을 개선했으며, 여러분의 결과는 전 세계와 공유되고 있고, 여러분의 열정은 이 과정을 끝까지 이끌어 갈 수 있는 동력이 되어 주었다. 모두와 소통할 수 있어서 기쁘고 영광이었다. 감사의 마음을 담아, 이름 공개를 원하신 분들의 이름을 여기에 기재한다.

Aarthi Balgobind · Abi · Abi Williams · Abigail Baldwin · Abril Escallier · Adela Peralta · Adele Kristensen · Adele Pollard · Aditi Sharma · Adrian Coman · Adriana Dueñas · Adriana Espert · Adriana Pérez P. · Adriana Rebrović · Adrianna Sładek · Adrienn Esik · Adriënne Hazenberg · Aesha Patel · Afton Smith · Aggie · Agnieszka Paszynska · Aidan Belizaire · Aime Broyles · Aimee Waldron · Aimie Guillaume · Ainara Garcia · Alan Zanardi · Alana Calderon · Alba Garrido · Ale Gutierrez Gtz · Alecia Bernardo · Aleena Zahid · Alejandra corona · Alejandra Torres · Alejandra Vinuesa · Aleksandra Dimitrova · Aleksandra Drewniak · Aleksandra Nazarova · Aleksandra Niemasz · Aleksandra Skierka · Aleksia Aleksieva · Alessandra Peraza · Alessia Del Vigo · Alex Dolly · Alex Lees · Alex Mogck · Alexandra Binder · Alexandra Freemark · Alexandra Lepercq · Alexandra Littwin · Alexandra Pocaterra · Alexandra Tsolakidis · Alexandra Villar · Alexandra Zosimidou · Alexandria Sedar · Alexei Steinmetz · Alexiane Cuenin · Alexis Schüle · Ali Roberts · Ali Smith · Alice Bekima · Alice Kramer · Alice Patin de Saulcourt · Alice Tinaoui · Alice Whitemore · Alicia Esteban · Alicia Zapata · Alina Sliusar · Aline Barré · Aline Borges · Aline Veys · Alisia Humbarger · Alison Elrod · Alison Holcomb · Alison Metcalf · Alissa H. · Alixia Bonte · Allie Ziegler · Allison Bemiss · Alondra Cascante · Alyssa de St. Jeor · Amalia Ileana Pérez Robles · Amalia Módena · Amanda Christenson · Amanda Glidden · Amanda Miller · Amanda Seirup · Amanda Waldon · Amandine Julian · Amandine Poussard · Amanpreet Binner · Amapola Martínez · Ambar Dingemans · Amber Schultz · Amberly Meeker · Amel Alaya · Amelia Diz · Ami-Louise Reid · Amina Syammach · Aminah Husain · Amy Campbell · Amy Carr · Amy Christi · Amy Gingrich · Amy Huff · Amy Johnson · Amy Stewart · Amélie Cosandier · Amélie Martin · Amélie Suire · Ana · Ana Alcañiz · Ana Alejandra Aguayo Topete · Ana B Rodriguez · Ana Cazacu · Ana Dominguez · Ana Duraes · Ana Ferreira · Ana Fragelli · Ana Garza · Ana Gomes · Ana H. Huembes · Ana I. Longás · Ana Lentino · Ana María Martín González · Ana María Rozo Llanos · Ana Márquez Perrusquía · Ana Paiz · Ana Rodriguez · Ana Vargas · Ana Verónica Portilla Santamaría · Anabell Garcia Cuns · Ananda de Jager · Anastasia Isakova · Anastasia Ivanishchenko · Anastasia Michenko · Anastasija Zubova · Anastazija Dimitrova · Anaëlle Fontaine · Anaïs Arlen · Anaïs D. · Anaïs Radé · Anaïs Rodríguez Villanueva · Andrea Benedicto · Andrea Carrera Flores · Andrea Del Rio · Andrea Hazbun · Andrea Jakes · Andrea Jordà · Andrea Klobučar · Andrea Marroquín · Andrea Miles · Andrea Roussou · Andrea Rubin · Andrea Uribe · Andrea Villegas · Andrea's Brichese · Andreea Cioflica · Andreea Roman · Andressa Colombo · Ane M. Zubizarreta · Ángel Riesgo · Àngela Albert · Angela Bradfield · Angela Edel · Angela Greene · Angela Manasieva · Angela Marasco · Angela Nevin Duffy · Angelica Juarez · Angelica Quintero · Angelika Pryszcz · Angelina Jimenez · Angelo Torrente · Ania Mulica · Ania Verkest · Anil Chawla · Anita Durakovič · Anita Fusiara · Anita Visser · Anja Bajdak · Anja Höft · Anja Wolf · Anjuli Feliciano · Anka Mekota · Ann Boblett · Ann Carr · Ann Moran · Ann-Charlotte Syrén · Anna Anasik · Anna Chipperfield · Anna Dean · Anna Dora · Anna Gloth · Anna Grönfeldt · Anna Haunschmid · Anna Kaczmarczyk · Anna Krysiak · Anna Ludwik · Anna Maisuradze · Anna Nickel-Zelazny · Anna Perez · Anna S Bendahan · Anna Sarafianou · Anna Sparkz · Anna Wawra · Annabel Stoddart · Annabelle Albany · Annamaria Lookman · Anne Bourboulon · Anne Czerbakoff · Anne Huffman Wall · Anne Tribout · Anne Van Uytven · Anne-Charlotte Quinten · Anne-Laure Soussan · Anne-Lise Fouché · Anne-Sophie Planet · Anneke Greatrex · Annette Cruz · Annette Gardner · Annie Rodriguez · Annie Wood · Annika Jeromin · Anse Mertens · Antoinette Lynch · Antonia Eyzaguirre · Antonia König · Antonia Magdici · Antonio Muñoz · Antsa Raobanitra · Anuar Chehaibar · Aoife McEvoy · Aoife Treacy · Arantxa Mendez Lara · Ariane Preusch · Ashlee Sharrett · Ashleigh Whitmore · Ashley Bailey · Ashley Day · Ashley Graham · Ashley Newman · Ashley Samuelson · Ashley Strahan · Ashlin Shaver · Astrid Grau · Astrid Stevens · Audrey Carette · Audrey Lambert · Audrey Sidot · Auriane Hégron · Aurora Gustafsson · Aurélia Zambaux · Aurélie Govart · Aurélie Mboule · Aviva Halter · Axelle Leclercq · Azouz Amrouche · Balaban Silvia · Barbara Cardoso · Barbara Csutak · Barbara Guffy · Barbara Luarca · Barbara Tierno · Barbora Krupanská · Barbora Viewegh · Bartosz Gackowski · Beatriz Gomez · Beatriz Navarro · Beatriz Pineda · Bec Hill · Becky Bushell · Belén Molaguero · Belén Paniagua · Benchy · Benedicte De Jaeger · Beril Geldiay · Bernadeta Pietrzak · Bernadett Bohács · Bernadette Zoete · Beth Madeley · Bethsabé Soto · Bettina Lebiu · Bettina Nagy · Bettina Schreck · Bettina Stolz · Bianca Chalfoun · Bianca Meredith · Bianca Nenciu · Bilyana Filiposka · Bilyana Taneva · Bindu Patel · Birgitta Wilson · Birthe Glöß · Blanca Benavides · Bobbie Tootle · Bonni McTighe · Bonnie Troncoso · Bons McLean · Brandi Dorton · Brandi Szoka · Brenda Bailey · Brenda Navarro · Brenda Villapudua · Brittany Lutnick · Brittany Potter · Brittany Walcutt · Brooke Phillips · Bucurenciu Teodora · Bárbara Yu Belo · Béatrice Elattar · Béatrice Prevost · Béthianhelle Gioani ·

Caetana Varela-Hall · Caitlin BoWell · Caitlin Imhoff · Caitlin Lakdawala · Caitlin Stooker · Caitlin Vincent · Camarie Naylor · Cameron Wagner · Camila Mondini · Camila Montaldo · Camilla Folci · Camilla Rubino · Camille Flesselles · Camille Toft Knudsen · Camrynne Six · Candela Achával · Capucine de Forton · Capucine Héraud · Cara Meller · Cara Rose Shaw · Caren Yust · Carla Zaffi · Carlotta Della Bella · Carmen Cachafeiro · Carmen Caparrós · Carmen de la Casa · Carmen Haag · Carmen Munteanu · Carmen Schaudt Seyller · Carole Dehlinger · Carole Jagoury · Carole martelli · Carole Maurel · Carolien Vos · Carolina Alzate · Carolina Bojorquez · Carolina Nazar · Carolina Ochoa · Carolina Pujos · Caroline Bastié · Caroline Demetriou · Caroline Heroufosse · Caroline Hogg · Caroline Janeiro · Caroline Lefebvre · Caroline Marshall · Caroline Mathieu · Carolyn Rodriguez · Carrie Roer · Cassandra Mokdad · Cassandra Smith · Cassie E. Bell · Catalina Rodríguez · Caterina Buonocore · Catharine Anastasia · Catherine King · Catherine Schublin · Cathia Marolany · Cathy Stone · Catia Puhalschi · Cecile Israel · Cecilia Galindo · Cecilia K. · Cecilia Sandoval · Cecylia go · Chantal Martin · Chantal Uildriks · Charissa Hemmer · Charlene Hanania · Charlie Döring · Charlie Harrison · Charlotte Eberbach · Charlotte Rappleyea · Charlotte Seaton · Charlotte Valdant · Charlène Elizabeth Morel · Chelsea Prugh · Cherie Shepherd · Chiara Del Bene · Chiara Parodi · Chiara Risso · Chiara Rottaro · Chitra Ram · Chloe Stoute · Chloé Caltagirone · Chloé Manca · Chris Seaton · Christa Brasser · Christa Trendle · Christel Simon · Christelle Abougou · Christelle Bordon · Christelle Roblin · Christelle Schaeffer · Christin Hoffman · Christina Cowell · Christina Gellman · Christina Llopis · Christina Perou · Christina Robinson · Christine Gendron · Christine Gray · Christine Guillot-Nion · Christine Lecointre · Christine Rieder · Christy Cluff · Chrysta Musselman · Chyne Chen · Ciara Hoey · Cimpanu Anca Aurelia · Cindy Gendt · Cinthya Abarca Delgado · Cinthya Gonzalez · Cinzia Govender · Citlalli Del Moral · Claire Amo · Claire Churm · Claire Etchells · Claire Humphreys · Claire Khidas · Claire Labbe · Claire Sophie Richwien · Claire Tuytten-Nowak · Clara Estévez · Clara Rousel · Clara S. · Clare Clapp · Clare Howes · Clare Jarvis · Clare Salier · Clare Savage · Clarisa Castrilli · Claudia Belitz · Claudia Canepa · Claudia Haschke · Claudia Romero · Clotilde Hanon · Coline marchand · Connie DiRenzo · Connie Lipovsek · Constance Boissin · Constanza Elissetche · Coralie Henri-Jaspar · Coralie Vierne · Corina Cepoi · Corina Hébert · Cornelia Hellmer Grahn · Cornelia Popescu · Corrin Campbell · Corrina Horne · Courtenay Cabot · Courtney Blair · Courtney Lawler · Cristina Boix · Cristina Calderaro · Cristina Curto · Cristina Fantin Gatti · Cristina Freitas · Cristina González · Cristina Guizar · Cristina Mingione · Cristina Ordinas · Crystal Gonsalves · Cátia Barros · Cèlia Berenguer · Cécile Breysse · Cécile Brouard · Cécilia Wolfstein · Céline Caillaud · Céline Demmerlé · Céline Ollivier Vincent · Céline Rodrigues · D. Idiart · Damla Hepke · Dana Magyar · Dana Rodriguez · Daniela Albert · Daniela Balderas · Daniela Geneva · Daniela Lugo · Daniela López · Daniela López Estrada · Daniela Martínez · Daniela Maya Sarria · Daniela Sitnisky · Daniela Suárez Elías · Daniela Sánchez García-Reyes · Daniela Wilde · Danielle Bowcut · Danielle Dickson · Danielle Jelfs · Danuzia Carvalho Nunes · Daria Jagielska · Darija Forko · Darya Kryzhanouskaia · Dasha Budkina · Daura Dominguez · Dawn Foxcroft · Dawn James · Dawn Vickers · Dayna Mersberg · Deaf Girly · Deanna Lempi · Debbie Canty · Debbie Cook · Debbie Cox · Debbie Lowe Liang · Debbie Schantz · Deborah Afonso · Deborah Allison · Deborah Freeman · Deborah Griffin · Deborah Nasser · Deborah Van Tuijcom · Debra Rice · Dee Stephenson · Deirdre · Delia Messing · Delphine Houbart · Delzina Assao · Dena Weech · Denise Levine · Denysse Gozalez Ovalle · Desara Rugji · Diana Latvene · Diana McKeag · Diana Pelaez V · Diana Poškienė · Diana Simeonova · Diana Tudor · Diane April · Diane Arnoldy · Diane Gervasi · Diane Jervey · Diane Nguyen · Diane Steffey · Didier Cavasino · Dominique Huyge · Donna Blattel · Donna L Davidson · Dorina Rozmann · Dorota Rex · Dorothee Flokstra · Dorothy Nordgren · Dr Gabriela Moreno · Dr. Michelle A. Cabán-Ruiz · Dulcie Walker · Dóra Veress · Ecklund Leysath · Egle Westerfield · Eileen Loomis · Ekaterina Lyashenko · Elaine Wills · Elena Iglesias · Elena Kummer · Elena Pacchioni · Elena Taelma · Elena Álvarez · Eleni Michael · Eliane Rioux · Elina Rose · Eline Aloy · Elisa Baronio · Elisa Ferreras-Colino · Elisa Laudrin · Elisa M · Elisa Monti · Elisabeth Smith · Elise Dulova · Élise Herbin · Élise Servan-Schreiber · Elissa Anaya · Elissa Kordulak · Eliza Puna · Eliza Sears · Eliza-Nicoleta Cotocea · Elizabeth Curran · Elke Hein · Ella Sandu · Ellen Capiot · Ellen Dressen · Ellen Garcia Morillo · Ellie · Ellie Richards · Elodie Fosseux · Elodie Palmier · Élodie Saisselain · Eloisa Della Neve · Eloïse Autran · Elsa Pont · Elvira Zebadúa · Elyse Rokos · Ema Dimitrova · Emelie Bonnier · Emeline Thevenon · Emeline Trichet · Emellie Petersson · Emely Taveras Robbs · Emilia Borges · Emilia Kownacka · Émilie Chriqui · Emilie G. · Émilie Nadal · Emilie Thomson · Emily Askea · Emily Hartley · Emily Luong · Emily Minson · Emily O'Hara · Emily Weincek · Emily Williams · Emma Abelsson · Emma Bosher · Emma Colibri · Emma crocker · Emma Melican · Emmalena Khourey · Erica Woodard · Erika Bustos · Erika Ortega · Erin Jeffers · Erin Sathre · Esperanza Iashi · Esthefanía Latorre G · Esther Hernández · Esther Poquet · Esther Pugh · Eunice Pérez · Eva · Eva Sissener · Eva Werninger · Eva Zobell · Eve Slegers · Ève Giusto · Éveline Bureau · Evelyn Setubal · Evelyne Van Kerckhove · Evolène Loup · Ewa Adair · Ewa Lenczyk-Chmielarska · Ewa Radziszewska · Fabi Easton · Fabienne Kahne · Fabiola Blake · Fabiola Meza · Famina · Fanchon Roger · Fargier Valérie · Farnaz Beikzadeh · Farrah Khan · Fathima Benazir · Fatima Darago · Fatima Solana · Faustina Maria Giaquinta · Faustine Ankelevitch · Faye Holdert · Fee Naysmith · Felicia Caggiano · Fer Palacios · Fernanda Serna · Fernanda Tomba · Filiz Osman · Filomena Tittarelli · Finnian Coyle · Flavia Eleonora Loretano · Fleur mcgregor · Flor Aikawa · Flora Muijzer · Flore Kalfon · Flore Stockman · Florencia Facciuto · Florencia Fernández madero · Florencia Girado · Florencia Runco · Franca Mendy · Frances Mc Geoghegan · Francesca Giambarini · Francesca Marchi · Franciska Stroef · Francka Kozarc · Franziska Moeller · Françoise Leroux · Frederike Hopfenmueller · Frida Uddman · Gabby Hernandez · Gabriela Chacon · Gabriela Figueroa-Sosa · Gabriela Gadsden · Gabriela Hurtado · Gabriela Martinez · Gabriela Ramirez Rey · Gabriela Ramírez · Gabriela Sarappa · Gabriela Schuster · Gabriela Welon · Gabriele Gedvile · Gabriella Bachmann · Gabriella Fonseca · Gabrielle · Gabrielle Catti · Gabrielle Lefèvre · Gaby de la Guardia N. · Gaby L Zapata · Gaby Meraz · Gael Edwards · Gaelle Henrion · Gaia Aveta De Felice · Gaia Marzi · Gail Solway · Gaylene H. · Gemma Smiddy · Geneva Bondy Noah · Geneviève Cliquet · Genoveva Aretz · Georgia Chrysovergi · Georgiana Boloha · Georgiana Nutu · Georgiana Stanciu · Georgie Pascanu · Georgina Ingram · Geraldine Chell · Gesa Winkens · Ghizlaine · Giada Sera · Gianna Molica-Franco · Gilda Savonitto · Gillian Coleman · Ginger Fox · Giovanna Hummel · Giulia Malachin · Gloria Chea · Grace Henderson · Grace Reinhalter · Grace Rocoffort de Vinnière · Grace White · Graziella Galea · Greta Pearce ·

Gretchen Bachner Grethe Lous · Guillermo Gijon Robas · Guilly Willemsen · Gwen Flinsky · Gwenaëlle Page · Hajnal Daniel · Hana Rika Kodela · Hanna Rosinski · Hanna Weckfors · Hanna Woś-Prusak · Hannah Bisig · Hannah Dennerle · Hannah Fasnacht · Hannah Loui · Hannah Orr · Harshita Cherukuri · Hazel saltis · Heather Atwood · Heather Gray · Heather Greer · Heather Nelson · Hedwig Mabalay-Lawson · Heidi Groom · Helen byrne · Helen Collins · Helen Gillespie · Helen Pearce · Helen Smith · Helen Wright · Helen Zeus · Helena Casco · Helena Schütte · Helene Virgilan · Helene Vågenes · Henrietta Miller · Hijae Platano · Hilda van Zutphen · Hillary A Golden · Holmfridur Sigurdardottir · Héloïse Blazy · Hélène Bitard · Hélène Lallemand · Hélène Masliah-Gilkarov · Hélène Vasquez · Iana Kazantseva · Ida Hammerin · Ieva Lukauskaite · Ilana Bergher · Ileana Garcia · Ileana Treviño · Ilona Cuperus · Ilonca Meurs · Imane · Imen Alexandre · Imogen Gater · Imène Abdou · Ina Flavia Sorop · Indre Zakalskyte · Ine Meester · Ines Likeng · Ingrid Vollmüller · Inma Asensio Crespo · Inès Gyger · Inés Comes · Inês Baldaia · Inês de Sousa · Inês Menano · Irazú Corral Pérez · Irem Ersan Ozcifci · Irene Bindels · Irene Chico · Irene de Gruijter · Irene de Roos · Irene McKeagney · Irene Minneboo · Irene Opositares · Irene Palomar · Irina Petrov · Íris Dögg Steinsdóttir · Iris Leon · Iris Piers · Irma Corado · Isa Solal Celigny · Isabel Abel · Isabel De Pauw · Isabel Echeverri Aranzazu · Isabel Máximo · Isabel Rossello Dasca · Isabel Zúñiga · Isabella L · Isabelle Bouclier · Isabelle Escouboué · Isabelle Fournier · Isabelle Grimm · Isabelle Luberne · Iselin Bay Mjaaland · Iulia Ceparu · Iulia Pascaru · Iva Boneta · Ivana Colo · Ivana Grbić · Ivana Mitrovic · Ivana Zoppas · Ivelina Dekova · Iza Wiśniewska · Izabella Zakrzewska · Jacinta Hennelly · Jackie Gith · Jackie Hernandez · Jackie O'Leary · Jackie Price · Jacque De Borja-Medestomas · Jacqueline L · Jacqueline Mott · Jacqueline Pulido · Jade Carruthers · Jagruti Kamble · Jaime Regan · Jamie Jensen · Jana Enderle · Jana Peruzzi · Jane Cunningham · Jane Kalme · Janet Slee · Janice Misurda · Janie Shelton · Janin Kortum · Jannemieke Renders · Jannie Postma · Jas Sardana · Jasmin Jabri · Javier Van Cauwlaert · Javiera Bugueño · Javiera Lobos · Jaymee Wise-Tylek · Jayshree Chhatbar · Jazmin I. Sandoval · Jazmín Cortes · Jeanne Adams · Jeanne Lamy-Quique · Jeanne Nolf · Jeanne Wessler · Jelena Volgina · Jen Brown · Jen Eastman · Jen Perkins · Jen Windnagel · Jenette McGiffin · Jenifer Eden · Jenireth Rivero · Jenn Klotz · Jenn Waldron · Jennifer Barwell · Jennifer Brandt · Jennifer Brock · Jennifer González · Jennifer Hunter · Jennifer Menendez · Jennifer Meyer · Jennifer O'Neill · Jennifer Patricia Cariño · Jennifer Smetana · Jennifer Soares · Jennifer Todrani · Jenny Moody · Jess Kennedy · Jessica Bruggeman · Jessica Cherniak · Jessica Coles · Jessica De la Rosa Martínez · Jessica Devine · Jessica Fraser · Jessica Marquardt · Jessica Mast · Jessica Peat · Jessica Taussig · Jessica Tetrault · Jessie Dorrity · Jessie James · Jessie Stupka · Jessika Samryd · Jessy Wearne · Jesús Madrigal Melchor · Jhoana M. Durán · Jill Baxter · Jill Kestner · Jill Marie Anderson · Jill Roberts · Jill Shelley · Jill Summers · Jimena Rodríguez · Jo Breeze · Jo Collyer · Joan Sparks · Joana Caetano · Joana Kriksciunaite · Joana Morais · Joana Samujlo · Joanna Kalisz · Joanne Adams · Joanne Kett · Joanne Pledger · Jocelyne Mingant · Jodi Jones · Jodin Rosales · Jody Scholten · Joe Ciampa · Joesanna Richard · Johanna Engels · Johanna Haarstad · Johanna Schröder · Johanne Royer · John Witten · Jolinda Miller · Joscelin Wreford · Josie Garza · Joséphine L-G · Jovana Bogdanović · Joy Kaminski · Joy Molyneaux · Joy Rainwater · Juan Bland · Jude Curle · Judit González Gayol · Judith Heath · Judith Kay-Cureton · Judith Keys · Judith Rasp · Judith Sorgen · Judy Kealy · Jules Maunder · Julia Astier-Bigot · Julia Dietz · Julia Ganter · Julia Goetsch · Julia Kamel · Julia Knolle · Julia Küpper · Julia Ogrodowczyk vel Ogrodowicz · Julia Oliveira · Julia Wallner · Julia Wilkinson · Juliana Bacelar · Juliana Kontríková · Juliana Milenkovic · Juliana Rossi · Juliana Silva · Julie Alp · Julie Clabeau · Julie Crisinel · Julie Delé · Julie Dobish · Julie Draper · Julie Dreno · Julie Gaudin · Julie Hargraves · Julie Marie Ramirez · Julieta García · Julieta Paganini · Juliette Canard · Juliette Cousin · Julio Benitez · Juncal Ruiz · Justyna Mroczek · Justyna Szachowska · K. Adams · Kaan Kaya · Kaisa Grosjean · Kallisto Papaioannou · Kamila Chilewski · Kamila Lípová · Kamilla Cospen · Karen Adler · Karen Banducci · Karen Berger · Karen Churchill · Karen DeGrazio · Karen Goodliffe · Karen Hill · Karen Self · Karen Smith · Karen Tapia · Karen Watson · Karin Junger · Karin Lummis · Karin MacKinnon · Karina Galiano-Nussbaumer · Karine Marianne · Karis Howard · Karla Arevalo · Karla Fierro · Karla Venegas · Karolina · Karolina Spustova · Karolina Łagosz · Karolina Łuczkiewicz · Karyn Hughes · Kasia Bond · Kasia Mitura · Kat Kimber · Kat McS · Katarina Jovanovic · Katarina Markic · Katarina Sahlin · Katarina Đozović · Katarzyna Konieczna · Kate Bowdren · Kate Bowsher · Kate Rivett · Kate Stanford · Kate Stockwell · Kath Lewis · Katharina Molzahn · Katharina Schaber · Katharina Stanasiuk · Katharine Daly · Katherina Reich · Kathleen Seco · Kathrin · Kathrin Schirazi-Rad · Kathrin Schmid · Kathryn Beesley · Kathryn Gouveia · Kathryn Rees · Kathryn Watson · Kathy Calvo · Kathy Farrell · Kathy Palacios · Kati Vellak · Katia Caillou · Katia Nicolas= · Katie Anderson · Katie Benjamin · Katie Booth · Katie Fenstemaker · Katie James · Katie Kouchi · Katy Jourdannet · Katy segal · Katy Syme · Katya Chertkova · Kayla Oeyma · Kaylan Miller · Kayleen Steel · Kelly Brinkman · Kelly Bruxvoort · Kelly Gordon · Kelly Koplin · Kelly Ten · Kelsey Low · Kera Hayden · Keri Yother · Kerry · Kerry Hardy · Kerry Wilson · Kerstin Healy · Kerstin Lesen · Keylor Sánchez · Keziah Austin · Khadija Marchoud · Kim Barnett · Kim Budden · Kim Myers · Kim Sotir · Kimara Solomon · Kimber Westmore · Kimberlee Daugherty · Kimberly Henry Cobb · Kimberly Rofrano · Kinga Łobejko-Janik · Kinsey Mead · Kira Lewis · Kirsten Rincon · Kirsten Vermaak · Klaudia Kijas · Klaudia Zyla · Klementyna Dec · Klementyna Ziomek · Kris Ledesma · Kris Naglich · Krissy Whittenburg · Kristen Hunt · Kristen Smyth · Kristen York · Kristi Downs · Kristi Solt · Kristin Matuszewski · Kristin Rowland · Kristin Vergouwen · Kristina Busilaitė · Kristina Danchevska · Kristina Luković · Kristina Rastauskienė · Kristine Walton · Kristyna Zlesakova · Kristín Bjarnadóttir · Kseniia Rozhko · Kyla Marshall · Kylee Bryan · La Goulip · LaDonna Steele · Laetitia Monvoisin · Laetitia Routin · Lahari Kolanupaka · Lara Bello · Lara Mambuay · Lauma Rafoldo · Laura Aronao · Laura Bonouari · Laura Binoviciute · Laura Bishop · Laura Camilleri · Laura Campos Velasquez · Laura Carretero · Laura Cavaliere · Laura Chávez · Laura Comte · Laura Echavarría · Laura Eik · Laura Foster · Laura Gallon · Laura Gil · Laura Hecht · Laura Hotchkiss · Laura Janssen · Laura Klimmek · Laura Kramer · Laura Machuca · Laura Seibt · Laura Smet · Laura Vanbellinger · Laura waite · Laura Weiland · Laure Journeau · Laurel Moore · Lauren baker · Lauren Floore-Guetschow · Lauren Kato · Lauren Polson · Lauren Rappleyea · Laurence Biboud · Laurence Cauvy · Laurence Girouard · Laurence Mourot · Laurent Amar · Lauriane Boucher · Laurie Scheinman · Lauréna Emmanuel · Laverne Swanepoel · Lazarina Peneva · Leah Eberhardt · Leah Nielson · Leanne Charlton · Leanne Paluch · Leanne Strachan · Leda Rivero · Lee Wiebe · Lee-Sara Davis · Legia Oswald · Lena Grab · Lena Hofbauer · Lena Smets · Lesley Charnick · Lesley Pringle · Lesli Grace Medina · Leslie Fernandez · Leslie Ramirez · Leslie Skolnik · Leyla Prézelin · Lila Jonsson · Lila Jurado · Lilia Chairez · Lilja Lior Polak · Lina Aarnio · Linda Lonsdale · Linda Reece · Linda van Mierlo · Linda Zucker · Lindsay Hindman · Lindsey Comber · Lindsey Ecker · Lindsey Smith · Lindy Graham · Lisa Betzler · Lisa Bice · Lisa Chamberland · Lisa Dhoop · Lisa Harris · Lisa Lipari · Lisa Milner · Lisa Nowak · Lisa Ryan · Lisa Shub · Lisa Tucker · Lisa Vieweg · Lisa Weidinger · Lisa Widener · Lisete Andre Cleary · Lison

Génot · Lisseth Naranjo · Liz O'Nions · Liz Rainbow · Liz Smith · Liza Juliana Suárez Rincón · Lois Allen · Lois Howard · Loly Arellano · Lorelee Ljuboja · Lorelei Kelly · Lorena Neira · Lorens Ripoll · Lorenza Mazzone · Lori Stevens · Lou Deyn · Lou-Ann Mir · Loubna Chaoui · Louisa Scott · Louise Hetherington · Louise Hutchings · Louise Johnson · Louise Quinn · Louise Searson · Louise Sklar · Louise Smith · Louise Valentine · Louise van den Broek · Louise Wallet · Louise Wetenkamp · Lourdes Norzagaray · Lovely! Anabela Nunes-Edwards · Loz Cha · Luba Martemyanova · Lucelly Gonzalez · Lucia Guajardo · Lucia Solorzano · Luciana Battistessa · Lucie Morel Collette · Lucie Rebillard · Lucila Macadam · Lucile Dahan · Lucile Robert · Lucille Valentin · Lucinda Ciciora · Lucy Ruffier · Lucía Sández · Lucía Vazquez · Ludivine Cherif-Cheikh · Ludovica Zorzetto · Luis Araujo · Luisa Estrada-Mallarino · Luisa Nodari · Luli Cadenas · Luz María Aragón · Luísa Buogo · Lydia Djender · Lydia Gerritsen · Lydia Vian · Lydie Morin · Lyndall Metherell · Lynn Pulford · Lynne Elliott-Dawson · Lynne Harrop · Léa Choichit · Léa Salgado · Līga Rozīte · M. Daniela Salas · Maaike Teunis-Mudde · Macarena Urzúa · Macarena Vergara · Madalynn Spiller · Madeline A B P · Madison Lovo · Madison Satterfield Mathis · Mafe Agudelo · Magali Duquenoy · Magali Minond · Magalie Nkiani · Magda Bednarczyk · Magda D'Andrea · Magdalena Pappalardo · Magdalena Radosaveljevic · Mai Wong · Maija Milbrete · Maite Hontiveros-Dittke · Maja Alivojvodić · Majda · Majida Husseini · Malgorzata Block · Malgorzata Nowicka · Manahil Saber · Mandie Smith · Mandy de Bruijn · Mandy Peeling · Mandy Whitaker · Mar Cano · Mara Nelson · Marcela Cazenave · Marcela Cotes-Connolly · Marcela Mitrano · Marcela Roberson · Marci Boland · Marcia Darinthe · Mareike Schmidt · Margarita Ludlow · Margaux Liebmann · Mari Carmen Parra · Maria A. Piedrahita · Maria Adelaida Quitero Mesa · Maria Alejandra Giraldo · Maria Butler · Maria Campuzano · Maria Carolina Osorio · Maria Casas · Maria Clara Ribeiro de Lima · Maria Claudia Moreno · Maria Fernanda Peña Prieto · Maria Isabel Caicedo · Maria Lippold · Maria Malcisi · Maria Marta Castillo · Maria Melis · Maria Mendez · Maria Mercedes Agudelo · Maria Newkirk · Maria P · Maria Paula Olaya · Maria Pietrzak · Maria Tangarife · Maria Vittoria Rosa · Mariah Vigil · Mariah Virden · Mariam Abrahamyan · Mariana Corzo · Mariana Fernandes · Mariana Ramírez-Degollado · Marianthi Tsitlaidi · Maribel Villa · Maricarmen Aguilar · Marie · Marie Paiser · Marie Pinart · Marie Vanbremeersch · Marie Wagner · Marie-Aude Blakeway · Marie-Eugénie Laurent · Marie-Pierre Deshayes · Marie-Pierre Dura-Swiderski · Marie-Sara Vigouroux · Marija Kontrimaite · Marija Zorić · Marilena Sapienza · Marilyn Morales Mora · Marina Dorn · Marina Todorovic · Marina Zărnescu · Marine Aznar · Marine Maize · Marine Quilichini · Marion Baniant · Marion Depéry · Marion Jentsch · Marion Mauvoisin · Marion Richter · Marion Schmidt · Mariquiña Gómez · Marisa Arroyo · Marisa Asheim · Marissa Schwent · Marit Nordstad · Marit Oosterwijk · Marjelle Alkema · Marjolaine Taussat · Marjorie Sburlino · Marla Glabman · Marlene Molina · Marlina Sol · Marloes Albers · Marloes Wolkenfelt · Marlous Bertens · Marni Levy · Marta Candeias · Marta Causapé · Marta Chiesa · Marta González · Marta Guarch · Marta Haering · Marta Rajca · Marta Rędowicz · Marta Yustos · Marta Zielinska · Martha Cortez · Martha Félix · Martin Huschka · Martina Đođo · Martine de Graaf · Marty Barbui · Maru Schulz · Maru Villarreal · Mary Ann Welch · Mary Ciampa · Mary Coates · Mary LaBuz · Mary Mayne Moore · Mary-Anne Osborne · Maryam Krupa · Maryann Pellegrini · María Bausili · María Deleito-Campos · María Elena Nieto Pena · María Fernanda Liñares · María Luengo García · María Paula Bustos Moreno · María Pazos · MaríaJosé Jorquera · Mas-udah Essop · Mathilde · Mathilde Thin · Mattea Romani · Maura Cullum · Maura Martinez · Maureen White · Mayra Fernandes · Mayra Quevedo Cardoso · Maïa Birn · Maïté Bellet-Wedgwood · Maÿlis Puyfaucher · MC Casal · Meagan Rogers · Meagan Toulouse · Mechi Ginzo · Meg Hoke · Megan Barrett · Megan Goodwin · Megan Julio · Megan Moniz · Mei Ling Giada Jang · Melanie Bichler · Melanie Mauldin · Melanie Terrill · Melina Glogger · Melinda Antol · Melissa Boddaer · Melissa Bommarito · Melissa Bradford · Melissa Daenzer · Melissa LaRoche · Melissa Lot · Melissa Morrison · Melissa Rodarte · Melissa Scott · Melissa Shepherd · Melissa Vassenelli · Mendy van de Ven · Meral Diepeveen · Merari Medellín · Mercedes Rivero · Mercedes Velarde · Meredeth Flores · Meredith Tracy · Merel Holtrop · Merriam Conte · Micaela Bartolucci Cuacci · Michaela Kastelovicova · Michaela Koch · Michaela Landau · Michaela Maier · Michela Pola · Michele Kelly · Michele Michaeli · Michele Sullivan · Michele Weatherford · Michelle Aregger · Michelle C · Michelle Ciavola · Michelle Cleary · Michelle van Beek · Michelle Vargas · Michelle Wingfield · Micu Andreea · Miguel Figueroa · Mihaela Indricean · Mila Martín · Milagros Meléndez · Milena Sokolic · Milla Suvikannel · Mille Toft Sørensen · Mina Kalina · Mirana Lince · Miriam Fernandez-Mendez · Miriam Outabarrhist · Mirona Grzybowska · Missy Beach · Mitra Buicki · MJ Feeke · Moira Sananes · Mollie Mubeen · Monica Cao · Monica Ghenta · Monica Prieto · Monica White · Moniek de Ruijter · Monika Dabrowska · Monika Kurek · Montse Juárez · Morgane Duval · Mouna Rabih · Munera Adel · Muriel Bad · Muriel Eberlin · Muriel Mureau · Mylène Colombat · Myriam Chebbi · Méghane Favrel · Mélanie Caspar · Mélanie D.Vendette · Mélanie Lemmens · Mélanie Vallas · Nadezhda Todorova · Nadia Cantisani · Nadia Janssens · Nadia Roessler · Nadina Duma · Nadiya Bazlyankova · Naiara Martín · Nancy Ocampo · Nancy Rudolph · Nani Glover · Nanna Browning · Naomi Kambere · Naomi Vingron · Nashira Yanez · Natacha Licata · Natacha Marin Lindez · Natalia Gutiérrez Támara · Natalia Janowicz · Natalia Maczka · Natalia Novoa · Natalia Rostova · Natalie Baxter · Natalie Berthiaume · Natalie Franz · Natalie Frisby · Natalie Gaulin · Natalie Kaar · Natalie Palmer · Natasha Cabral de Lacerda · Natasha Kuchinski · Nataša Mandić · Nathalie Alvarez · Nathalie Badin · Nathalie Bourgeois · Nathalie Erbrech · Nathalie Feliu · Nathalie Michaux · Nathalie Peyre · Navneeta Pathak · Nellie Hill · Neoshi Chhadva · Nerina Keiner · Nesrina Schweizer · Nevena Banovic · Neža Tepina · Nichole Crawford · Nichole Peasley · Nichole Sorenson · Nicola Kelly · Nicole Behrens · Nicole Burpo · Nicole Cantrell · Nicole Couto · Nicole Kas · Nicole Offerman · Nicole Saad · Nicole Weigel · Nicole Wielandt · Nicolette Ardelean · Nika Štrus · Niki VanValkenburg · Nikki Pearson · Nikolina Mihaylova · Nils H. Johansson · Nina Bate · Nina Craig · Nina Gaggiano · Nina Pahor · Nina Thörnqvist · Nisaa Seedat-Motlekar · Niyati Seth · Noe Ortega · Noemi Burgos · Nora Benneter · Nora Centioni · Nora Noske · Nora Sandig · Nora Tomac · Noreen Dowling · Norma Ghamrawi · Nour Boukhari · Oana-Raluca Miclea · Odessa Tseng · Ola Jacukowicz · Olga Aguilar · Olga Bellido · Olga Bergmann · Olga Fidalgo · Olimpia Yepez · Olivia Battisti · Olivia Maida · Olivia Salvia · Olivia White · Olívia Hancová · Oriana Ceffa · Oriana Rossi · Ornella Bernardi · Osvelia Ramírez · Page Peoples · Paloma Hidalgo · Paloma Lopez · Paloma Sánchez · Pamela Assandri · Pamela Brotherton · Pamela MCGeachan · Pamela Rivera · Pamela Valerio · Paola Colesnik · Paola Della Rocca · Paola Esteves · Paola Rodríguez Guaba · Paola Stellari · Pascale Weber · Pat Volza · Patricia Consales · Patricia Estrada · Patricia Knebel · Patricia Rodríguez · Patricija Pabalytė · Patrick Hudson · Patrizia Fusco · Patrícia Rodrigues · Patti Jo Capelli · Patti Wilcox · Paula Bock · Paula Capodistrias · Paula García · Paula Méndez González · Paula Reisen · Paula Sanin · Paula Álvarez · Paulina Amador · Paulina Carlström · Paulina Galka · Paulina Mendez · Pauline Chabert · Pauline Lula Dagron · Pauline Mahu · Pauline Ott · Pavlina Reka · Peggy Calmettes · Peggy Kierstan · Penny Eubanks · Petra Chappell · Petra Zborilova

· Petya Stankova · Philippine Marle · Phillipa Selfe · Pholisa Fatyela · Pia-Celina Stang · Pim Sottomayor · Pola Capuano · Polona Juricinec · Prisca Salaï · Priscilla Cruz · Priscilla Moradel · Priscillia Treacy · Priya Patel Sathe · Priyanka Sadhu · Quinn Walsh · Rachael chandler · Rachael Dean · Rachel Blair · Rachel Cook · Rachel Cornet · Rachel Ilett · Rachel Kruse · Rachel Macleod · Rachel Park · Rachel Sherve · Rachel Simmet · Rachel Thokala · Rachel Utain-Evans · Rada Kemilova · Radhia Alvi · Rafaela I · Rafaela Sinopoli · Raffy · Raluca Lupulescu · Raluca Najjar · Randa El Dirini · Randi Sternberg · Rani Russy · Ratna Mamidala · Raziye Akilli · Raïssa Ronda · Rebeca Coman · Rebecca Bloor · Rebecca Finsterwalder · Rebecca H. · Rebecca L · Rebecca Lowrance · Rebecca Olave · Rebecca Ottusch · Rebecca Pulliam · Rebeka Pregelj · Regina Gruden · Regina Loft · Regina Nielsen · Regina Solomon · Renata Dibou · Renate Prees · Resham Shah · Rey Campbell · Rhea Ghotgalkar · Rhianne Pearson · Rhym Abdennbi · Rica Schlegel · Rietha Mueller · Rima Linaburgyte · Riëtte Cawthorn · Roberta Green · Robin Caceres · Robin Matheny · Robyn Butler · Robyn Heynes · Rocio Martin · Rocio Villagra · Rocío Corso · Rocío Saborido · Rod Hutchings · Roisin Kanupp · Roma Lakhani · Romane Pierrot · Romina Rueda · Ron Domingo · Ronda Ruckman · Rosa Crespo · Rosa Crespo Sanchidrian · Rosa May · Rosalie El Awdan · Rosana Festa · Rose Evans · RoseMarie Jensen · Roser Pellicer · Rossella De Angelis · Roxana Knies · Roxana Treviño-Wilson · RoxAnne Tierney · Roz B · Rozanne Stevens · Rubaiya Hussain · Rusudan Martirosyan · Ruth González · Ryanne den Ouden · S. Andert · Sabina van Boxtel · Sabina van der Heijden · Sabine Mosca · Sabrina Kress · Sabrina Mahrougui · Sabrina silva · Sabrina Stiller · Sabrina Wouters · Sabrine Stabile · Sadia Awan · Safa Awad · Sally Bricker · Sally Buchanan Nicol · Sally Cordier · Sally Higgs · Sally Turney · Salma Belouah · Salomé Diament · Sam Wright · Samah Zarif · Samantha Burroughs · Samantha Epstein · Samantha Griffiths · Samantha Gutierrez · Samantha Hipperson · Samantha Moss · Sandi Minneci · Sandra Aguilar · Sandra Chabrerie · Sandra Chavez · Sandra Durakovic · Sandra KlipN · Sandra Petri · Sandra Vallecillo · Sandra Yates-Smith · Sandrine de Meyer · Sandrine Debetaz · Sandrine Deliaud · Sandrine Duclos · Sandy Gill · Sanju Shampur · Sanna Ljungqvist · Sanne Hopman · Santiago Bedoya · Sara Archer · Sara Cameron · Sara Cangelosi · Sara Canullo · Sara Dias · Sara Freitas · Sara Gardner · Sara Kelley · Sara Krdzavac · Sara L. Oliver · Sara Lenzi · Sara McGrath · Sara Miguel · Sara Polanc · Sara Shoemake · Sara Willmore · Sarah Bouziane · Sarah Brunton · Sarah C · Sarah Cohen Valle · Sarah Cooper-Gadd · Sarah Delang · Sarah Ellis · Sarah Evison · Sarah Ford · Sarah Gee · Sarah Habri · Sarah Hartmann · Sarah Johnson · Sarah K. Weiss · Sarah K.-T. · Sarah Kahn · Sarah Nunes · Sarah Pandoursky · Sarah Rayner-Royall · Sarah Rossiter · Sarah Seely · Sarah Slizovitch · Sarah Turner · Sarah Wagner · Sarah Waite · Sarah-Rose Muldoon · Saralina Barragan · Sarolta György · Sasha Rashid · Saskia Burauen · Saskia van Ewijk · Savanna Brady · Savanna Marsicek · Savannah Ball · Selin Okunak · Sergia Maria Schiratti · Shanda Metzinger · Shanna Vasquez · Shannon DeLello · Shannon Grzybowski · Shannon Spaulding · Sharisa Lewis · Sharon Bosch · Sharon Humphrey · Shasta Garcia · Shauna Perger · Sheila Dominguez · Shelby Falk · Shelley Herron · Shelley Martel · Shelley Sonand · Shelli Kennedy · Shermila paula · Sherri Robertson · Shilpa K K · Shonda Palmer · Shonette Bason · Shonna Menzo · Shpresa Sadiku · Sibilla Rižova · Sidonie André · Sigrid Jochems · Silja Neisskenwirth · Silvana Gonzalez Capria · Silvia Castelan · Silvia Solé · Simina-Larisa Iancu · Simona Balaban · Simona Braileanu · Simone Broos · Simran Mann · Sina Perez · Sinéad Burke · Siobhan Burke · Siobhán Hallissey · Sirma Tsvetkova · Sissel Gram Warringa · Sittana Abdelmagid · Siyavuya Vukutu · Slava De Gouveia · Sneha Somaya · Snæfríður Pétursdóttir · Sofia BAM · Sofia Camargo · Sofia Murarus · Sofía Giubergia · Sofía Pardo · Sofía Ramos · Sol Magana · Sonia García · Sonia Jerez · Sonia Kaminska · Sonia Santana · Sonja Lewis · Sonya Stocker · Sophie Andrews · Sophie Cherry · Sophie Gétaz · Sophie Kenneally · Sophie Koet · Sophie L · Sophie Mouton · Sophie Reinwarth · Sophie Saulnier · Sophie Schirmer · Sophie Schyns · Sorana V · Soraya Moussaoui · Soreya Dessai · Špela Čuk · Špela Koštrun · Stacey Freier · Stacey Noah · Stacia Hanley · Stacie Mackay · Stefani Peters · Stefanie Dellepiane · Stefanie Grayeski · Stefanie Panhuyzen · Stefanie West · Steffi · Stela Dimitrova · Stella Kirby · Steph Moran · Stephania Solano · Stephanie Cutlip · Stephanie Dion · Stephanie Gao · Stephanie Guinn · Stephanie Kaiser · Stephanie Lois · Stephanie Martire · Stephanie St Hill · Stephanie Whalen · Stojanka Palko · Stuthi Vijayaraghavan · Stéfanie Mercier · Stéphanie Belrose · stéphanie Reimat · Stéphanie Salvador · Sue Hara · Sunmy Jo · Susan Arbing · Susan Hammer · Susan Kilmer · Susana Conde · Susana Salazar · Susannah Bleakley · Susie KB · Susie Morrison · Suzanne Bahls · Suzanne Giblett · Suzanne Jekel · Suzanne O'Dowd · Suzanne Owens · Suzica · Suzie Coucher · Suzie Murphy · Suzy Tenenbaum · Svetlana Krassa · Sydney Cruz · Sylina Sabir · Sylvia Stoyanova · Sylwia Oakley · Székely Tímea · Tabatha Villarroel · Talia Laird Wasch · Talia Siller · Tamara Diaz-Varela · Tammy de Nobrega · Tammy Russell · Tammy Warner · Tamrin de Robillard · Tania Briceño · Tania Searle · Tania Yunes · Tanja Sørfjord · Tanya Henley · Tanya Merriott · Tanya Sutton · Tatiana Infante · Tatiana Ketelbuters · Taylor DaSilva · Taylor Naber · Taylor Roakes · Telva Mejia · Teodora Tănase · Teresa Lima · Teresa Pimentel · Teresa Villanueva Delgado · Teresita Carrasco · Teri Willis · Terri Kluck · Terry Holmes · Tess Tegenbos · Thalyssa Duarte · Thaís Linguanotto · Theresa Vaccari · Thirza Parton · Tiffany Singh · Tiia Neeme · Tijana Pljakic · Tijana Veljković · Tina Rice · Tina Scheliga · Tina Sedigh Mirazimi · Tina Turnbull · Tiziana T · Tonia Collett · Tonia Devolder · Toota Maher · Tova Nathanson · Tracy Bermeo · Tracy Matthews · Tregaye Lacey · Tricia Honey · Tricia Wilkins · Trisha Helms · Triza Mihigo · Tsvetina Vekova · Tsvetomila Toncheva · Tullia Santorin · Tynley Bean · Tícia Knap · Ula Miśko · Ulrike Brucher · Unam Arshad · Ursula Gradl · Ursula Guilfoyle · Urvi Thakkar · Vaiva Miliukaite · Valentina Indino · Valentina Riva · Valeria Bodò · Valeria Myklebust · Valeria Pace · Valeria Rijana · Valerica Mihai · Valerie Artrip · Valerie Steisslinger · Valeriia Prydvor · Valérie Cormier · Vanessa Cruz · Vanessa Farfan · Vanessa Milewski · Vanessa Sears · Vanessa Vetencourt · Vanina Franco · Verity Jones · Vero López Barrios Acuña · Vero Seguí · Veronica Anica · Veronica Martin · Veronica McBride · Veronica Wintoneak · Veronika Vidic · Veronique Tutenel · Verónica Miguel · Verónica Monge Gómez · Vesela Kostova · Vicki Goodsell · Vicki Kehres · Vicky Balliere · Vicky Ribbens · Victoria · Victoria Herrera · Victoria Holtby · Victoria Milbrath · Victoria Monod · Victoria O'Brien · Victoria Yao · Viktoria Szeles · Vilma Zigmantaitė · Vini B · Vinice Cowell · Vino Lakshminarasimhan · Viola Lutchman · Violeta Petkov · Virginia Evans · Virginia Mena R. · Virginia Riva · Virginie Boittiaux · Virginie Palliser · Virginie Souverain · Vita Trkulja · Viviana Lobos · Vivien Hamed · Vivienne May · Višnja Tasić · Véronique Palma · Wafa Sahil · Wafaa Amin · Wajeeha MKhan · Wendy Lane · Wendy R. Raymond · Weronika Łapka · Whitney Morrison · Whitney Swander · Wies van Lieshout · Wiktoria Czyż · Xanthia Walker · Xchel Palafox · Xennia Montoya · Xhenete Ramadani · Xiomara Del Rio · Yagna beltran · Yara Yung · Yasmin Andraca · Yaël grossmann · Yelena Garcia · Yiviani Estrada · Yolanda Aguilera · Yolanda Perez · Yurany Del Castillo · Yvonne Woods · Zannatul Akter · Zelipah Mitti · Zerimar Gonzalez · Zofia Wójcik · Zohra Jebari · Zoi Montatore · Zoë Van Daele · Zuzanna Czolnowska · Zuzanna Michalewicz

과학적 참고 문헌

나의 첫 번째 책인 《글루코스 혁명》에서 내 연구를 뒷받침하는 300편 이상의 과학 논문을 언급한 바 있다. 이 논문들은 이 책의 기초 자료로도 사용되었다. 이 페이지에서는 《4주 완성 글루코스 레시피북》을 집필하기 위해 참고한 추가적인 과학 논문들을 기재하였다. 모든 과학적 참고 문헌을 보고 싶다면, www.glucosegoddess.com/science에서 확인할 수 있다.

수면 장애

St-Onge, Marie-Pierre, Anja Mikic, and Cara E. Pietrolungo. "Effects of diet on sleep quality." Advances in nutrition 7.5 (2016): 938-949. https://pubmed.ncbi.nlm.nih.gov/27633109/

Tsereteli, Neli, et al. "Impact of insufficient sleep on dysregulated blood glucose control under standardised meal conditions." Diabetologia 65.2 (2022): 356-365. https://link.springer.com/article/10.1007/s00125-021-05608-y

기분

Bushman, Brad J., et al. "Low glucose relates to greater aggression in married couples." Proceedings of the National Academy of Sciences 111.17 (2014): 6254-6257. https://www.ncbi.nlm.nih.gov/pmc/articles/PMC4035998/

Strang, Sabrina, et al. "Impact of nutrition on social decision making." Proceedings of the National Academy of Sciences 114.25 (2017): 6510-6514. https://www.pnas.org/doi/10.1073/pnas.1620245114

Swami, Viren, et al. "Hangry in the field: An experience sampling study on the impact of hunger on anger, irritability, and affect." Plos one 17.7 (2022): e0269629. https://pubmed.ncbi.nlm.nih.gov/35793289/

브레인 포그

Yang, Junpeng, et al. "The mechanisms of glycemic variability accelerate diabetic central neuropathy and diabetic peripheral neuropathy in diabetic rats." Biochemical and biophysical research communications 510.1 (2019): 35-41. https://www.sciencedirect.com/science/article/abs/pii/S0006291X18328663

Takahashi, Hironori, et al. "Glycemic variability determined with a continuous glucose monitoring system can predict prognosis after acute coronary syndrome." Cardiovascular Diabetology 17.1 (2018): 1-10. https://pubmed.ncbi.nlm.nih.gov/30121076/

Watt, Charles, Elizabeth Sanchez-Rangel, and Janice Jin Hwang. "Glycemic variability and CNS inflammation: Reviewing the connection." Nutrients 12.12 (2020): 3906. https://pubmed.ncbi.nlm.nih.gov/33371247/

장 건강

Kawano, Yoshinaga, et al. "Microbiota imbalance induced by dietary sugar disrupts immune-mediated protection from metabolic syndrome." Cell 185.19 (2022): 3501-3519. https://www.sciencedirect.com/science/article/abs/pii/S0092867422009928?dgcid=author

Satokari, Reetta. "High intake of sugar and the balance between pro-and anti-inflammatory gut bacteria." Nutrients 12.5 (2020): 1348. https://www.ncbi.nlm.nih.gov/pmc/articles/PMC7284805/

Mineshita, Yui, et al. "Relationship between fasting and postprandial glucose levels and the gut microbiota." Metabolites 12.7 (2022): 669. https://www.ncbi.nlm.nih.gov/pmc/articles/PMC9319618/

임신, 다낭성 난소 증후군(PCOS), 호르몬 문제, 폐경

Bermingham, Kate M., et al. "Menopause is associated with postprandial metabolism, metabolic health and lifestyle: The ZOE PREDICT study." EBioMedicine 85 (2022): 104303. https://pubmed.ncbi.nlm.nih.gov/36270905/

Vitti, Alisa. In the FLO: Unlock Your Hormonal Advantage and Revolutionize Your Life. HarperCollins, 2020.

암

Ling, Suping, et al. "Glycosylated haemoglobin and prognosis in 10,536 people with cancer and pre-existing diabetes: a meta-analysis with dose-response analysis." BMC cancer 22.1 (2022): 1-12. https://pubmed.ncbi.nlm.nih.gov/36203139/

알츠하이머와 치매

Abbasi, Fahim, et al. "Insulin resistance and accelerated cognitive aging." Psychoneuroendocrinology 147 (2023): 105944. https://pubmed.ncbi.nlm.nih.gov/36272362/

Zhang, Xiaoling, et al. "Midlife lipid and glucose levels are associated with Alzheimer's disease." Alzheimer's & Dementia (2022). https://pubmed.ncbi.nlm.nih.gov/35319157/

4주 완성 글루코스 레시피북

초판 1쇄	2025년 1월 15일
지은이	제시 인차우스페
옮긴이	닥터다이어리(글루어트)
발행인	유성권
편집장	이재선
기 획	유지인
마케팅	김호철, 최성규, 김진형, 정명한, 김모란, 노예련, 한태수, 임예설, 이윤숙
온라인 마케팅	김지현, 김채환, 박수경
판 형	175 × 245mm
펴낸곳	범문에듀케이션
주 소	서울시 양천구 목동서로 211 범문빌딩 (우) 07995
전 화	02) 2654-5131 / **팩 스** 02) 2652-1500
홈페이지	www.medicalplus.co.kr
출판등록	2011년 1월 3일 제2011-000001호
ISBN	979-11-5943-478-5 (13590)

아침에 먹는 사과 한 알이 우리 몸을 건강하게 합니다.

아침사과는 건강한 몸과 마음을 만들어주는 책을 만드는 (주)범문에듀케이션의 건강 실용서 브랜드입니다.